军队飞行人员合理用药

主　审　徐先荣　詹　皓　罗晓星

主　编　李明凯　薛军辉

第四军医大学出版社·西安

图书在版编目（CIP）数据

军队飞行人员合理用药 / 李明凯，薛军辉主编. —
西安：第四军医大学出版社，2023.5
ISBN 978-7-5662-0970-2

Ⅰ.①军…　Ⅱ.①李…　②薛…　Ⅲ.①航空航天医学
–用药法　Ⅳ.①R859

中国国家版本馆 CIP 数据核字（2023）第 069534 号

JUNDUI FEIXING RENYUAN HELI YONGYAO
军队飞行人员合理用药

出版人：朱德强　　　责任编辑：土丽艳　汪　英

出版发行：第四军医大学出版社
　　　　　地址：西安市长乐西路 17 号　邮编：710032
　　　　　电话：029–84776765　　　　传真：029–84776764
　　　　　网址：https：//www.fmmu.edu.cn/press/

制版：西安聚创图文设计有限责任公司
印刷：陕西中财印务有限公司
版次：2023 年 5 月第 1 版　　2023 年 5 月第 1 次印刷
开本：787×1092　1/16　　印张：20.5　　字数：350 千字
书号：ISBN 978-7-5662-0970-2
定价：78.00 元

《军队飞行人员合理用药》编者名单

主　审　徐先荣　詹　皓　罗晓星
主　编　李明凯　薛军辉
副主编　周　洁　李　强　孟繁平　张　伟
　　　　薛小燕　齐建林
编　者　（以姓氏笔画为序）

马　雪	王　进	王　涛	王　瀚	方　超
石小鹏	刘水冰	刘利敏	刘峰舟	刘高华
刘楠楠	刘震雄	齐建林	池佼妮	孙　飞
严　琪	杜　婴	李　川	李　强	李明凯
李家一	吴　静	何婷婷	张　伟	张　颖
张　巍	张旭涛	陈　迈	陈　周	陈　涛
林　颖	周　洁	孟静茹	孟繁平	赵　超
胡　玥	侯　旭	侯　征	聂　聃	郭长存
黄　婧	窦维佳	蔡　越	臧克海	翟东昇
潘仕达	薛小燕	薛军辉		

序

从嫦娥奔月的神话故事到莫高窟的飞天壁画,中华民族的飞天梦源远流长。近 20 年是我国航空航天事业蓬勃发展期。2003 年 10 月我国首次成功发射神舟五号载人航天飞船;2007 年 10 月我国第一颗绕月探测卫星嫦娥一号成功发射;2017 年 5 月 C919 大型客机首架机成功首飞;2020 年 11 月嫦娥五号探测器成功发射,并携带月球样品安全返回;2021 年 5 月天问一号成功着陆火星,祝融号火星车驶抵火星表面并开展科学巡测;2021 年 6 月神舟十二号载人飞船发射升空,与天和核心舱完成自主快速交会对接,三位航天员在太空驻留达三个月;2021 年 10 月神舟十三号载人飞船成功与天和核心舱对接,三位航天员在太空驻留六个月;2022 年 6 月,神舟十四号载人飞船顺利发射;2022 年 11 月 30 日,神舟十五号与神舟十四号的两个乘组在太空"胜利会师"。与此同时,我国自主研发的歼 - 20 战斗机、直 - 20 直升机和运 - 20 大型运输机不断翱翔蓝天,"辽宁舰"和"山东舰"航母相继交付海军,电磁弹射型航母"福建舰"下水。我国真正迈入了世界航空航天大国行列。

我国航空航天事业发展的同时也给航空航天医学带来了新的任务和挑战,尤其是飞行人员和航天员的医学保障任务与相关技术研究已经成为我国航空航天医学研究的重点和焦点。譬如,飞行人员医学选拔前瞻性检测技术、高性能战机和载人航天飞行人员的医学鉴定和卫勤保障研究、飞行人员常见病和主要停飞疾病的临床诊治与合理用药关键技术等。上述现实课题需要将航空医学与基础医学、临床医学、药学等学科相结合,才能找到相应的解决方案。

基于空军军医大学航空航天医学研究的长期积累,李明凯和薛军辉两位年轻学者积极组织空军军医大学航空航天医学系、药学系、附属医院、空军特色医学中心,以及解放军总医院等多个院所的一批航空医学、临床医学和药学专家,结合各自长期积累的专业知识和临床经验,围绕飞行人员常见医学保障问题,撰写完成了《军队飞行人员合理用药》一书。该书在密切追踪国际最新研究前沿进展的基础上,按照不同系统疾病分类阐述飞行人员的合理用药问题,是该领域一次很好的总结和探讨,具有较高的科学性和可读性,对于提高部队航空卫生保障水平、保证飞行安全具有重要意义,也必将推进我国航空航天医学研究不断发展。

是为序。

空军军医大学航空航天医学系　教授

常耀明

教育部航空航天医学重点实验室　主任

前 言

　　军队飞行人员健康维护和作业效能提升是航空航天医学研究的核心问题和重点方向之一。军队飞行人员职业的特殊性，使这一职业对飞行人员认知能力、判断能力、操作能力及飞行耐力要求较高。药物能够维护飞行人员身心健康，调节飞行人员生理状态，但也可能对飞行能力产生明显影响，不合理用药导致的飞行事故时有发生。因此，系统研究和探讨军队飞行人员合理用药的相关知识，对于保障飞行人员身心健康和飞行安全具有重要意义。

　　经过多年的酝酿和准备，在多名航空医学领域著名专家教授的审阅和指导下，空军军医学大学药学系、航空航天医学系、空军特色医学中心、第一附属医院、第二附属医院和中国人民解放军总医院等从事药学、航空医学和临床医学的中青年学者共同努力，编写完成《军队飞行人员合理用药》一书，旨在对军队飞行人员常见疾病治疗药物的合理应用进行归纳总结，以期为相关领域的航空卫生工作者、临床医师和药师及军队医学院校的研究生和本科学员提供学习与参考。

　　在编写过程中，我们力图突出以下特点：第一，军事航空医学特殊性。编写人员在参考和分析国内外军队飞行人员常见疾病流行病学资料的基础上，权衡药物对疾病的治疗效果和对飞行安全的影响，做出用药建议，并对军队飞行人员常见疾病治疗药物的航空医学关注问题进行阐述。第二，临床实用性。编写本书的编者大多来自军队医院临床一线，他们对疾病的诊治和临床用药有着非常丰富的经验。本书着重于药物的适应证、不良反应、剂量和用法，以及药物相互作用等方面内容的整理和编写，可为军队飞行人员临床给药方案的制定提供借鉴。第三，药学知识前沿性。本书在编写过程中汲取了最新的临床疾病和药物作用及其机制前沿进展，如增加新型冠状病毒疾病治疗方案及可能的治疗药物等内容。

　　编写本书的每位编者在各自领域长期工作实践的基础上，查阅了国内外公开报道的相关文献资料，为本书的撰写付出了大量的精力，在此对他们表示衷心的感谢！与此同时，诚挚感谢空军军医大学各级领导在本书撰写和出版过程中给予的大力支持，特别感谢第四军医大学出版社朱德强社长、土丽艳副总编辑和汪英编辑，他们在本书出版过程中给予了建设性的意见和不遗余力的支持。

由于编者学识和水平有限，有关领域的工作还有待进一步系统深入研究，本书仅作为参考，尤其是提供的药物剂量和用法等，还需在实际应用中根据病情酌情考虑，书中不当之处恳请读者指正。

李明凯　薛军辉

CONTENTS 目录 ▶▶▶▶▶

第一章 绪 论

由于航空航天环境的特殊性，以及飞行操作技能的高度重要性，药物的不良反应和药疗差错等药物的不利因素对于飞行安全的影响不容忽视。尤其是针对肩负复杂飞行任务的军事飞行人员，如何提高药物使用的安全性和有效性，提升飞行人员的合理用药水平，已经成为航空航天医学关注的焦点之一。

第一节 药品及药事管理

一、药品定义及特性

《中华人民共和国药品管理法》(2019 年修订)关于药品的定义：是指用于预防、治疗、诊断人的疾病，有目的地调节人的生理机能并规定有适应证或者功能主治、用法和用量的物质，包括中药、化学药和生物制品等。

药品是一种特殊商品，其主要具备以下三个方面的特性：①医用专属。药品与医学结合紧密，针对特定的适应证，许多药品需在医生或药师的指导下合理使用才能发挥疗效，该属性是药品的首要特殊性。②质控严格。由于药品的质量直接关系到患者的健康和生命安全，因此，药品不同于普通商品的分级，其质量只有合格与不合格之分。③种类复杂。人类疾病的复杂多样导致有大量不同类别的治疗药物的需求，即使罕见病种对药物的需求量小，也需要保证相应药物的研发和生产。全世界目前有 20 000 余种药品，我国有中药制剂 5000 余种，西药制剂 4000 余种，中药材 5000 余种，涉及的种类复杂、品种繁多，同时，每年还有许多新药不断地被研发上市。

二、药品的分类

根据药品的安全性和有效性原则，依其品种、规格、适应证、剂量及给药途径等的不同，在药品分类管理制度上将药品分为处方药和非处方药，并按照相应的规定进行管理。1999 年 6 月，《处方药与非处方药分类管理办法(试行)》经国家药品监督管理局审议通过，并于 2000 年 1 月正式开始实施。2001 年《中华人民共和国药品管理法》修订,将我国实施药品分类管理以法律形式做出了明确规定。通过加强对处方药的监督管理,可以有效防止患者因自我用药不当导致滥用药物而危及健康;通过规范对非处方药的管理,可以引导患者科学合理地进行自我预防保健,保障用药安全,减少不合理用药情况的发生。

处方药(prescription drugs,Rx)是指需要凭执业医师或执业助理医师的处方才能调配、购买和使用的药品,它的用药剂量、方法及时间都有相关的规定,主要包括:①刚上市的新药,对其药物活性和副作用还有待观察;②依赖性较强的药品,如国际规定的管制药品;③毒性较大的药品,如抗癌药物等。非处方药(over-the-counter,OTC),是指患者不需要医生所开具出的处方,可以自行判断、购买和使用的药品。

《中华人民共和国药典》(2020年版)将药品分为中药、化学药和生物制品。中药是以中国传统医药理论指导采集、炮制、制剂,说明作用机制,指导临床应用的药物,主要来源于天然药及其加工品,包括植物药、动物药和矿物药。化学药是以化学原料为基础,通过合成、分离提取、化学修饰等方法获得的一类药物,其化学结构清楚,有控制质量的标准和方法,其疗效通过现代医学理论和方法筛选确定。生物制品是以微生物、细胞、动物或人源组织和体液等为原料,应用传统技术或现代生物技术制成,用于人类疾病的预防、治疗和诊断。常用的生物制品有疫苗、抗毒素及抗血清、血液制品、单克隆抗体、免疫调节及微生态制剂、细胞因子类和生长因子类、重组蛋白质、基因治疗和反义药物等生物活性制剂。

三、药品标准

为确保药品达到安全、有效、均一、稳定的标准,国家对药品的质量规格及检验方法进行了相应的技术规定,该规定是药品的生产、流通、使用及检验中,监督管理部门共同遵循的法定依据。法定的药品质量标准具有法律效力,生产、销售、使用不符合药品质量标准的药品是违法行为。国家药品标准主要有三个方面:①《中华人民共和国药典》;②国家和地方药品监督管理部门颁布的标准;③药品注册标准。此外,中药饮片炮制规范由省级药品监督管理部门制定,上报国家药品监督管理部门备案。《中华人民共和国药典》收载的品种为疗效确切、被广泛应用、能批量生产、质量水平较高并有合理的质量监控手段的药品。国家和地方药品监督管理部门颁布的药品标准,主要是将一些未列入国家药典的品种,根据其质量情况、使用情况、地区性生产情况的不同,分别收入相应标准,作为各有关部门对这些药物的生产与质量管理的依据。药品注册标准则是国家食品药品监督管理局批准给申请人特定药品的标准,生产该药品的企业必须执行该注册标准。

四、医疗机构药事管理

药品进入医疗机构后,需要通过科学的药品管理工作,以服务患者为中心,在临床诊疗中进行合理用药。医疗机构药事管理工作具有很强的专业性、实践性和服务性。

(一)药事管理的工作内容

传统的医疗机构药事管理主要是指采购、贮存、分发药品的管理,自配制剂的管理,药品的质量管理和经济管理等,即对物的管理。随着现代医药卫生事业的发展,医疗机构药事管理的重心已经从对药物管理逐步转变为重视患者用药的管理,即以对患者合理用药为中心的系统药事管理,其主要工作内容如下:

1.认真贯彻执行《中华人民共和国药品管理法》及其实施细则、《麻醉药品管理办法》《医疗机构药事管理规定》及《处方管理办法》等相关的法律法规。

2.编制药品采购计划,为保证临床用药安全有效,建立健全药品检查和验收制度,接受当地药检部门业务指导,及时准确地调配处方,做好药品供应保障工作。科学管理医疗机构药品的使用,配合医疗需要积极开展药学及其研究工作。

3.临床药学专业技术人员深入临床科室了解药物应用动态,参加危重患者的救治和病案讨论,对药物治疗方案提出建议,进行治疗药物监测,设计个体化给药方案,并向临床工作人员与患者提供药物咨询。

4.积极宣传用药知识,定期向临床医师介绍新药知识,科学监督合理用药,并协助临床医师做好新药临床试验研究和上市药品的疗效评价工作。负责收集药品不良反应信息,定期向药品监督管理部门及卫生行政部门报告。

(二)临床药学工作

20世纪50年代中后期,美国新药大量研发生产,临床使用的药品不断增加,与此同时,不合理用药情况日趋加重。当时医药学界对药品不良反应认识不足,也未建立药物监测制度,不良反应事件屡屡发生,这引起了美国卫生行政部门和医药卫生界的重视,从而提出并开始建立临床药学,要求药学专业技术人员加强处方审核,促进临床合理用药,提高药物治疗效果。2001年2月,《中华人民共和国药品管理法》修订,对医疗机构药学人员资格认定进行了明确规定。2005年8月,国务院颁发《麻醉药品和精神药品管理条例》,规定药学部门和医院药师要参与麻醉药品和第一类精神药品的监管。2012年4月,原卫生部公布《抗菌药物临床应用管理办法》,规定医疗机构要配备专职抗感染治疗的临床药师,他们参与临床抗感染合理用药和药事管理。因此,临床药学是将药学与临床医学紧密结合,以提高临床用药质量、减少药物不良反应和用药错误为目的,重点研究药物临床合理应用的综合性应用学科。

依托临床药学,临床药师协助临床医生选择合适的药物,选择恰当的时间和使用正确的剂量,尽量减少药物不良反应和药物间的相互作用,解决影响药物疗效的相关问题,在临床合理用药中发挥了重要作用。此外,临床药师还开展药学信息与咨询服务、用药教育宣传,指导患者安全用药,进行临床药学研究,为提升药物治疗水平提供科学的监测或实验数据。

第二节　药品的合理使用

一、合理用药概念及意义

合理用药是指在药理学理论的指导下,根据患者个体情况和疾病种类选择最佳的药物及其给药方案。在选择药物时,需要从以下方面进行考虑:①安全性,是合理用药的首要条件,体现了对患者切身利益的保护。由于多数不良反应是药物固有的效应,在一般情况下可以预知,但不一定能够避免,因此在选择药物时需要权衡药物疗效与药物不良反应的轻重,让患者承受最小的治疗风险,同时获得最大的治疗效果。②有效性,在预防、诊断、治疗疾病过程中,不同药物的有效性差异较大,在可供选择的同类药物中,应首选疗效较好的药物。判断药物的有效性的指标有多种,临床常见的有治愈率、显效率、好转率等,预防用药有降低疾病发生率、死亡率等作用。③经济性,是指以应尽可能低的投入成本获得最满意的疗效,与尽量少用药或使用廉价药品的理念有着明显区别。④适当性,是指尊重客观现实,立足当前医药科技和社会发展水平,避免不切实际追求高水平药物治疗。

二、药物不良反应及药源性疾病

(一)药物不良反应

按照WHO国际药物监测合作中心的定义,药物不良反应(adverse drug reactions,ADR)是指合格的药品在正常的用法用量下出现的与用药目的无关的有害反应。不良反应主要有以下几种:

（1）副作用　指应用治疗量的药物后所出现的治疗目的以外的药理作用,如阿托品用于解除胃肠道痉挛时,可引起口干、便秘等反应。

（2）毒性反应　是指药物使用剂量过大或在体内蓄积过多时引起的严重功能紊乱和器质损害反应,一般是药理效应的延伸,可以预告,也是应该避免发生的不良反应,分为急性毒性反应和慢性毒性反应。前者是指一次或突然使用过大剂量药物立即发生的毒性反应,多损害循环、呼吸及神经系统功能;后者是指长期反复使用药物,药物蓄积后逐渐发生的毒性反应,多损害肝、肾、骨髓、内分泌等功能。致癌、致畸和致突变等不良反应也属于慢性毒性范畴。

（3）后遗效应　是指停药后血药浓度已降至阈浓度以下时残存的药理效应,如服用巴比妥类药物后,次晨出现乏力、困倦等"宿醉"现象。

（4）停药反应　又称撤药综合征或反跳反应,是指患者长期应用某种药物,突然停药后原有疾病加重的现象。如长期服用降压药物可乐定,突然停药后血压明显回升。

（5）过敏反应　又称变态反应,是过敏体质患者对某种药物的特殊反应,主要由于药物或体内代谢产物作为抗原与机体特异抗体发生反应或激发致敏淋巴细胞而发生的反应。药物引起的变态反应包括速发型反应和迟发型反应,临床主要表现为皮疹、血管神经性水肿、过敏性休克、血清病综合征、哮喘等。

（6）继发反应　是指继发于药物治疗作用之后的一种不良反应,是治疗剂量下治疗作用本身带来的后果,又称为治疗矛盾。如长期使用广谱抗生素,会使肠道内菌群平衡遭到破坏,不敏感的耐药细菌或真菌大量繁殖,导致假膜性肠炎或继发性感染。

（7）药物依赖性　是指药物长期与机体相互作用,使机体在生理机能方面和生化过程中发生代偿性和适应性改变的特性,停止用药可导致机体的不适或心理上的用药欲望。临床上很多麻醉药和强效镇痛药长期使用后人体容易产生依赖,一旦中断用药,可出现强烈的戒断综合征(abstinence syndrome)。

药物不良反应的发生机制较为复杂,根据药物不良反应与药理作用的关系可将药物不良反应分为 A 型反应、B 型反应和 C 型反应三类。A 型反应是由药物的药理作用增强所致,其特点是可以预测,常与剂量有关,停药或减量后症状很快减轻或消失,发生率高,但死亡率低。通常包括副作用、毒性作用、后遗效应、继发反应等。B 型反应是与正常药理作用完全无关的一种异常反应,一般很难预测,常规毒理学筛选不能发现,发生率低,但死亡率高。包括特异性遗传素质反应、药物过敏反应等。C 型反应是指 A 型和 B 型反应之外的异常反应。一般在长期用药后出现,潜伏期较长,没有明确的发生时间,难以预测。发病机制有些与致癌、致畸以及长期用药后心血管疾患、纤溶系统变化等有关,有些机制不清,尚在探讨之中。

(二)药源性疾病

药源性疾病(drug-induced disease,DID)是指药物在使用过程中,通过各种途径进入机体后诱发的生理紊乱,导致组织器官发生功能或器质性损害而出现的疾病,是药物不良反应的延伸。根据药物引起的病理学表现,通常将 DID 分为功能性改变和器质性改变两类。药物导致的组织或器官功能性改变多数是暂时的,停药后常常能恢复正常,如抗胆碱和神经节阻断药引起无力性肠梗阻,利血平引起心动过缓,抗心律失常药物引起传导阻滞等。药物引起的器质性改变与非药源性疾病无明显差别,也无特异性,因此,鉴别诊断主要依靠 DID 诊断要点,如药物引起的皮炎、苯妥英钠导致的牙龈增生、药物变态反应发生的血管神经性水肿、血管造影剂引起的血管栓塞等。

药物在机体内产生的药理效应是药物和机体相互作用的结果,因此,诱发 DID 的因素也包括药物与患者两个方面。

1. 药物因素

(1)药物固有的不良反应 如链霉素等氨基糖苷类抗生素可损伤前庭神经和耳蜗神经,导致永久性耳聋;阿司匹林等非甾体类解热镇痛抗炎药可抑制胃肠道前列腺素的生成,容易导致胃黏膜损伤和胃溃疡等。

(2)药物制剂 药物可制成多种剂型,制剂的安全性不仅与主要有效成分有关,还与药物分解产物,制剂质量,制剂中溶剂、赋形剂、稳定剂等相关。如青霉素过敏反应常与制剂中含微量青霉素烯酸和青霉素噻唑酸等物质有关;四环素在高温储存后的降解产物可导致范科尼样综合征(Fanconi syndrome)。

(3)给药方式 不同的给药途径引起的血药浓度和药物效应也有所不同,药物的吸收速度快慢顺序(除静脉注射外)通常是:腹腔注射 > 吸入 > 舌下 > 直肠 > 肌内注射 > 皮下注射 > 口服 > 皮肤。如庆大霉素有神经肌肉阻滞作用,直接静脉推注容易导致呼吸抑制,故中国药典规定该药用于肌注或静脉滴注。

(4)药物相互作用 患者同时或在一定时间内先后服用两种或两种以上药物后,可使药效加强或副作用减轻,也可使药效减弱或出现不应有的毒副作用,或引起 DID。如氢氯噻嗪为排钾利尿剂,是高血压及充血性心力衰竭患者的常用药,长期服用可引起血钾减少和心肌应激性增强,从而对强心苷的敏感性增强,服用强心苷易引起心率加快、心律失常,故强心苷不宜与排钾利尿药联用。

2. 患者因素

（1）年龄 年龄不同，机体对药物的吸收、分布、代谢和排泄等过程有着巨大差别，因此年龄是诱导 DID 的重要原因。如新生儿肝脏缺乏尿苷二磷酸葡萄糖醛酸（UDPGA）转移酶，肾排泄功能不完善，氯霉素代谢和排泄能力较差，容易引起灰婴综合征；喹诺酮类药物可以抑制软骨发育，一般禁用于 18 岁以下的青少年；老年人由于肝肾功能明显下降，较正常成人可延长地西泮半衰期 4 倍。

（2）性别 不同性别患者的药物代谢酶活性及对药物的反应存在明显差异。如抗组胺药物特非那定的心脏毒性在女性中更多见；镇静催眠药物氯氮䓬在女性中的血浆半衰期为男性的 2 倍；保泰松和氯霉素引起的粒细胞缺乏症，女性的发生率为男性的 3 倍。

（3）遗传 目前发现很多 DID 与遗传因素有关，如葡萄糖磷酸脱氢酶缺乏者，在服用伯氨喹、磺胺等药物时易出现溶血性贫血；假胆碱酯酶有遗传性缺陷者，在使用琥珀胆碱后可出现长时间的肌肉松弛和呼吸暂停。

（4）疾病状态 不同疾病状态能改变药效学和药代动力学，从而诱发不良反应，尤其是慢性肝、肾功能不全患者，由于对药物的代谢和清除功能下降，药物在体内蓄积，容易导致 DID。

三、药源性疾病与合理用药

药源性疾病的预防、诊断和治疗是一项非常复杂的工作，提高临床用药安全水平与合理用药是预防和治疗 DID 的重要手段。

在预防或避免 DID 发生方面，主要应该加强以下工作：①在制定药物治疗方案时，需要详细了解患者的过敏史和药物不良反应史，尤其需要高度重视过敏体质患者；②充分考虑患者具体情况和病理生理特点，如年龄、体重、性别、疾病状态等，尽量做到个体化给药；③严格掌握药物的用法、用量和适应证，熟悉其不良反应和禁忌证，选用药物时要权衡利弊；④了解患者自行服药情况，避免不必要的联合用药，当多个药物联合使用时应注意药物间的相互作用；⑤在应用对器官功能有较大影响的药物时，须按规定定期进行相关检查，密切观察用药后病情的变化，一旦发现药物不良反应的早期症状，应及时停药并进行处理，如硫酸镁中毒的先兆表现是肌腱反射消失，在用药过程中应注意检查腱反射。

一旦发生 DID，应该及时采取以下措施：

（1）立即停药 治疗 DID 的最根本措施是明确和去除引起疾病的药物。绝大多数 DID 症状较轻的患者在停用相关药物后,DID 可以停止进展或患者自愈。对于联合用药情况下不能确定哪种药物是致病原因时,可根据药物常见不良反应的规律,结合具体情况,逐个停用或改用其他药物进行治疗。如环磷酰胺易导致出血性膀胱炎,多黏菌素易导致肾功能损害,吗啡和哌替啶容易抑制呼吸等。在特殊情况下,尽管已经明确致病药物,但由于治疗原有疾病的需要而不能停用时,需要权衡利弊,根据患者具体情况调整用药方案。

(2)延缓吸收、加速排泄 当发生与剂量相关的 A 型不良反应时,可采用洗胃、催吐、利尿、导泻、血液透析等方法延缓机体对药物的进一步吸收,或者加速药物从体内排出。例如甘露醇引起肾损害时,可通过输液和利尿促进药物在肾小管中排泄。

(3)应用特异性解救药物 临床上通常用特异性拮抗剂来降低致病药物的药理活性,减轻不良反应。如纳洛酮是阿片受体的完全阻断剂,可用于解救阿片类镇痛药物的急性中毒;鱼精蛋白与肝素结合后使其失去抗凝活性,可用于肝素过量导致的出血;Ca^{2+} 与 Mg^{2+} 化学性质相似,能竞争性与神经肌肉接头 Ca^{2+} 受点结合,硫酸镁中毒时可静脉注射氯化钙或葡萄糖酸钙进行抢救等。此外,很多药物如青霉素类、头孢菌素类、氨基糖苷类抗生素,以及生物制品、右旋糖酐、含碘造影剂、普鲁卡因等容易引起过敏性休克,一旦发生必须争分夺秒立刻抢救。肾上腺素是治疗过敏性休克的首选药物,具有降低毛细血管通透性,升高血压,改善心功能,减轻支气管黏膜水肿,松弛支气管平滑肌和抑制过敏物质释放等作用,可迅速缓解过敏性休克的临床症状,可采用皮下或肌注给药,病情危急时也可缓慢静脉注射。

近年来,大量新药被批准上市,DID 的发病率有上升趋势。为了抑制这种趋势,一方面医疗机构需加强药物安全信息的收集和交流,有效指导临床安全用药。另一方面临床工作者也应重视各类药物可能引起的药源性疾病,合理使用药物,尽量减少 DID 的发生。

第三节 军事飞行人员合理用药管理

一、飞行事故中的药物因素

随着飞机制造技术的不断提高,飞机和环境因素在飞行事故因素中所占比例逐渐降低,与此同时,人为因素导致的飞行事故占比不断增加,尤其是 1990 年以后,完全由人为因素导致的飞行失误占事故原因的 80% 以上。

美国联邦航空局(Federal Aviation Administration,FAA)规定,发生飞行事故后,必须对相关的工作人员进行酒精和药物检测。在 1993 年至 2003 年期间,美国民用航空医学研究所(Civil Aerospace Medical Institute,CAMI)对 1587 起飞行事故中遇难的 1629 名飞行员尸检样本进行了检测,发现 830 名飞行员存在药物或酒精问题,其中服用 I 类或 II 类违禁药物的有 113 名,服用 III 类、IV 类或 V 类违禁药物的有 42 名;服用处方药的有 315 名,服用非处方药的有 259 名,饮用酒精的有 101 名。因此,药物因素是影响飞行安全的重要原因之一。经对飞行事故中的药物因素开展调查,发现主要有以下两个方面的情况:①私自服药。虽然目前国内外都严禁飞行人员私自服用药物,如 FAA 规定飞行员服用药物需要遵守严格的服药报告制度。1993—2003 年,CAMI 对 4143 名遇难飞行员尸体样本的一项药物检测结果显示,223 名飞行员服用了精神类药物,但其中只有 1 人检测到报告服用的药物;149 名飞行员服用治疗心血管疾病的药物,其中只有 29 人检测到报告服用的药物;15 名飞行员服用治疗神经系统疾病的药物,其中只有 1 人报告有神经疾病,但没有检测到报告服用的药物。②过量服药。药物的效应与剂量关系密切,当过量服用氯苯那敏(扑尔敏)等药物时,可以引起嗜睡,将对飞行安全产生严重影响。我国《飞行员医学临时停飞标准》明确规定,飞行前服用了对飞行安全有影响的药物,当药物作用未消失时一律作临时停飞处理。FAA 也明确规定飞行员不能服用扑尔敏或含扑尔敏的复方药物。1991—1996 年期间,FAA 对遇难飞行员尸检样本进行检测,发现 47 起事故中的飞行员服用了扑尔敏。扑尔敏的治疗血药浓度一般为 8 ~ 16 ng/ml,但检测结果发现共有 22 名遇难飞行员过量服用了扑尔敏,其中 4 人血药浓度高达 109 ng/ml, 18 人达到 93 ng/ml。

药物因素在飞行安全中的重要性主要体现在:①在航空特殊环境下,由于机体生理功能的改变,药物在体内的代谢过程以及机体对药物的敏感性均发生了变化,将增加药物不良反应的发生率,加重严重程度;②飞行操作的复杂性,对军事飞行人员提出了更高的能力要求,在飞行过程中,飞行人员需要保持高度的注意力和判断力,药物轻微的副作用都有可能会影响飞行人员的操作能力,导致飞行事故。目前研究分析结果显示,会引起飞行事故的药物主要有以下几类。

(1)镇静催眠药物 安定等长效苯二氮䓬类药物和巴比妥类药物能够长时间抑制中枢神经系统,可引起嗜睡、乏力、头痛、头晕、视物模糊、运动失调等副作用,对完成眼–手协调功能测试(eye – hand coordination test)、符号–数字替换测试(symbol – digit substitution test)等有明显影响,即使小剂量也可导致认知功能障碍。美军研究显示服用安定后可使工作能力下降14%,因此规定在服药24小时内不准飞行。

(2)抗组胺药物 以苯海拉明、扑尔敏和异丙嗪等为代表的第一代抗组胺药物具有较强的中枢神经抑制活性和镇静作用;特非那定、阿司咪唑、非索非那定、左旋西替利嗪等第二代抗组胺药物镇静作用轻微,但特非那定等部分药物有较明显的心脏毒性。第一代抗组胺药物对循踪(tracking performance)和视觉测试、驾驶警觉性等有损害作用,对反应时间有明显迟滞作用,因此第一代抗组胺药物禁用于飞行人员及其他从事高空作业、机器操作和运输驾驶等注意力须高度集中的人员。第二代抗组胺药物不易透过血脑屏障,对神经系统抑制作用和镇静作用较小,不易引起嗜睡,但西替利嗪对循踪操作(tracking performance)有损害作用,对反应时间也有迟滞影响。目前仅有氯雷他定、非索非那定被批准用于飞行人员。

(3)非甾体解热镇痛抗炎药 该类药物由于化学结构的多样性导致不良反应差异较大,头痛、嗜睡等神经系统不良反应与个体差异和药物使用剂量、疗程密切相关,如使用布洛芬、塞来昔布后有1%～3%的患者出现头痛、嗜睡和眩晕,服用萘普生后患者出现视物模糊或视觉障碍的发生率为1%～3%,而头晕、嗜睡的发生率为3%～9%,应引起驾驶或操纵危险机械者的注意。

(4)抗高血压药物 硝苯地平、尼群地平、氨氯地平等钙离子拮抗剂,以及依那普利、福辛普利等血管紧张素转换酶抑制剂有头痛、头昏、眩晕或疲倦等不良反应;呋塞米、螺内酯、甘露醇等利尿药可引起眩晕、困倦、乏力、直立性低血压和视物模糊等不良反应;可乐定和乌拉地尔等降压药物对中枢神经系统影响较大,服用后可引起头痛、头昏、失眠、精神错乱等,影响操作能力,容易导致驾驶和飞行安全事故。我国《空勤人员和空中交通管制员体检鉴定医学标准》规定,首次或更换使用抗高血压药物,应至少地面观察3～4周,没有观察到所使用药物的不良反应才可以执行飞行任务。

(5)抗糖尿病药物 低血糖反应是抗糖尿病药物比较常见的不良反应,主要表现为心慌、出汗、乏力、饥饿感,严重者可出现意识不清、反应迟钝、昏迷等神志改变,甚至死亡。胰岛素是最容易引起低血糖症状的抗糖尿病药物,但长效胰岛素由于降血糖作用较慢,一般不会出现低血糖症状;磺酰脲类口服降糖药中,格列苯脲和格列齐特比较容易引起低血糖反应。双胍类口服降糖药安全性较好,较少发生低血糖不良反应。《空勤人员和空中交通管制员体检鉴定医学标准》明确规定,飞行期间禁止使用磺酰脲类降糖药,初次使用降糖药,应至少地面观察 60 天,未发生所服药物的不良反应,才可以执行飞行任务。

(6)抗抑郁药 抗抑郁药能有效解除抑郁心境及伴随的焦虑、紧张和躯体症状。丙咪嗪、阿米替林、多塞平等三环类抗抑郁药物对抑郁症疗效肯定,但起效时间较慢,有视物模糊、疲倦、精神错乱、肌无力和直立性低血压等不良反应,在开始用药和调整剂量时尤为突出。有研究证明,本类药物短期使用对驾驶能力的损害作用与醉驾相当。新型抗抑郁药包括氟西汀、舍曲林、帕罗西汀等选择性 5 - 羟色胺再摄取抑制药(SSRIs),以及文拉法辛、地昔帕明等去甲肾上腺素再摄取抑制药,有头痛、出汗、眩晕、乏力、嗜睡、震颤、惊厥等神经系统不良反应,应引起重视。

二、飞行人员安全用药评价方法与指标

由于药物有可能对飞行人员的操作能力产生影响,我国航空医学界一般主张禁止飞行人员在执行飞行任务时用药,且对飞行间隔期间用药也有严格规定。但高血压等疾病在飞行人员中有较高的发病率,合理用药一方面可以维护飞行人员的身心健康,另一方面也可以延长飞行人员的飞行年限,有效节约宝贵的人力资源。特别在现代高技术条件下,航空武器装备发展迅速,为使军事飞行人员保持良好的应急和执行任务能力,提高战时航空卫生保障能力,需要进行更高要求的合理用药。美国空军在严格的体格检查标准基础上,制定并完善了飞行人员疾病特许指导规范和合理用药规定,我国空军对航空卫生工作中的合理用药问题也做出了明确规定。

合理用药的前提是掌握药物对人体的影响,目前的评价指标主要包括药物对中枢觉醒度和情感状态、认知和操作能力、航空应激因素耐受能力和实际飞行能力等方面的影响。

1.中枢觉醒度和情感状态测评

可以分为主观测评和客观测定。主观测评通过多种心理量表进行,可用于评价用药对人体中枢觉醒度和情感状态的影响。例如,斯坦福嗜睡量表(Stanford sleepiness scale,SSS)将瞌睡程度分 7 个等级,受试者选择其中的 1 个等级来评估目前的状态,1 级为处于警觉和清醒状态,7 级为处于能够快速入睡状态。

2. 认知和操作能力测定

认知能力是人对信息的提取、加工和存储等综合能力的体现。现有测试方法主要为数字符号替换测试(digit symbol substitution test),它能有效检测出认知功能随时间变化的情况。FAA 组织研发的"航空医学认知测试系统"可对注意分配、协调、双重任务等几十项认知操作的速度、正确率和工作效率等进行单项或综合评分。

3. 航空应激因素耐受能力评价

主要包括飞行模拟器操作能力、加速度耐力测定、科里奥利加速度耐力评价。①飞行模拟器是能够复现飞行器及空中环境并能够进行操作的模拟装置。根据不同的飞机类别已研制了具有多种不同功能特点的飞行模拟器,如直升机模拟器、喷气机模拟器等。②急慢性加速度应激实验可用于药物对机体加速度耐力影响的评价,以及药物对加速度应激致机体重要脏器损伤的防护作用及其机制研究。③科里奥利加速度耐力检查将耐力分为耐力良好、耐力一般、耐力差、不合格。该检查可用于抗运动病药物的疗效观察及已知同类药物的优选。

4. 实际飞行条件下的药效考察

某些药物除了需进行人体地面模拟试验研究外,最终还需开展实际飞行条件下合理用药的有效性观察与安全性验证。以提高战时军事飞行人员应急工作能力为例,美国陆军航空医学研究所在实验室评估了口服右旋苯丙胺对睡眠剥夺条件下模拟器飞行操纵能力的影响,进一步对 40 小时睡眠剥夺条件下用药对 UH—60 直升机实际飞行操纵(平飞、上升、下降和转弯操纵等)能力的影响进行了考察。此外,还可充分利用飞行人员生理参数信息对操作能力进行客观评价。例如使用生理参数记录检测仪可对飞行人员飞行中的心率及其变化、呼吸和过载值等指标进行记录,便于监测评估药物对飞行人员机能状态的影响。虽然不同的用药目的其有效性评价模型和指标有所区别,但对飞行工作能力影响即安全性的评价方法和指标则趋于一致。综合国内外的相关文献和研究工作,初步形成了以下飞行人员合理用药飞行安全性评价方法和指标体系(表 1－1)。

表 1 − 1　飞行人员合理用药飞行安全性评价方法和指标体系

	实验条件和项目	主观评价方法	客观评价方法
地面	中枢神经系统功能	POMS 量表 SSS 量表	脑电图(睡眠潜时) 临界闪光融合频率 选择反应时认知操作
	模拟器飞行操作能力	教练员评分	模拟器飞行参数记录
	航空应激因素耐力	教练员评分	松弛和紧张 + G_z 耐力 低气压缺氧耐力 科里奥利加速度耐力
空中	飞行工作能力	教练员评分	实际飞行参数记录

三、军事飞行人员合理用药管理

美国联邦航空局根据药物对飞行人员飞行工作能力的影响,将药物分为以下 6 类:①服用安全的药物,如非甾体类解热镇痛抗炎药物阿司匹林和对乙酰氨基酚;②在航空医师指导下服用安全的药物,如抗生素阿莫西林;③基于飞行人员用药史和体检认为服用安全的药物,如抗病毒药物阿昔洛韦;④服用后在 3 个血浆药物半衰期内需要停飞的药物,如中枢性镇痛药物可待因;⑤服用后在 5 个药物半衰期内需要停飞的药物,如镇静催眠药物地西泮;⑥服用后影响飞行安全而需禁用的药物,如抗精神失常药物氯丙嗪。结合我军情况,按用药时间可分为急性短期服用和慢性长期服用的药物,按服药与参加飞行的时间可分为地面服用的药物、飞行前服用的药物和飞行中服用的药物。我军《飞行员医学临时停飞标准》规定:飞行前服用了对飞行安全有影响的药物,如中枢神经抑制药、抗组胺药物、抗运动病药物和神经节阻滞药等,药物作用未消失,以及飞行前 24 小时内饮酒者,均不能参加飞行。实际上,军事飞行人员长期连续服药的情况较少,需要在国家和军队规定的药物处方基础上,重点针对在飞行前和飞行中急性或短期服用、可能对工作能力产生影响的常用药物进行飞行安全性评价。

美军对执行飞行任务的飞行人员和机组成员,有明确的批准药物列表。除了由空军医疗保障局定期更新的"官方批准空军航空医学药物"所规定的药物外,禁止使用其他任何药物,草药和营养补充剂也需要在航空医师批准后才能使用。对于导弹操作员,在使用任何可能影响警觉性、认知和判断能力以及心理情绪的药物时,会导致不能完成作战任务准备或基本任务职责,如果必须长期使用该类药物,必须申请特许飞行。美国 FDA 批准的 OTC 药物、草药和营养补充剂,如能按照规定的用途使用说明进行合理应用,且不违反空军的政策,导弹操作职责人员无须由航空医师批准即可使用。

飞行人员自行用药的现象时有发生,原因多样,如认为航医室药物效果不理想、自行用药方便、担心航医知道自己有病影响飞行。鉴于飞行人员自行用药对飞行安全的威胁,航空医师在合理用药方面负有指导和监督作用。与此同时,还需要考虑和注意以下方面:

1. 做好宣传教育工作,及时掌握飞行人员的身体健康状况和用药情况,积极宣传飞行人员私自用药对飞行安全的影响和危害,使其自觉遵守飞行期间须经航空医师批准后才能用药的规定;严格控制飞行前用药。飞行人员飞行前 24 小时内尽可能不用药,必须用药时应考虑为完成任务所必需,所用药物能够发挥治疗效果且不影响军事任务的完成,不得使用该飞行人员首次使用的药物。

2. 给飞行人员使用治疗药物时,在考虑有效性的同时,还需要选择安全性好的药物,保障飞行人员优先用药。用药后密切观察飞行人员的用药反应,尤其是过敏等不良反应。某些药物的不良反应出现较晚,如噻嗪类利尿剂长期服用后,K^+ 排泄增多,可以导致电解质紊乱和心律失常。还应考虑药物不良反应与飞行引起生理改变的叠加效应,如服用某些抗组胺药物引起的嗜睡效应与飞行疲劳相加可使觉醒度进一步降低,不利于飞行安全。

3. 决定一名用药的飞行人员是否停飞的最重要因素,是考虑需要用于治疗的疾病本身而不是药物。美军航空医师认为对飞行安全或任务完成造成潜在威胁的任何疾病,都可以成为暂时停飞的理由。考虑一名用药的飞行员用药后是否应该停飞,需要仔细分析药物效应及其对飞行安全和具体执行的飞行任务的影响。如舰载巡逻飞机的雷达操作员或单座战斗机飞行员患胃肠炎,对两者的处理方式明显不同。当药物作用影响飞行人员的应激能力或操作能力时,应考虑让飞行员停飞。而当没有该方面的影响时,航空医师应允许飞行员在飞行中用药。

(李明凯　张　伟)

参考文献

[1]蒋学华. 临床药学导论. 北京:人民卫生出版社,2007

[2]杨宝峰,陈建国. 药理学. 北京:人民卫生出版社,2018

[3]詹皓,李明凯. 航空航天药理学. 西安:第四军医大学出版社,2020

[4]詹皓. 飞行人员合理用药飞行安全性评价方法和指标体系. 中华航空航天医学杂志,2011,2 (2):146－153

[5]詹皓. 飞行事故医学调查中药物检测方法、概况与药物滥用防控对策. 空军医学杂志,2014, 30(1):51－56

[6]刘永锁,朱东山,祁妍敏,等. 民航飞行事故中的药物因素. 解放军预防医学杂志,2009,27 (6):460－462

[7]朱东山,刘永锁. 常用治疗药物对飞行安全的影响. 中国疗养医学,2014,23(3):205－207

[8]张燕,李萌,宋光,等. 军队飞行人员自行用药情况调查与应对措施. 人民军医,2015,58(8): 861－862

[9]张凌,邹志康,王广云,等. 美国空军飞行人员疾病特许政策与管理概览. 解放军医学院学 报,2015,36(1):5－7

[10]张凌,崔丽,邹志康,等. 美国空军飞行人员疾病特许管理. 空军医学杂志,2016,32(3): 165－168

第二章　神经系统疾病合理用药

神经系统疾病(neurological disease)主要是指发生于中枢神经系统和外周神经系统的,以感觉、运动、意识、自主神经功能障碍为主要表现的一类疾病。近三十年来,随着科学技术的进步,针对神经系统疾病的发病机制、诊断技术和治疗手段有了日新月异的认识和发展,解热镇痛抗炎药、镇静催眠药、镇痛药、抗癫痫药、中枢兴奋药等新药不断出现,临床治疗药物的合理应用指导原则也日趋完善,均将为军事飞行人员神经系统疾病的合理用药提供重要参考。

第一节　概　　述

一、军事飞行人员神经系统疾病流行病学

我军飞行员停飞疾病构成 Meta 分析(总人数为 4326)显示,医学原因停飞构成比占前三位的疾病依次为神经衰弱、晕厥和头痛。

在美国空军历次流行病学研究中,研究人员对空军机组人员神经系统疾病的发病率进行了分析,结果显示神经系统疾病是美国空军机组人员最常见的三种就诊原因之一,通过检索美军航空医学特许管理示踪数据库系统(the USAF Aeromedical Information Management Waiver Tracking System, AIMWTS)发现,神经系统疾病位列美军飞行人员疾病谱的第五位。美国空军 2002—2012 年的一项统计结果显示,头痛是导致空军飞行人员停飞的最常见神经系统疾病。截至 2015 年 5 月,美国空军神经系统疾病特许申请总人数为 3868 例,特许合格人数为 2588 例,占 66.91%。发病率较高的依次是头痛、创伤性脑损伤、睡眠障碍及晕厥,其中头痛特许申请总人数为 1643 例,特许合格人数为 785 例,占 47.78%;创伤性脑损伤特许申请为 1072 例,特许合格人数为 960 例,占 89.55%;睡眠障碍特许申请人数为 649 例,特许合格人数为 503 例,占 77.5%;晕厥特许申请人数为 291 例,特许合格人数为 191 例,占 65.64%。上述美国空军飞行人员神经系统疾在 FC Ⅰ类、FC Ⅱ类、FC Ⅲ类中的特许合格率分别为 77.43%(350/452)、76.12%(813/1068)、62.03%(1016/1638)。

以上流行病学统计结果反映了神经系统疾病在当前中美军事飞行人员所患疾病谱中均占有重要位置,因此我们应高度重视飞行环境引发的神经系统疾病的防治工作。

二、军事飞行人员生物节律调节药物应用原则

无论是对民用飞行人员还是军事飞行人员,平时飞行时镇静催眠药的使用应受到限制。《国际民航组织民用航空医学手册》中规定,服过镇静剂、催眠及麻醉药等应禁止飞行,对飞行安全有明显作用的空中交通管制员,也适用这一原则。通常规定服用中枢神经系统抑制药 24 小时后才可允许恢复飞行职责,但当能确定使用的是短效安眠药时,可允许驾驶员返回岗位。在良好监督的条件下,特别是长飞行间期,为了保证休息时的睡眠质量,驾驶员使用短效安眠药是安全的;而在无医学监督时,飞行人员服用药物是不符合要求的,诸如自行用药应被禁止。《国际航空运输协会医学手册》中也规定,巴比妥类、苯二氮䓬类药物和其他镇静催眠药被列为有可能被滥用或成瘾的药物,应教育飞行人员严禁自行使用这些药物,并采取有效的检查措施对飞行人员进行检查。因病服用了这些药物应该临时停飞,尤其不能与酒精同时服用。我军《飞行员医学临时停飞标准》中规定,飞行前 24 小时应少用或不用药,尤其是中枢神经系统抑制药(镇静药、催眠和安定药),飞行前和飞行前夜一律禁用。

虽然飞行前夜(或飞行间期)原则上不能使用镇静催眠药,但一些作用持续时间短、迅速代谢后无明显副作用的药物,在严密观察下也可慎重应用,以防止失眠,恢复精力,为完成飞行任务创造条件。飞行人员合理应用镇静催眠药的原则为:①严格掌握用药时机。此类药物仅限于在生物节律紊乱和高度情绪紧张等情况下合理使用。②严格掌握用药指征。在其他非药物措施无效或效果不明显的条件下考虑用药。③选择合适的药物种类并优化个体用药方案。飞行人员一般选用短效类催眠药,但切不可将血浆药物半衰期($t_{1/2}$)的长短与用药后对飞行工作能力的影响程度混淆,$t_{1/2}$ 反映的是药物代谢的速率,与不良作用的持续时间有一定关系,但不能视为等同。另外,与中枢兴奋药一样,镇静催眠药合理应用的关键在于尽可能少用和低剂量使用,以防耐受和成瘾。由于药物作用存在个体差异,所以应开展地面用药观察。④与中枢兴奋药合理联用。中枢神经系统功能的兴奋与抑制状态对立而又统一,必要时应联合使用中枢兴奋药与抑制药以更好地调节飞行人员的中枢神经系统功能,适应完成某些特殊工作任务的需要。⑤建立严格的用药制度和管理办法,防止药物滥用。

此外,由于执行持续、紧张的军事飞行任务时睡眠剥夺、睡眠节律紊乱、疲劳等问题急待解决,军事航空医学突破了飞行人员在飞行前(中)不使用药物的这一传统理论"禁区"。近代高科技条件下局部战争的战例已充分说明,合理使用中枢兴奋药是战时重要的航空卫生保障措施,但应把握以下用药原则:①严格掌握用药时机。此类药物仅限于战时生物节律紊乱和飞行疲劳情况下合理使用。②严格掌握用药指征和用药剂量。飞行人员用药一定要在航空医师指导下进行。航空医师对飞行疲劳程度和飞行任务均要有充分的认识,因药物作用存在个体差异,个体对药物的心理感受和生理反应存在差别,飞行前或飞行中使用的中枢兴奋药应开展地面用药观察,同时以低剂量和短期内用药为宜,以免出现依赖或成瘾。③充分认识药物的作用机制,以免误解和夸大药物作用。虽然航空药理学家以及航空医师对中枢兴奋药的作用与副作用有较全面和客观的认识,但应对飞行人员开展有关药物知识的宣教。中枢兴奋药并不能代替休息和睡眠,只能延迟休息和睡眠,以满足一段时间内从事特殊飞行任务的需要。所以,对飞行人员应以综合措施(休息、营养、运动、理疗等)来保持和提高其飞行工作能力,药物只起一方面的作用,应视为综合措施中的一种特殊的辅助与应急措施。④建立严格的用药制度和药品管理办法,防止药物滥用。

第二节 疼 痛

疼痛是伤害性刺激作用于机体所引起的痛感觉,是临床上最常见的症状和疾病之一。按疼痛的部位分类,最常见的有头痛、胸痛、腹痛、腰背痛、骨痛、关节痛、肌肉痛和癌性疼痛等。用于疼痛的治疗药物品种繁多,常用的有非甾体抗炎药和中枢性镇痛药。

一、非甾体抗炎药(nonsteroidal antiinflammatory drugs,NSAIDs)

本类药物主要通过抑制环氧合酶(cyclooxygenase,COX)的活性,减少前列腺素(prostaglandin,PG)的合成,发挥解热镇痛抗炎的作用。根据对 COX-2 抑制的选择特异性,又可将其分为非选择性 COX 抑制剂和选择性 COX-2 抑制剂。非选择性 COX 抑制剂主要有阿司匹林、布洛芬、舒林酸、双氯芬酸、吲哚美辛等;选择性 COX-2 抑制剂主要有尼美舒利、美洛昔康、塞来昔布等药物。

1. 阿司匹林(aspirin)

阿司匹林又称乙酰水杨酸,目前有阿司匹林片、阿司匹林肠溶片、阿司匹林肠溶胶囊、阿司匹林肠溶微粒、阿司匹林泡腾片、阿司匹林栓剂、阿司匹林散剂等剂型。根据美国官方批准的空军飞行人员用药清单,阿司匹林在缓解急性疼痛症状和抗炎时,不需要提出特许申请,而在治疗慢性疼痛时,对Ⅰ、Ⅱ和Ⅲ级飞行员均需要提出特许申请。

【药动学】

口服后在胃和小肠中迅速吸收,阿司匹林水解后的蛋白结合率可达65% ~ 90%。以水杨酸盐的形式分布至全身组织,也可进入关节腔及脑脊液,并可通过胎盘。水杨酸盐的 $t_{1/2}$ 长短取决于剂量的大小和尿 pH 值,小剂量时约为 2 ~ 3 h,大剂量时可达 20 h 以上。水杨酸经肝脏代谢,大部分以水杨酸及葡萄糖醛酸结合的代谢产物的形式经肾脏排出,小部分以游离水杨酸的形式排出体外。

【适应证】

阿司匹林通过血管扩张作用在短期内可以起到缓解头痛的效果,该药对钝痛的作用优于对锐痛的作用,临床用于缓解轻度或中度疼痛,如牙痛、头痛、神经痛、肌肉酸痛及痛经。阿司匹林为治疗风湿热的首选药物,用药后可解热、减轻炎症,使关节症状好转,亦可用于感冒等发热疾病的退热。

【用法与剂量】

阿司匹林的使用方法和剂量与临床用途密切相关。当用于解热止痛时,每次 0.3 ~ 0.6 g,3 次/日,饭后口服;用于治疗风湿性关节炎、类风湿关节炎等疾病时,用量较大,需要每天 3 ~ 5 g,4 次/日;用于治疗急性风湿热时,可用到 7 ~ 8 g,或每千克体重 80 ~ 100 mg,3 ~ 4 次/日。

【不良反应及注意事项】

长期使用易致胃黏膜损伤,引起胃溃疡及胃出血,建议饭后服用或与抗酸药同服,胃及十二指肠溃疡患者不宜使用。一般治疗剂量可抑制血小板聚集,延长出血时间。大剂量(>5 g/d)或长期服用还可抑制凝血酶原形成,引起凝血障碍,可用维生素 K 防治。严重肝损害、低凝血酶原血症或其他出血倾向者不宜使用。少数患者可出现皮疹、血管神经性水肿、过敏性休克。有时可诱发支气管哮喘,有哮喘及其他过敏反应患者慎用。剂量过大(>5 g/d)可致头痛、眩晕、恶心、呕吐、耳鸣、视力和听力减退,是水杨酸类药物中毒的表现。停药后 2 ~ 3 天症状可完全恢复,严重中毒者应静脉滴注碳酸氢钠以碱化血液和尿液,促进药物排泄。

【药物相互作用】

华法林和肝素等抗凝药、链激酶等溶栓药与阿司匹林联用,可增加出血的危险;甲苯磺丁脲、氯磺丙脲等可被阿司匹林从血浆蛋白结合部位置换而致血糖下降,严重者可引起低血糖反应;利尿药与阿司匹林合用会使药物蓄积在体内,加重毒性反应;乙酰唑胺与阿司匹林联用,可使血药浓度增高,引起毒性反应,糖皮质激素可增加阿司匹林的肾清除率,二者联用可致阿司匹林的血药浓度降低,同时可诱发或加重消化道溃疡,甚至引起溃疡穿孔和出血,两者应尽量避免联用,消胆胺不宜与阿司匹林合用,否则会形成复合物而妨碍药物吸收。

2. 布洛芬(ibuprofen)

布洛芬是芳香族苯丙酸类衍生物,具有较强的解热镇痛抗炎作用,由于其溶解性差,$t_{1/2}$较短,故利用薄膜缓释技术使布洛芬逐渐溶解从而达到缓释的作用,解决了其$t_{1/2}$较短的缺陷,因此目前布洛芬缓释胶囊(芬必得)和缓释栓剂在临床应用较广泛。根据美国官方批准的空军飞行人员用药清单,布洛芬在缓解急性疼痛症状时,不需要提出特许申请,而在治疗慢性疼痛时,对Ⅰ、Ⅱ或Ⅲ级飞行员均需要提出特许申请。

【药动学】

布洛芬口服易吸收,与食物同服时吸收减慢,血浆蛋白结合率为99%,服药后1.2~2.1小时血药浓度达峰值,$t_{1/2}$约为1.5~2 h。布洛芬缓释剂型在体内逐渐释放,口服后2.9~4.3小时血药浓度达峰值,血药浓度波动较小,在肝内代谢,60%~90%经肾由尿排出,部分由粪便排出。

【适应证】

布洛芬临床常用于治疗急性轻、中度疼痛,如头痛、肌肉痛、神经痛、牙痛等,以及非关节性的各种软组织风湿性疼痛,如肩痛、腱鞘炎、滑囊炎、肌痛及损伤性疼痛等。亦可用于缓解风湿性关节炎和类风湿关节炎、骨关节炎、脊柱关节病、痛风性关节炎等各种慢性关节炎的急性发作期或持续性的关节肿痛症状。对普通感冒或流感引起的发热有解热作用。

【用法与剂量】

用于急性轻、中度疼痛和发热时,每次0.2~0.4 g,每4~6小时一次,最大限量为每天2.4 g。缓释胶囊:成人每次0.3~0.6 g,2次/日。抗风湿时,每次0.4~0.6 g,3~4次/日。

【不良反应及注意事项】

长期应用可出现消化道不良反应,包括上腹痛、腹胀、消化不良、胃烧灼感、恶心、呕吐,活动性消化性溃疡患者或曾有溃疡出血或穿孔史者禁用。偶见头晕、嗜睡、眩晕和耳鸣等中枢神经系统不良反应,以及肾功能不全、皮疹、支气管哮喘等。

用药期间应定期监测大便潜血和血象。大剂量应用时有骨髓抑制和肝功损害,超量中毒时应给予洗胃、催吐、服用活性炭等紧急处理,同时予以对症支持治疗。

【药物相互作用】

与其他水杨酸类药物合用时,胃肠道不良反应及出血倾向发生率增高;与肝素及口服抗凝药合用时,有增加出血的危险;与呋塞米合用时,可减弱呋塞米的排钠和降压作用;与地高辛合用时,可提高地高辛的血药浓度,须注意调整地高辛的剂量;与维拉帕米、硝苯地平、丙磺舒合用时,可提高布洛芬的血药浓度。

3. 舒林酸(sulindac)

舒林酸溶解性较差,但其钠盐(奇诺力)溶解性明显增强。舒林酸的镇痛作用是布洛芬的 10 倍。

【药动学】

口服后约 90% 被迅速吸收,血药浓度达峰值时间为 $1 \sim 2\,h$,食物可延缓其吸收。血浆蛋白结合率为 95%。在体内代谢成为硫化物后发挥药理作用,舒林酸原形药 $t_{1/2}$ 为 $7.8\,h$,活性硫化物 $t_{1/2}$ 为 $14 \sim 18\,h$。大部分以原形或葡萄糖醛酸结合物的形式通过肾脏排泄,其余通过粪便等排出。

【适应证】

可迅速缓解由各种原因引起的疼痛,如痛经、牙痛、外伤和手术后疼痛、轻中度癌性疼痛等,也适用于增生性骨关节病、类风湿关节炎、肩关节周围炎、颈肩腕综合征、腱鞘炎等。

【用法与剂量】

成人常用量:一次口服 $0.2\,g$,2 次／日;镇痛时首次 $0.2\,g$,可 8 小时后重复使用。

【不良反应及注意事项】

常见为胃肠道不良反应,包括上腹痛、腹胀、消化不良、恶心、腹泻、便秘、食欲不振等,较少发生消化道溃疡,有消化性溃疡病史患者需在严密观察下使用。中枢神经系统症状发生较少,偶有头晕、头痛、嗜睡、失眠。其他偶见皮疹、瘙痒、骨髓抑制、急性肝及肾功能衰竭等。用药期间定期监测大便潜血、血象和肝肾功能,如出现发热或皮疹应立即停药。药物过量中毒时应给予洗胃、催吐、服用活性炭等紧急处理,同时予以对症支持治疗。

【药物相互作用】

与华法林等抗凝药合用可致凝血酶原时间延长,增加出血的危险性;可抑制甲苯磺丁脲等磺脲类降糖药的代谢,与其合用可增加低血糖的发生率;舒林酸可

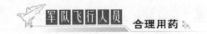

抑制肾脏前列腺素的生成,从而降低袢利尿药、噻嗪类利尿药的利尿和降压作用;阿司匹林可降低舒林酸活性代谢产物的血浆浓度,合用时可影响舒林酸疗效。

4. 对乙酰氨基酚(acetaminophen)

对乙酰氨基酚又名扑热息痛(paracetamol)或泰诺林(tylenol),是非那西丁(phenacetin)的体内代谢产物。

【药动学】

口服易吸收,血药浓度达峰时间为 $0.5 \sim 1$ h,血浆蛋白结合率为25%。90% ~ 95%在肝脏与葡萄糖醛酸、硫酸及半胱氨酸结合而代谢。$t_{1/2}$ 为 $1 \sim 4$ h。主要以葡萄糖醛酸结合的形式从肾脏排泄,约3%以原形的形式随尿排出。

【适应证】

用于缓解轻中度疼痛,如头痛、肌肉痛、关节痛、神经痛、痛经、癌性痛以及手术后止痛等;用于普通感冒或流行性感冒引起的发热;还可用于对阿司匹林过敏、不耐受或不适于应用阿司匹林的患者。

【用法与剂量】

口服给药时,每次 $0.3 \sim 0.6$ g, $0.6 \sim 0.8$ g/d,每日量不宜超过 2 g,一疗程不宜超过 10 d;肌内注射时,每次 $0.15 \sim 0.25$ g。直肠给药时,每次 $0.3 \sim 0.6$ g,$1 \sim 2$ 次/日。

【不良反应及注意事项】

可发生皮疹、皮肤瘙痒等过敏性皮炎、粒细胞和血小板减少、高铁血红蛋白血症、贫血等不良反应。长期大量使用可引起肝、肾功能损害,严重者可致昏迷甚至死亡,肝肾功能不全者慎用。服药期间不得饮酒或饮含有酒精的饮料。

【药物相互作用】

对乙酰氨基酚或其代谢产物可影响维生素 K 依赖的凝血因子合成酶,有增强华法林等抗凝药作用的作用,长期或大量使用时应注意根据凝血酶原时间调整用量;对乙酰氨基酚与阿司匹林或其他 NSAIDs 药或卡马西平合用时,可增加肾毒性。丙磺舒可抑制对乙酰氨基酚的葡萄糖醛酸和硫酸的结合,降低其清除率,应该谨慎合用。

5. 双氯芬酸(acetaminophen)

双氯芬酸具有明显的镇痛消炎解热作用,不良反应轻,个体差异小。

【药动学】

口服吸收快,血浆蛋白结合率为 99.5% ,$t_{1/2}$ 为 $1 \sim 2$ h,在肝脏代谢,代谢产物约 40% ~ 65% 从肾脏排出,35% 通过胆汁从粪便排出。

【适应证】

适用于各类中等程度的疼痛,如术后及创伤后疼痛、腰背痛、扭伤、劳损及其他软组织损伤后疼痛、急性痛风及癌性疼痛等;能够显著缓解类风湿关节炎、风湿性关节炎、强直性脊柱炎、骨关节病和脊椎关节炎等各种慢性关节炎的急性发作期或持续性的关节肿痛症状,以及炎症所致的发热。

【用法与剂量】

口服:每次 25 mg,3 次/日;栓剂:每次 50 mg,2 次/日;为了减少夜间疼痛和晨僵发生,日间可用片剂治疗,同时睡前使用栓剂辅助治疗,但每日剂量不超过 150 mg。肌注:每次 75 mg,1 次/日,必要时数小时后可再注射 1 次。

【不良反应及注意事项】

偶见胃肠道反应,如腹泻、恶心、气胀、呕吐、腹痛、消化不良及胃溃疡等,以及头痛、头晕、皮疹、水肿、荨麻疹、瘙痒、耳鸣、心悸、失眠等。对非甾体抗炎药过敏、哮喘、荨麻疹或其他变态反应的患者以及消化道溃疡患者禁用。有眩晕史或其他中枢神经疾病史的患者在服用期间,应禁止驾车或操纵机器。需要长期治疗的患者,应定期检查肝功能和血象,发生肝功能损害时应停用。

【药物相互作用】

与其他非甾体抗炎药间可能存在交叉过敏性,故对该类药物引起的支气管痉挛、过敏性鼻炎或荨麻疹的患者不宜使用;可增强华法林的抗凝作用,合用时应减少华法林的剂量;双氯芬酸与锂剂合用时可提高血浆锂离子浓度;与抗高血压药物合用时可能会降低抗高血压效果,应当谨慎使用并定期检查患者的血压。

6. 洛索洛芬(loxoprofen)

洛索洛芬经消化道吸收后在体内转化为活性代谢产物,继而通过抑制前列腺素的合成而发挥作用。

【药动学】

口服后吸收迅速而完全,口服后 30 分钟血药浓度达峰值。$t_{1/2}$ 约为 75 min,吸收后迅速从尿液排出。

【适应证】

类风湿关节炎、骨性关节炎、腰痛、肩周炎、颈肩腕综合征,以及手术后、外伤后及拔牙后的镇痛消炎,急性上呼吸道炎症的解热镇痛。

【用法与用量】

饭后口服。慢性炎症疼痛:每次 60 mg,3 次/日;急性炎症疼痛:顿服 60 ~

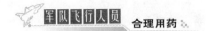

120 mg。可根据患者的年龄、症状适当增减,一日最大剂量不超过 180 mg。

【不良反应及注意事项】

对胃肠道无明显刺激作用,耐受性好,副作用少。消化系统不良反应可见腹痛、胃部不适、恶心、呕吐、食欲不振、便秘、胃灼热等,有时会出现皮疹、瘙痒、水肿、困倦、头痛、心悸等,偶见休克、急性肾功能不全、肾病综合征、间质性肺炎以及贫血、白细胞减少、血小板减少等。长期用药时需定期进行尿液、血液学及肝、肾功能等临床检查,如发现异常,应采取减量、停药等适当措施予以处理。消化性溃疡及严重肝、肾功能损害或心功能不全、血液学异常患者禁用。

【药物相互作用】

与香豆素类抗凝血药、磺酰脲类降血糖药合用时,会加强这些药物的作用,应减量使用。与依诺沙星等新喹诺酮类抗菌药合用有时会引起痉挛。与噻嗪类利尿剂合用时,能减弱这些药物的利尿及降血压作用。与锂制剂合用时,可能会增加血液中锂浓度而导致锂中毒,应减量。

7. 萘普生(naproxen)

萘普生为芳基烷酸类非甾体抗炎药,通过抑制前列腺素的合成而发挥抗炎镇痛作用。

【药动学】

口服后 2~4 小时血药浓度达峰值。与食物、含镁和铝药物同服吸收率降低,与碳酸氢钠同服吸收加快。血浆蛋白结合率高于 99%。$t_{1/2}$ 约为 13 h。在肝内代谢,经肾脏排泄,约有 95% 以原形及其结合物的形式随尿排出。

【适应证】

用于治疗风湿性和类风湿关节炎、骨关节炎、强直性脊柱炎、痛风、关节炎、腱鞘炎。亦可用于缓解肌肉骨骼扭伤、挫伤、损伤,缓解轻至中度疼痛,如关节痛、神经痛、肌肉痛、偏头痛、头痛、痛经、牙痛。

【用法用量】

口服成人常用量:①抗风湿,每次 0.25~0.5 g,早晚各 1 次,或早晨服 0.25 g,晚上服 0.5 g;②止痛,首次 0.5 g,以后必要时每 6~8 小时 1 次,0.25 g/次;③痛风性关节炎急性发作,首次 0.75 g,以后 0.25 g/次,每 8 小时 1 次,直到急性发作停止;④痛经,首次 0.5 g,以后必要时 0.25 g,每 6~8 小时 1 次。小儿常用量:抗风湿,按体重每次 5 mg/kg,2 次/日。

【不良反应及注意事项】

主要有皮肤瘙痒、呼吸短促、呼吸困难、哮喘、耳鸣、下肢水肿、胃烧灼感、消化不良、胃痛或不适、便秘、头晕、嗜睡、头痛、恶心及呕吐,以及视物模糊或视觉障碍、听力减退、腹泻、口腔刺激或痛感、心慌及多汗等不良反应。对本品或同类药有过敏史者,对阿司匹林或其他非甾体抗炎药引起过哮喘、鼻炎及鼻息肉综合征者,均应禁用;胃、十二指肠活动性溃疡患者禁用。有凝血机制或血小板功能障碍、哮喘、心功能不全或高血压、肝肾功能不全者慎用。长期用药应定期进行肝、肾功能,血象及眼科检查,须根据患者对药物的反应而调整剂量,一般应用最低有效量。

【药物相互作用】

饮酒或与其他非甾体抗炎药同用时,胃肠道的不良反应增多,并有溃疡发生的危险。与肝素及双香豆素等抗凝药同用,出血时间延长,可出现出血倾向,并有导致胃肠道溃疡的可能。可降低呋塞米的排钠和降压作用,抑制锂随尿排泄,使锂的血药浓度升高。

8. 美洛昔康(meloxicam)

美洛昔康对 COX – 2 的活性抑制作用具有选择性,比对 COX – 1 的抑制作用高 10 倍,因此消化系统不良反应症状较轻,较其他 NSAIDs 具有较好的安全性。根据美国官方批准的空军飞行人员用药清单,美洛昔康在缓解急性疼痛症状时,不需要提出特许申请,而在治疗慢性疼痛时,对 Ⅰ、Ⅱ 或 Ⅲ 级飞行员均需要提出特许申请。

【药动学】

口服或直肠给药均能很好吸收,片剂、栓剂与胶囊具有相同的生物等效性,进食对药物吸收没有影响。血浆蛋白结合率99%,主要在肝脏代谢,$t_{1/2}$为20 h,代谢产物及少量原形药物通过尿液或粪便排泄。

【适应证】

主要用于类风湿关节炎、强直性脊柱炎和骨关节炎等的疼痛、肿胀及软组织炎症、创伤性疼痛、手术后疼痛的对症治疗。

【用法与剂量】

口服:每天 7.5 mg,1 次/日;或每天 15 mg,2 次/日。成人一日最大剂量为15 mg,老年人为7.5 mg。直肠给药:7.5～15 mg,睡前塞入肛内。

【不良反应及注意事项】

可见恶心、腹痛、腹泻、贫血、白细胞或血小板减少、瘙痒、皮疹、头晕、头痛、水肿、血压升高等症状。胃肠道出血、活动性消化性溃疡、严重肝肾功能不全者,以及年龄小于 15 岁者、孕妇或哺乳期妇女慎用。

【药物相互作用】

与口服抗凝剂合用时,有增加出血的风险。可降低 β 肾上腺素受体阻断药、血管紧张素转换酶抑制剂、袢利尿药(呋塞米除外)、噻嗪类药物的降压和利尿作用。与保钾利尿药合用,可减弱保钾利尿药的利尿作用,可能导致高钾血症或中毒性肾损害。

9. 塞来昔布(celecoxib)

塞来昔布对 COX - 2 的抑制作用较 COX - 1 高 375 倍,具有靶向性强、副作用少等特点,但有增加心血管事件发生率的风险。

【药动学】

口服吸收迅速,食物可延缓其吸收,吸收后广泛分布于全身各组织。达峰时间约 3 h,血浆蛋白结合率约 97%,主要在肝脏内通过肝药酶 CYP2C9 代谢,代谢产物对 COX 没有抑制活性。$t_{1/2}$ 为 11 h,大部分以代谢产物的形式从粪便排出,少部分通过肾脏从尿液排出,约 3% 以原形的形式排出体外。

【适应证】

用于治疗急性期或慢性期骨关节炎和类风湿关节炎,以及创伤后等急性疼痛、强直性脊柱炎和原发性痛经。

【用法与剂量】

成人骨关节炎:每天 200 mg,1 ~ 2 次/日。类风湿关节炎:每天 100 mg 或 200 mg,2 次/日。急性疼痛:第 1 天首剂 400 mg,必要时可再服 200 mg,随后根据需要,每次 200 mg,2 次/日。

【不良反应及注意事项】

长期使用可增加严重心血管血栓性事件,包括心肌梗死和卒中的风险。禁用于冠状动脉搭桥术围手术期的疼痛治疗患者。禁用于哮喘、荨麻疹或过敏反应的患者,以及活动性消化道溃疡或出血的患者和重度心力衰竭患者。

【药物相互作用】

应避免与任何剂量的其他 NSAIDs 合并使用。氟康唑为 CYP2C9 抑制剂,能通过抑制塞来昔布的代谢来增加其血浆浓度。抗酸剂(铝剂和镁剂)能使塞来昔布的吸收率降低 10%,但并不影响其临床作用。

10. 洛芬待因(ibuprofen and codeine)

洛芬待因是布洛芬和磷酸可待因组成的复方制剂。两者合用,可使镇痛作用加强。

【药动学】

洛芬待因中的磷酸可待因口服后较易被胃肠吸收,易于透过血脑和胎盘屏障。血浆蛋白结合率约为25%。$t_{1/2}$约为2.5~4 h,镇痛起效时间为30~45 min,在60~120 min间作用最强,镇痛作用持续时间为4 h。经肾脏排泄。

【适应证】

主要用于多种原因引起的中等程度疼痛的镇痛,如癌症疼痛、手术后疼痛、关节痛、神经痛、肌肉痛、偏头痛、头痛、痛经、牙痛。

【用法与用量】

本复方制剂每片含布洛芬0.2 g、磷酸可待因12.5 mg。口服时整片吞服,成人每次2~4片,2次/日。

【不良反应及注意事项】

可有胃肠道不适,偶有头晕、恶心、呕吐、便秘、皮肤瘙痒和皮疹。磷酸可待因偶见幻想、呼吸微弱、心率异常等。超剂量或长期应用可引起依赖性,但其倾向较其他吗啡类药弱,按第二类精神药品管理。对本品中任一种成分过敏者禁用。支气管哮喘、消化道溃疡、对阿司匹林或其他非甾体抗炎药有严重过敏反应者禁用。

【药物相互作用】

与肝素等抗凝药同用时有增加出血的危险。与呋塞米同用时可减弱后者的排钠和降压作用。与抗高血压药同用时可影响其降压效果。与抗胆碱药合用时,可加重便秘或尿潴留。与中枢性镇痛药物、肌肉松弛药合用时,可加重呼吸抑制作用。

二、中枢性镇痛药

本类药物主要通过激动中枢神经系统阿片受体,干扰痛觉冲动传入中枢而发挥镇痛作用。如吗啡、芬太尼、可待因均为阿片受体激动剂,哌替啶是人工合成的阿片受体激动剂。此后又研发了其他对阿片受体作用不明显、镇痛机制复杂的中枢性镇痛药,如曲马多、罗通定等。中枢性镇痛药长期反复使用,很容易产生成瘾性,在药政管理上被列为"麻醉药品",按照国家颁布的《麻醉药品管理条例》,对其生产供应和使用都严格加以管理和限制。

1. 吗啡(morphine)

吗啡及其衍生物是临床解除剧烈疼痛的主要药物。

【药动学】

皮下和肌内注射吸收迅速,吸收后迅速分布至全身各组织。仅有少量吗啡可透过血脑屏障,但已能产生高效镇痛作用。$t_{1/2}$为 1.7 ~ 3 h,蛋白结合率为 26% ~ 36%,主要在肝脏代谢,经肾脏排出,少量经胆汁和乳汁排出。

【适应证】

适用于其他镇痛药无效的急性锐痛,如严重创伤、战伤、烧伤、晚期癌症等疼痛,以及心肌梗死而血压尚正常的患者。可缓解心源性哮喘导致的肺水肿症状,麻醉和手术前给药可保证患者安静进入嗜睡状态。与阿托品等解痉药合用可治疗胆绞痛等内脏绞痛。

【用法与剂量】

皮下注射时,成人常用量每次 5 ~ 15 mg,15 ~ 40 mg/d;极量:每次 20 mg,60 mg/d。静脉注射时,成人常用量 5 ~ 10 mg;用于静脉全麻时按体重,不得超过 1 mg/kg。

【不良反应及注意事项】

常见瞳孔缩小、视物模糊或复视、便秘、排尿困难、直立性低血压、嗜睡、头痛、恶心、呕吐等;连续使用 3 ~ 5 天即产生耐药性,1 周以上可致依赖(成瘾)性,需慎重;应用过量可致急性中毒,主要表现为昏迷、针状瞳孔、呼吸浅弱、血压下降、发绀等。中毒解救可用吗啡拮抗剂纳洛酮 0.4 ~ 0.8 mg 静脉注射或肌内注射,必要时 2 ~ 3 min 可重复使用一次;或将阿片受体拮抗剂纳洛酮 2 mg 溶于 500 ml 生理盐水或 5% 葡萄糖液内静脉滴注。

【药物相互作用】

与吩噻嗪类药物、镇静催眠药、单胺氧化酶抑制剂、三环抗抑郁药、抗组胺药等合用,可加剧吗啡的抑制作用并延长其作用时间;与二甲双胍合用,增加乳酸性酸中毒的危险性;与胍乙啶、美卡拉明、金刚烷胺、溴隐亭、左旋多巴、利多卡因、普鲁卡因胺、奎尼丁、亚硝酸盐、利尿药合用可发生直立性低血压;与西咪替丁合用可出现呼吸暂停、精神错乱和肌肉抽搐;与香豆素类抗凝药物合用可增强其抗凝作用。

2. 芬太尼(fentanyl)

芬太尼镇痛效力为吗啡的 80 ~ 100 倍,镇痛作用产生快,但持续时间较短,呼吸抑制作用较吗啡弱。

【药动学】

静脉注射 1 min 即起效,肌注时约 15 min 起效,维持 1 ~ 2 h。肌内注射生物利用度为 67%。血浆蛋白结合率为 84%,$t_{1/2}$ 为 3 ~ 4 h。主要在肝脏代谢,由肾脏通过尿液排出。透皮贴剂可恒速释放芬太尼,持续 72 h,血药浓度与透皮贴剂的大小成正比,且随皮肤温度升高而升高。

【适应证】

适用于各种疼痛及外科、妇科等手术后和手术过程中的镇痛;还可与麻醉药合用,作为麻醉辅助用药。芬太尼透皮贴剂使用方便,适用于中重度癌痛患者。

【用法与剂量】

肌内注射:镇痛时每次 $0.05 \sim 0.1$ mg,必要时可 $1 \sim 2$ 小时后重复给药 1 次。使用贴剂时,在躯干或上臂干燥皮肤表面粘贴,初始剂量依据患者目前使用阿片类药物的剂量而定,建议 25 μg 为一般起始剂量。如果在首次使用后镇痛效果不明显,可在用药 3 天后增加剂量。在更换贴剂时,应更换粘贴部位。

【不良反应及注意事项】

大剂量时可产生明显肌肉僵直,静脉注射过快可致呼吸抑制,反复用药能产生依赖性。禁用于支气管哮喘等患者。

【药物相互作用】

不宜与苯乙肼等单胺氧化酶抑制剂合用;中枢神经系统抑制药如巴比妥类、安定药、麻醉剂等可加强芬太尼的作用,合用时应减少芬太尼使用剂量;与钙离子拮抗剂、β 肾上腺素受体阻断药合用可发生严重低血压;与 M 胆碱受体阻断剂(尤其是阿托品)合用使便秘加重,增加麻痹性肠梗阻和尿潴留的危险性。

3. 哌替啶(pethidine)

盐酸哌替啶又称度冷丁(dolantin),具有与吗啡类似的药理作用及机制。

【药动学】

口服或注射均易于吸收,给药后 $1 \sim 2$ 小时达血药峰值。血浆蛋白结合率约为 60% ,$t_{1/2}$ 约为 3.2 h,生物利用度为 40% $\sim$ 60% ,主要由尿液排出。能透过胎盘屏障,并可随乳汁排出。

【适应证】

用于各种剧痛的止痛,如创伤、烧伤、烫伤、术后疼痛等,治疗内脏剧烈绞痛如胆绞痛、肾绞痛时需与阿托品合用;与氯丙嗪、异丙嗪等合用可进行人工冬眠;也用于治疗心源性哮喘和麻醉前给药。

【用法与剂量】

口服:每次 $50 \sim 100$ mg,极量时每次 150 mg,600 mg/d。皮下注射或肌注:每次 $25 \sim 100$ mg,极量:每次 150 mg, 600 mg/d。两次用药间隔不宜少于 4 小时。

【不良反应及注意事项】

可致头昏、头痛、出汗、口干、恶心、呕吐等。用量过大可致瞳孔散大、惊厥、幻

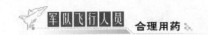

觉、心动过速、血压下降、呼吸抑制、昏迷等。注意事项及禁忌证同吗啡。可用纳洛酮和巴比妥类药物分别对抗由度冷丁过量引起的呼吸抑制和惊厥。

【药物相互作用】

不宜与异丙嗪多次合用,否则可致呼吸抑制,引起休克等不良反应。能增强双香豆素等抗凝药物的作用,合用时后者应根据凝血酶原时间酌减用量。注射液不能与氨茶碱、巴比妥类药钠盐、肝素钠、碘化物、碳酸氢钠、苯妥英钠、磺胺嘧啶、磺胺甲恶唑、甲氧西林配伍,否则会出现浑浊。

4. 曲马多(tramadol)

曲马多为非阿片类强效镇痛药,镇痛机制复杂,可能通过抑制神经元突触对去甲肾上腺素和 5 – 羟色胺的再摄取,影响痛觉传递而产生镇痛作用。其作用强度为吗啡 1/10 ~ 1/8,依赖性小,但长期或大量服用仍可成瘾。2008 年我国将曲马多列为第二类精神药品管理。

【药动学】

肌内注射后血药浓度达峰时间为 15 ~ 30 min,口服后达峰时间为 1.6 ~ 2 h,作用维持时间 4 ~ 6 h,血浆蛋白结合率约为 20%,主要在肝脏代谢,$t_{1/2}$ 为 6.3 h,可通过胎盘屏障,约 90% 以原形或代谢产物的形式通过肾脏随尿液排出。

【适应证】

广泛用于治疗各种中重度疼痛,如创伤或手术后疼痛、癌症疼痛、牙痛、关节痛、神经痛及分娩痛。

【用法与剂量】

口服或肌注:每次 50 ~ 100 mg,2 ~ 3 次/日;最大剂量每天不超过 400 mg。连续用药不超过 48 小时,累计用量不超过 800 mg。静脉、皮下、肌内注射:每次 50 ~ 100 mg,最大剂量不超过 400 mg/d。

【不良反应及注意事项】

可见出汗、眩晕、恶心、呕吐、食欲减退及排尿困难等不良反应,偶见胸闷、口干、瘙痒、皮疹等,静脉注射速度过快还可出现心悸和面部潮红。长期使用可成瘾,停药后戒断反应强烈。肝肾功能不全和心脏疾病患者酌情减量或慎用。严重脑损伤和呼吸抑制患者禁用。

【药物相互作用】

与卡马西平合等肝药酶诱导剂合用时,曲马多代谢速度提高而血药浓度降低;与酒精或地西泮等中枢神经系统抑制药合用时需减量;与双香豆素抗凝剂合用可增加后者国际标准化比值(INR)。

5. 罗通定(rotundine)

罗通定具有镇痛、镇静、催眠及安定作用,作用机制与阿片受体无直接关系,可能与通过抑制脑干网状结构上行激活系统、阻断脑内多巴胺受体的功能有关。

【药动学】

口服吸收良好,易透过血脑屏障,在体内以脂肪组织中分布最多,肺、肝、肾次之。服后10~30分钟出现镇痛作用,维持2~5 h。主要经肾脏随尿液排出。

【适应证】

对慢性持续性疼痛及内脏钝痛效果较好,用于治疗胃溃疡及十二指肠溃疡等消化系统引起的疼痛、月经痛、分娩后宫缩痛等,对创伤性或手术后疼痛等急性锐痛以及癌症晚期疼痛效果较差。因服用罗通定后15分钟产生催眠作用,2小时后作用消失,同时具有止痛作用,尤其适于因疼痛而失眠的患者。

【用法与剂量】

口服,成人常用量:每次30~60 mg,3次/日。

【不良反应及注意事项】

常用剂量时不良反应较轻,长期应用治疗量无成瘾性,但有一定的耐受性。偶有眩晕、乏力、恶心等症状。用量过大有一定的呼吸抑制作用。由于镇痛时患者可出现嗜睡状态,因此驾驶和机械操作人员应慎用。

【药物相互作用】

与镇静催眠药物合用可引起嗜睡,严重时可导致呼吸抑制。

6. 地佐辛(dezocine)

地佐辛为非肠道用镇痛药。镇痛作用强于喷他佐辛,主要激动κ受体,对μ受体有拮抗作用,成瘾性小。

【药动学】

肌内注射后吸收迅速。$t_{1/2}$为2.2~2.8 h,在肝脏代谢,用药后8小时内约80%以上由尿液中排出。

【适应证】

用于术后中、重度疼痛,内脏绞痛等急性疼痛及晚期癌痛的治疗。

【禁忌证】

对阿片类药物过敏患者、妊娠及哺乳妇女禁用。对麻醉药品有依赖性患者禁用。

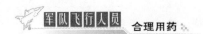

【用法用量】

肌内注射:5~20 mg/次,4~6次/日。静脉注射:每隔2~4小时给药1次,2.5~10 mg/次。

【不良反应及注意事项】

可见嗜睡、恶心、呕吐、头晕、厌食、定向障碍、幻觉、出汗、心动过速及注射部位皮肤反应等不良反应。静脉注射后有可能引起急性呼吸抑制,纳洛酮可逆转或抑制本品所致的呼吸抑制作用。冠心病患者和肝肾功能不全者慎用。

【药物相互作用】

与阿片类镇痛药、普通麻醉剂、镇静催眠药或其他中枢神经系统抑制药(包括酒精)联合治疗时,会产生叠加作用,剂量均应减少。

第三节 失 眠

失眠表现为入睡困难或早醒,睡眠质量下降和睡眠时间减少,记忆力和注意力下降。失眠按病因可划分为原发性和继发性两类。原发性失眠指可能引起失眠的病因被排除或治愈后,仍存在失眠症状;继发性失眠包括由于躯体疾病、精神障碍、药物滥用等引起的失眠。目前临床常用的镇静催眠药物有苯二氮䓬类药物和新型非苯二氮䓬类药物。

一、苯二氮䓬类药物

该类药物主要作用于中枢神经递质 γ－氨基丁酸(GABA)受体,诱导 GABA 受体偶联的氯离子通道加强开放,增加氯离子流入胞内的数量,产生超极化而抑制突触后电位,减少中枢神经元放电,引起中枢抑制。按照作用持续时间,可分为长、中、短效三种类型。长效类药物的 $t_{1/2}$ 长达 20~70 h,作用较慢,治疗时间长,此类药物有地西泮、氟西泮、硝西泮和氯硝西泮等;中效类药物的 $t_{1/2}$ 大于等于 10 h,小于 20 h,吸收较为缓慢,比较适合治疗以维持睡眠困难为主要症状的失眠,常用的药物有艾司唑仑、替马西泮、阿普唑仑、劳拉西泮等;短效类药物的 $t_{1/2}$ 少于10 h,作用迅速而短暂,一般无延续反应,主要用于入睡困难而白天需要头脑高度清醒的失眠患者,常用的药物有三唑仑、奥沙西泮、溴替唑仑和咪达唑仑等。

1. 地西泮(diazepam)

地西泮于20世纪50年代末研发成功,1963年上市,商品名为安定(Valium)。

【药动学】

肌注吸收慢而不规则,静脉注射发挥疗效快速,肌注 20 min、静注 1～3 min 起效。血浆蛋白结合率为 99%, $t_{1/2}$ 为 20～70 h,主要在肝脏代谢,以代谢产物的游离或结合形式经肾脏随尿液排出。

【适应证】

常用于治疗失眠,尤对焦虑性失眠疗效好。还可治疗偏头痛、紧张性头痛、酒精戒断综合征等。

【用法与剂量】

成人常用量:抗焦虑时,每次 2.5～10 mg,2～4 次/日;镇静时,每次 2.5～5 mg,3 次/日;催眠时,睡前服用,5～10 mg。

【不良反应及注意事项】

有嗜睡、轻微头痛、乏力等,有宿醉效应,剂量过大可致运动失调和震颤。偶见低血压、呼吸抑制、视物模糊、尿潴留、皮疹和白细胞减少。长期应用可致耐受与依赖性,突然停药会出现戒断症状。宜从小剂量用起。青光眼、重症肌无力、粒细胞减少、肝肾功能不全者以及孕妇、驾驶机动车和高空作业人员慎用。

【药物相互作用】

与乙醇及全麻药、可乐定、镇痛药等中枢神经系统抑制药,吩噻嗪类、单胺氧化酶 A 型抑制药、三环类抗抑郁药等合用,药理作用可相互增强。与利尿性抗高血压药合用,可增强降压作用。

2. 艾司唑仑(diazepam)

艾司唑仑为是常用的中效镇静催眠药物,其镇静催眠作用比硝西泮强2.4～4倍,具有广谱抗惊厥作用。

【药动学】

口服吸收较快,血药浓度达峰时间为 2～3 h, $t_{1/2}$ 为 10～24 h,血浆蛋白结合率约为 93%。可通过胎盘屏障,在肝脏主要经 CYP3A 代谢。主要经肾脏缓慢排出。

【适应证】

用于各种类型的失眠。催眠作用强,口服后 20～60 分钟可入睡,维持 5 小时。也可用于焦虑、紧张及术前镇静。

【用法与剂量】

成人常用量:镇静时,每次 1～2 mg,3 次/日;催眠时,每次 1～2 mg,睡前服用。

【不良反应及注意事项】

毒副作用较少,偶有乏力、口干、头昏、嗜睡等反应,1～2 小时后可自行消失,大剂量时可有共济失调、震颤、呼吸抑制或低血压,罕见的有皮疹和白细胞减少。长期应用后有较轻的依赖性,停药可能出现撤药症状,表现为激动或忧郁。苯二氮草受体拮抗剂氟马西尼可用于该类药物过量中毒的解救和诊断。

【药物相互作用】

能使西咪替丁和普萘洛尔清除减慢,$t_{1/2}$延长;能加强钙离子拮抗剂的降压作用;其余与地西泮相似。

3. 劳拉西泮(lorazepam)

劳拉西泮属于中效苯二氮草类镇静催眠药物,也能有效改善焦虑症状。

【药动学】

口服吸收迅速,达峰时间约为 2 h,绝对生物利用度为 90% ,$t_{1/2}$ 约为 12 h。主要在肝脏代谢,经肾脏以葡萄糖醛酸盐的形式通过尿液排泄。

【适应证】

适用于焦虑障碍的治疗,或短期用于缓解焦虑症状和焦虑引起的失眠。

【用法与剂量】

缓解焦虑症状时,初始剂量为 2~3 mg/d,2~3 次/日。常规剂量为 2~6 mg/d,分次服用。用于焦虑引起的失眠患者,每日剂量为 2~4 mg/d,入睡前给药。

【不良反应及注意事项】

最常见的不良反应有中枢神经系统症状,如眩晕、乏力和步态不稳。对呼吸系统有抑制作用,可降低血压。对苯二氮草类药物过敏者、急性闭角型青光眼患者禁用。

【药物相互作用】

与其他中枢神经系统抑制药合用时可增强抑制作用。与氯氮平合用可能产生显著的镇静、过量唾液分泌和运动失调作用。与丙戊酸钠、丙磺舒合用可增加劳拉西泮血浆药物浓度,应减少劳拉西泮的给药剂量。

4. 阿普唑仑(alprazolam)

阿普唑仑为新型苯二氮草类镇静催眠药物和抗焦虑药物。

【药动学】

口服吸收快而完全,达峰时间为 1~2 h,血浆蛋白结合率约为 80% ,$t_{1/2}$ 为 12~15 h。经肝脏代谢,经肾脏由尿液排泄。

【适应证】

主要用于缓解焦虑、紧张和惊恐,也可辅助用于催眠,并能缓解急性酒精戒断症状。

【用法与剂量】

抗焦虑时,起始剂量每次 0.4 mg,3 次/日,用量按需递增,最大限量可达 4 mg/d。镇静催眠时,0.4 ~ 0.8 mg,睡前服用。

【不良反应及注意事项】

常见的有嗜睡、头昏、乏力等,大剂量时偶见共济失调、震颤、尿潴留、黄疸。长期应用可导致成瘾性,停药可能发生撤药症状,需停药时不宜骤停,应逐渐减量。对本类药物耐受量小的患者初用量宜小,逐渐增加剂量;高空作业、驾驶员、精细工作、危险工作者慎用。

【药物相互作用】

与中枢神经系统抑制药合用可加强呼吸抑制作用;与全麻药、镇痛药、抗高血压药、吩噻嗪类利尿药和三环类抗抑郁药合用时,可彼此增效,应调整用量;与西咪替丁、普萘洛尔、异烟肼合用时,阿普唑仑清除速度减慢;与左旋多巴合用时,可降低左旋多巴的疗效;与地高辛合用,可增加地高辛的血药浓度而致中毒。

二、新型非苯二氮䓬类药物

该类药物能选择性激动 GABA 受体调节 Cl^- 通道的位点,抗焦虑作用和中枢性骨骼肌松弛作用较弱,对正常睡眠时相影响较小,可以缩短睡眠潜伏期,减少觉醒次数和延长睡眠时间,药物的后遗效应、依赖性和停药戒断症状较轻,目前已广泛应用于镇静和催眠。

1. 佐匹克隆(zopiclone)

佐匹克隆主要通过激动 γ – 氨基丁酸受体发挥药理作用,但与苯二氮䓬类药物结合的受体区域不同,具有起效快、成瘾性小、毒性低的特点。

【药动学】

口服吸收迅速,血药浓度达峰时间为 1.5 ~ 2 h,口服生物利用度为 80%,血浆蛋白结合率为 45%。在组织中分布较广,通过肝脏代谢,$t_{1/2}$ 为 5 ~ 6 h,约 80% 药物以代谢产物的形式由肾脏排泄。

【适应证】

用于各种原因引起的失眠症,尤其适用于不能耐受次晨残余作用的患者。

【用法与剂量】

口服:成人常用 7.5 mg,睡前服用。

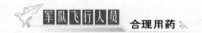

【不良反应及注意事项】

可见困倦、乏力、遗忘、口干、肌无力、头痛;长期服药者突然停药可出现反跳性失眠等戒断症状,以及噩梦、恶心、呕吐、焦虑、肌痛、震颤。

【药物相互作用】

与中枢神经抑制药合用,镇静作用增强。与甲氧氯普胺、卡马西平合用时可提高佐匹克隆的血药浓度。与阿托品、利福平合用时可降低佐匹克隆的血药浓度。与苯二氮䓬类镇静催眠药物合用,戒断综合征出现率增加。

2. 唑吡坦(zolpidem)

唑吡坦又名思诺思(stilnox),其镇静催眠作用类似苯二氮䓬类药物,但抗焦虑和抗惊厥作用弱。

【药动学】

口服生物利用度约为70%,血浆蛋白结合率约为92%。$t_{1/2}$ 为 0.7 ~ 3.5 h。经肝脏代谢,以非活性的代谢产物的形式主要经尿液和粪便排泄。

【适应证】

用于治疗严重睡眠障碍、偶发性失眠症、暂时性失眠症。

【用法与剂量】

临睡前服用。成人常用剂量10 mg,不建议长期使用,治疗持续时间最长不超过4周,包括逐渐减量期。

【不良反应及注意事项】

常见不良反应包括幻觉、兴奋、噩梦、嗜睡、头痛、头昏、顺行性遗忘、失眠症加剧。慎用于睡眠呼吸暂停综合征和呼吸功能不全的患者。属于第二类精神药品管制,机动车驾驶员和机械操作人员等慎用。中毒时可用氟马西尼解救。

【药物相互作用】

与酒精、阿片类药物和具有镇静作用的抗抑郁药、抗组胺药、抗焦虑药、抗精神病药、巴比妥类药物联用,可增加呼吸抑制的危险,过量时有致死的可能。

3. 扎来普隆(zaleplon)

扎来普隆为咪唑并吡啶的衍生物,具有抗焦虑、镇静催眠、抗惊厥和抗癫痫的作用。属于国家特殊管理的第二类精神药品。

【药动学】

口服后吸收迅速且完全,绝对生物利用度约为30%,有明显的首过效应。血浆蛋白结合率约60%,$t_{1/2}$约为 1 h。主要在肝脏代谢,并通过肾脏由尿液排出。

【适应证】

适用于入睡困难的失眠症的短期治疗,能缩短入睡时间,在维持正常睡眠的同时,对快动眼睡眠无影响。

【用法与剂量】

口服,每次 5 ~ 10 mg,睡前服用。

【不良反应及注意事项】

可出现较轻的头痛、嗜睡、眩晕、口干、出汗及厌食、腹痛、恶心呕吐、乏力、记忆困难、多梦、情绪低落、震颤、站立不稳、复视等不良反应。睡眠呼吸暂停综合征患者禁用。

【药物相互作用】

与丙咪嗪、硫利达嗪合用后,清醒程度降低,运动精神行为能力损伤。与利福平等肝药酶诱导剂合用,会使扎来普隆血药浓度降低。

第四节　血管迷走性晕厥

血管迷走性晕厥(vasovagal syncope)又称心源性晕厥,是指压力、疲劳、疼痛、恐慌等刺激迷走神经,导致内脏和肌肉小血管扩张或心动过缓,静脉血液回流减少,血压降低及脑部缺氧,伴有短暂意识丧失的综合征,其确切机制目前并不十分清楚。目前血管迷走神经性晕厥主要以预防性治疗为主,临床常用的治疗药物有β受体阻滞药、甲氧胺福林、丙吡胺、氢化可的松、东莨菪碱和帕罗西汀等,临床试验结果显示,控制症状最有效的是甲氧胺福林和帕罗西汀。此外,屈昔多巴可改善包括帕金森病、多系统萎缩、家族性淀粉样多发神经病等多种病因所致的直立性低血压、直立性头晕和昏厥。

1. 甲氧胺福林(midodrine)

甲氧胺福林又称米多君,是选择性作用于 α_1 肾上腺素受体的激动剂,具有血管张力调节功能,可促进血液回流,纠正直立性低血压,改善循环容量不足引起的血管迷走神经性晕厥等症状。

【药动学】

口服后吸收迅速,食物对吸收无影响。血浆蛋白结合率较低。进入人体内后代谢成活性产物脱苷氨酸甲氧胺福林,其作用强度大约为甲氧胺福林的 15 倍。

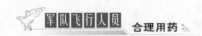

甲氧胺福林生物利用度约为 90%。甲氧胺福林和其代谢产物大部分从肾脏排泄,少量随粪便排泄。

【适应证】

用于治疗低血压,尤其是直立性低血压,以及血管迷走性晕厥。

【用法与剂量】

直立性低血压:初始剂量为每次 2.5 mg,2~3 次/日;难治性直立性低血压:在初始剂量的基础上逐步增加剂量,最多每天不超过 40 mg,维持量一般为每天 30 mg,3~4 次/日。血管迷走性晕厥:每天 5 mg,3 次/日,继续发作可增加至每天 10 mg。

【不良反应及注意事项】

可见卧位高血压、心动过速和心动过缓等心血管系统症状,也可引起头痛、头晕、坐立不安、兴奋和易激惹、睡眠障碍和神经过敏等中枢神经系统症状,以及恶心、口干、尿频、尿急、排尿困难、尿潴留、皮肤发红、瘙痒、蚁行感、出汗、寒战等不良反应。

【药物相互作用】

与伪麻黄碱、麻黄素、三环类抗抑郁药、抗组胺药、甲状腺素和单胺氧化酶抑制药、双氢麦角胺、阿托品或糖皮质激素等药物合用时,可增强甲氧胺福林的升压作用,使血压增高,导致心律失常和心动过速。

2. 帕罗西汀(paroxetine)

帕罗西汀为高选择性 5 - 羟色胺再摄取抑制剂,可缓解焦虑等症状,同时减轻血管迷走神经性晕厥发作时血管扩张和心动过缓等病理生理学变化。

【药动学】

口服易吸收,不受抗酸药物和食物的影响。$t_{1/2}$ 约为 24 h,血浆蛋白结合率为 95%。主要在肝脏代谢,约 2% 以原形的形式随尿排出,其余以代谢产物的形式从尿中排出,少量由粪便排泄。

【适应证】

常用于治疗焦虑症、创伤后应激障碍等各种类型的抑郁症,以及血管迷走神经性晕厥。

【用法与剂量】

血管迷走神经性晕厥:每天 20 mg,服用 2~3 年可明显改善症状。抑郁症和焦虑症:一般剂量为 20 mg/天。

【不良反应及注意事项】

主要有嗜睡、失眠、激动、震颤、焦虑、头晕等;还可见便秘、恶心、腹泻、口干、呕吐和胃肠胀气等。偶见肝功能异常、血小板减少、光敏反应、皮疹等。用药期间不宜驾驶车辆、操作机械或高空作业。

【药物相互作用】

与苯妥英钠等抗惊厥药合用时,会降低帕罗西汀血药浓度。与华法林等抗凝药物合用时,可增强抗凝作用和出血风险。与阿米替林、丙咪嗪等三环类抗抑郁药合用时,可提高三环类抗抑郁药的血药浓度。服用帕罗西汀前后2周内不能使用单胺氧化酶抑制剂。

3. 屈昔多巴(droxidopa)

屈昔多巴是一种新型前体药物,在体内通过多巴脱羧酶直接代谢为去甲肾上腺素,可用于神经源性直立性低血压。

【药动学】

服用后吸收迅速,高脂肪餐对吸收有影响。$t_{1/2}$约为2.5 h。主要在肝脏代谢,由尿液排泄,24小时内的排泄量约为15%。

【适应证】

用于原发性自主神经功能低下、非糖尿病自主神经病变引起的神经源性直立性低血压、直立性头晕和昏厥。

【用法与剂量】

起始剂量为100 mg,1次/日,每隔一天剂量递增100 mg,直至适宜的维持剂量,标准维持剂量为200 mg/次,3次/日。根据患者症状可以增减用量,每日服药剂量不超过900 mg。

【不良反应及注意事项】

较常见的不良反应有幻觉、头痛、恶心、血压升高等。严重不良反应包括体位性高血压、中风、神经阻滞剂恶性综合征、白细胞减少、粒细胞缺乏症、嗜中性粒细胞减少和血小板减少等。

【药物相互作用】

与儿茶酚胺制剂合用时心脏的兴奋作用可叠加,导致心律失常和心脏传导阻滞。与单胺氧化酶抑制剂、丙咪嗪和阿米替林、麦角胺、缩宫素、抗组胺药等合用能够增强药物作用甚至出现血压不正常升高。

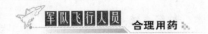

第五节 疲 劳

疲劳是一种自觉不适感,可有焦虑、肢体乏力、精神萎靡、注意力不集中等表现。由于现代战争可以在全天的任何时候开始,夺取制空权和提供空中支援将会使飞行人员面临在昼夜节律低谷、多批次、长时间的执行飞行战斗任务,飞行人员将会承受强大的精神压力,疲劳将是影响其完成任务的主要问题之一。应用精神药物调节飞行人员生理状态,保持和提高飞行人员的战斗能力已经成为各国军队战时航卫保障的重要举措,比如美国、英国、法国等空军飞行人员在近代几次高技术条件下的局部战争中,均使用了中枢兴奋药,保证了战斗任务的完成。

1. 咖啡因(caffeine)

咖啡因是一种黄嘌呤生物碱类中枢神经兴奋剂,能够增加警觉度,提高注意力并使人保持较好的状态。

【药动学】

口服后吸收快而完全,生物利用度近100%,血浆蛋白结合率为10% ~35% ,$t_{1/2}$为4.1~6.4 h。易通过血脑屏障,主要在肝脏代谢,仅1% ~5%的咖啡因以原形的形式经肾排泄。

【适应证】

主要作为注意力不集中时的综合治疗药物,可使人保持清醒。

【用法与剂量】

口服:每次0.1~0.3 g,3次/日。极量为0.8 g,3次/日。

【不良反应及注意事项】

大剂量时也可产生易激动、失眠、心悸、潮红、头痛、恶心、呕吐等不良反应。可刺激胃酸分泌而加重消化道溃疡,胃和十二指肠溃疡患者禁用。长期大量服用可产生耐受性和成瘾性,突然停用可出现烦躁不安、激动及头痛等症状。

【药物相互作用】

咖啡因可加快对乙酰氨基酚的吸收,加强和延长其镇痛活性。环丙沙星、炔雌醇、孕二烯酮、罗非昔布、氟伏沙明能抑制 CYP1A2 而显著减慢咖啡因的代谢清除速度。

2. 莫达非尼(modafinil)

莫达非尼是一种新型催醒药物,能使患者日间摆脱睡意、维持正常工作,此外也作为一种认知增强剂被广泛使用。其作用机制尚不明确。

【药动学】

口服后吸收迅速且完全,食物可延缓药物的吸收,血浆蛋白结合率为60%,在体内广泛分布。主要在肝脏由CYP3A4代谢,$t_{1/2}$为10～15 h,代谢产物及少量原形药物主要经肾脏随尿液排出。

【适应证】

常用于治疗发作性睡病、轮班工作睡眠紊乱等,能明显减少白天的睡眠时间和次数,而不影响夜间睡眠的时间和质量。还可用于治疗注意力缺乏。

【用法与剂量】

口服,用药剂量宜从50～100 mg/d开始,每4～5天增加50 mg,直至200～400 mg/d。

【不良反应及注意事项】

安全性较好,长期使用无明显副作用和耐受性,长达数月和数年连续使用也未见明显依赖性和成瘾性。偶有恶心、食欲减退、消化不良等消化道症状,过量使用有时可出现轻度头痛和失眠等症状。

【药物相互作用】

与卡马西平、伊曲康唑、酮康唑等CYP3A4抑制剂合用,或与苯巴比妥、利福平等CYP3A4诱导剂合用时,可改变莫达非尼的血药浓度,需要调整剂量。莫达非尼能够可逆性抑制CYP2C19活性,与华法林、地西泮、苯妥英钠、三环类抗抑郁药、氯丙嗪、奥美拉唑、兰索拉唑、普萘洛尔等药物合用时可提高上述药物的血药浓度,需监测血药浓度并相应调整剂量。

3. 苯丙胺(amphetamine)

苯丙胺又称苯基乙丙胺,具有两种光学异构体,其中硫酸右旋苯丙胺中枢兴奋作用更强,能够提高警觉性和认知功能、减轻疲劳感、提高持续注意力等。由于长期使用具有成瘾性,而被列为管控药品。

【药动学】

口服后胃肠道吸收迅速,血浆白蛋白结合率为16%。$t_{1/2}$约7～11 h。经肝脏代谢,以原形或代谢产物的形式通过尿液排出体外,排泄量随尿液pH值的变化而有所变化。

【适应证】

主要用于发作性睡病和各种精神抑制状态。

【用法与剂量】

口服:常用量为 2 ~ 10 mg/次;极量为 20 mg/次,30 mg/d。皮下注射:常用量为 2 ~ 10 mg/次;极量为 10 mg/次,20 mg/d。

【不良反应与注意事项】

长期使用或剂量过大可产生成瘾性,并引起兴奋与抑制过程的平衡失调而导致精神异常,可造成发热、头痛、头晕、血压升高、食欲下降、心率和呼吸加快、恶心、呕吐等症状。

【药物相互作用】

与碱化尿液的药物合用可减慢本品的排泄,使效应更加显著。本品能使血糖升高,糖尿病患者使用胰岛素及其他降糖药物时剂量需要调整。单胺氧化酶抑制剂能抑制本品的代谢,增强心肌兴奋作用。

第六节　神经系统疾病治疗药物的航空医学关注

飞行人员由于长期的应激精神压力和紧张焦虑情绪,以及飞行因素等,神经系统疾病的发病率相对较高,在全面分析病因进行综合鉴定和辨证施治的同时,飞行人员神经系统疾病如头痛、睡眠障碍、晕厥等的治疗药物也越来越受到航空医学的关注,尤其美国空军针对军事飞行人员等特殊人群的药物使用进行了系统研究和分析,其关注的问题值得我们思考和借鉴。

一、头痛治疗药物的航空医学关注

根据美国《空军特许飞行指南》,阵发性紧张性头痛的初始治疗药物主要是对乙酰氨基酚和阿司匹林等 NSAIDs 药物,在非药物治疗无效且不存在药物过度使用的情况下,慢性紧张性头痛可采用三环类抗抑郁药、加巴喷丁和普瑞巴林等预防性药物治疗。

偏头痛的药物治疗分为急性发作期治疗和预防性治疗。急性发作期的治疗药物包括简单的止痛药和止吐药,但止痛药物的使用每个月不应超过 14 天,以免导致药物过度使用。那拉曲坦等曲坦类药物应在偏头痛发作时尽早开始使用,因为随着头痛持续时间的延长,其疗效将降低,持续性或复发性头痛可能需要增加剂量。对于偏头痛复发也可以考虑使用 NSAIDs 药物。普萘洛尔和美托洛尔等 β 受体阻滞剂被认为是偏头痛预防性治疗的一线药物,使用时应从小剂量开始,并根据疗效和副作用调整剂量。托吡酯和丙戊酸钠等抗癫痫药物也被 FDA 批准用于偏头痛的预防,其疗效与 β 受体阻滞剂相当,但副作用较多。此外,抗惊厥药、钙离子拮抗剂、三环类抗抑郁药或 5 - 羟色胺再摄取抑制药物偶尔用于偏头痛的治疗。

由于含雌激素的口服避孕药与头痛(偏头痛和非偏头痛)密切相关,因此空军女飞行人员使用该类药物时需要注意。此外,激素、NSAIDs 和长效曲坦类药物也用于治疗月经性偏头痛。

二、失眠治疗药物的航空医学应用

睡眠障碍会导致患者白天困倦、睡意增多、注意力下降,无法保持飞行安全所需的警觉性,因此美国空军飞行人员一旦涉及嗜睡症、阻塞性睡眠呼吸暂停综合征、梦游和其他睡眠障碍疾病,都将被取消所有飞行资格,而在提出特许申请时,需要符合以下条件:①多导睡眠仪检测结果显示目前治疗的优效性;②睡眠障碍相关症状明显得到缓解;③依从性好。

在美军沃尔特里德国家医学中心,飞行员一旦被诊断为阻塞性睡眠呼吸暂停综合征,将尽早开始治疗。肥胖或超重的飞行员应接受减肥治疗,使用口腔矫治器和持续正压通气进行辅助治疗。对于军事飞行人员,飞行间期通常限制镇静催眠药的使用。我军飞行员医学临时停飞标准中规定,飞行前 24 小时应少用或不用药,尤其是镇静催眠药等中枢神经系统抑制药在飞行前一律禁用。虽然飞行前夜(或飞行间期)原则上不能使用镇静催眠药,但在某些特殊情况下,为防止飞行人员失眠,在严密观察下,慎重使用作用持续时间短、无明显副作用的药物也值得进一步研究,以便为完成飞行任务创造条件。飞行人员合理应用镇静催眠药物的原则为:①严格掌握用药时机。此类药物仅限于在生物节律紊乱和高度情绪紧张等情况下合理使用;②严格掌握用药指征。在其他非药物治疗措施无效或效果不明显的条件下考虑用药;③选择合适的药物种类并优化个体用药方案。战时镇静催眠药主要在以下两种情形下应用:一是飞行人员执行突发任务前难以入睡尤其是违反平常昼夜节律的情况下;二是多批次任务间歇,飞行人员有短暂时间休息而难以入睡时。此时应选用起效快、$t_{1/2}$ 短、后遗效应小的镇静催眠药物。

三、晕厥治疗药物的航空医学关注

直立性低血压或反复血管抑制性晕厥将导致飞行人员丧失对飞机的控制能力,因此上述疾病将使空军飞行员被取消飞行资格。如果晕厥的病因能够找到并治愈,可以考虑恢复其飞行资格。但在很多情况下,如药物治疗后还存在复发风险或副作用。如果晕厥的病因不清,尽管进行了全面诊断评估,仍须仔细考虑所有的相关信息并做出临床判断,才能考虑恢复其飞行资格。大多数晕厥患者可以保守治疗,只有少数血管迷走性晕厥患者需要药物治疗。对于经常有先兆痛或晕厥的患者,或有短暂或无先兆症状患者,甲氧胺福林是一线治疗药物。目前,任何β受体阻断药、东莨菪碱、氟氢可的松、帕罗西汀或α受体激动药等药物均没有被批准用于执行飞行任务的美军飞行员。

四、抗疲劳药物的航空医学关注

法军在海湾战争中将莫达非尼作为飞行人员的抗疲劳和中枢兴奋药应用获得成功。法军规定对于 24 小时内的任务,每 8 小时口服莫达非尼 100 mg,超过24 小时的任务,每 8 小时口服 200 mg。新加坡空军规定初始给予 200 mg 莫达非尼,随后每 8 小时给予 100 mg,24 小时内限制剂量 400 mg,不允许使用莫达非尼保持超过 48 小时的连续促醒。自 2011 年起,新加坡空军就批准莫达非尼应用于机组人员,先进行地面测试观察,航空军医进行审查,决定飞行人员是否适合使用莫达非尼。截至 2018 年 9 月,新加坡空军共计 243 名机组人员试用了莫达非尼(100 mg),结果 97.5% 通过了地面测试,是目前亚洲军事飞行员地面试用莫达非尼人数最多的国家。2003 年,美国空军准许飞行员在飞行任务中使用莫达非尼,规定轰炸机(双座机)任务超过 12 小时、F-15E(F-15 为双座机)任务超过 8 小时,即可服用 200 mg 莫达非尼,且 24 小时不超过 400 mg。到了 2006 年,美国空军准许单座机飞行员服用莫达非尼,原则同上。对于任务时间不足 8 小时的情况,美国空军也规定,如果认为兴奋剂对任务的完成有帮助,亦可使用。如果使用右旋苯丙胺,则规定每 4 小时可以服用 5 或 10 mg 的右旋苯丙胺以抗疲劳。我们也利用大型人体离心机、低压舱、模拟长航时飞行器等技术和方法对国产莫达非尼进行了航空安全性和有效性研究,结果发现莫达非尼具有良好的维持模拟长航时的飞行操作的能力,且未见对航空安全性有影响。因此,也推荐 200 mg 的莫达非尼作为我军飞行人员抗疲劳的常用剂量。美国空军战斗飞行使用兴奋药物的规定为:①飞行任务中使用右旋苯丙胺或莫达非尼之前,让飞行人员知情同意并密切注意用药后的正性作用和潜在副作用;②授权联队指挥官和航医主任决定兴奋药物的使用;③对此类药物的使用应严格监控;④飞行任务用药需利用非飞行间期开展地面试用观察;⑤目前推荐右旋苯丙胺的用药剂量为:5~10 mg,一般间隔 4 小时重复用药,24 小时内不得超过 60 mg,通常不应超过 30 mg;⑥目前推荐莫达非尼的用药剂量为:每隔 8 小时服用 200 mg,24 小时不要超过 400 mg,最近F-117 的研究表明,服用 100 mg 亦有效果,此剂量亦获批准;⑦虽然也有例外,一般批准战斗机飞行任务超过 8 小时或轰炸机飞行任务超过 12 小时服用兴奋药物;⑧一般来说,咖啡因不能替代右旋苯丙胺或莫达非尼作为兴奋药物,但以食物或饮料的形式摄入咖啡因不受限制,经航空军医批准可服用咖啡因片。

(张 巍 李 川 杜 婴 严 琪 赵 超 黄 婧)

参考文献

[1]王雪峰,詹思延. 我国军事飞行员停飞疾病谱的 Meta 分析. 空军医学杂志,2019,35(4):293-296

[2]叶佳波,钟方虎,张霞,等.空军飞行人员医学停飞疾病谱调查与分析.中华航空航天医学杂志,2018,29(3):195-199

[3]郎晓光,熊巍,刘红巾,等.联勤后飞行人员神经科住院及停飞疾病谱分析.空军医学杂志,2016,32(1):59-61

[4]Whitton RC. Medical disqualification in USAF pilots and navigators. Aviat Space Environ Med,1984,55(4):332-336

[5]Mccrary BF, Van Syoc DL. Permanent flying disqualifications of USAF pilots and navigators (1995-1999). Aviat Space Environ Med, 2002,73(11):1117-1121

[6]Department of the Air Force. Air Force waiver guide. Washington:USAF School of Aerospace Medicine,2017

[7]Hesselbrock R, Heaton J. Neurology cases evaluated by the U.S. Air Force School of Aerospace Medicine 2000-2012. Aviat Space Environ Med, 2014,85(5):573-575

[8]张凌,王广云,邹志康,等. 美国空军飞行人员主要疾病特许飞行统计分析.空军医学杂志,2016,32(1):41-47

[9]United States Air Force. Official Air Force approved aircrew medications. Washington:Department of the Air Force, 2011

[10]詹皓,李明凯. 航空航天药理学. 西安:第四军医大学出版社,2020

第三章　心血管疾病合理用药

第一节　概　述

心血管疾病已经成为威胁我国居民身体健康的首要疾病,也是造成我国疾病负担和死亡的首要原因。我军飞行人员虽然经过了严格的医学选拔以及具有完善的健康维护措施,但近年来飞行人员的心血管疾病发生率呈现逐年上升趋势,对身体健康和飞行安全构成了严重威胁。另外,我军飞行人员也存在着较高的心血管疾病危险因素暴露风险,如血脂异常、体重超标或肥胖、吸烟等。由于我军飞行人员的职业特殊性,在心血管疾病和危险因素治疗方面,首先强调要采用生活方法改善等非药物治疗措施,在此基础上,如果尚未达到缓解或治愈目标,则可考虑应用相应的药物治疗。但心血管疾病药物不可避免会对心血管功能产生影响,继而影响飞行人员的飞行耐力,因此,飞行人员心血管用药是航空医学工作者所关注的重点问题之一。本章节将重点阐述飞行人员心血管疾病常用药物的药理学特点和其在航空医学当中的应用。

一、军事飞行人员常见心血管疾病概况

心血管疾病是指心脏和血管疾病,一般包括高血压、冠状动脉粥样硬化性心脏病、肺源性心脏病、脑血管疾病、外周动脉疾病、心脏瓣膜病、先天性心脏病和心力衰竭,已经成为全球的头号死因。WHO预计,到2030年,全球每年死于心血管疾病的人数将达到2330万。心血管疾病的危险因素可以归为两大类:遗传因素和环境因素,前者属于不可变因素,后者主要包括高血压、血脂异常、吸烟、糖尿病、缺少运动、不平衡膳食、饮酒和精神压力。

军事飞行人员常见的心血管疾病有高血压、冠心病、心律失常等,针对飞行人员心血管疾病的预防,要始终强调做好一级预防,就是在把好招飞关的基础上,加强对各类危险因素的防控。二级和三级预防是针对已患心血管疾病的飞行人员采取药物和非药物治疗,旨在预防疾病的复发和发展,维护飞行人员身体健康和保障飞行安全。

二、军事飞行人员心血管疾病常用药物

飞行人员常用的心血管药物一般包括降压药、调脂药和抗心律失常药。患高血压的飞行人员采取生活方法改善措施后血压仍未达标者,可启用降压药物治疗。《中国高血压防治指南》(2018 年修订版)推荐五类降压药可作为首选和维持用药,包括钙通道阻滞剂(CCB)、血管紧张素转化酶抑制剂(ACEI)、血管紧张素受体拮抗剂(ARB)、利尿剂和 β 受体阻滞剂。

调脂药和抗动脉粥样硬化药物主要包括:①羟甲基戊二酸单酰辅酶A(HMG-COA)还原酶抑制剂(他汀类药物),减少胆固醇(TC)的合成,降低低密度脂蛋白胆固醇(LDL-C)和极低密度脂蛋白胆固醇(VLDL-C),也可改善受损动脉内皮功能,抑制炎症反应,稳定粥样硬化斑块等。②贝特类药物,降低 TG 和升高高密度脂蛋白胆固醇(HDL-C)。③胆酸螯合剂,破坏肝内胆汁酸循环,促进肝内胆固醇合成新的胆汁酸,从而降低 LDL-C,常用药物是考来烯胺。④普罗布考,可降低 TC 和 LDL-C,具有明显的抗动脉粥样硬化和抗氧化作用。⑤胆固醇吸收抑制剂——依折麦布,选择性地抑制胆固醇和植物固醇的吸收,加速肝脏 LDL 代谢,从而降低血浆胆固醇水平,可用于各种类型的高胆固醇血症的治疗。⑥烟酸,可降低 TG、LDL-C,升高 HDL-C。⑦ω-3 多不饱和脂肪酸,如高纯度鱼油制剂,主要用于高甘油三酯血症的治疗,也可与他汀类药物联合治疗混合型高脂血症。⑧新型降胆固醇药:前蛋白酶转化酶枯草溶菌素 9 型(PCSK9)抑制剂。

抗心律失常药物主要包括四大类:① I 类钠通道阻滞剂,具有膜稳定作用,根据对钠通道阻滞程度的不同可分为 I_A(奎尼丁)、I_B(利多卡因)和 I_C(普罗帕酮)类;② II 类 β 受体阻滞剂,降低 4 相去极化速度,升高阈电位,从而降低心肌的自律性和传导性;③ III 类药物,阻断钾通道,明显延长动作电位时程和有效不应期,如胺碘酮;④ IV 钙通道阻滞剂,抑制 Ca^{2+} 进入窦房结,减慢窦性节律,也可作用于房室结,延长房室结的不应期,减慢房室传导速度。

三、军事飞行人员心血管疾病用药原则

心血管药物一般会对心血管功能产生影响,因此飞行人员心血管疾病治疗时首先建议选择非药物治疗措施即生活方法改善。如果非药物措施未能达到预期目标,则在选择具体药物时,应注意满足以下条件:①疗效确切,降压药物可选用长效制剂,能 24 小时有效平稳降压;②副作用少,且可预测并能治疗;③对飞行人员的认知能力及飞行耐力影响小;④服用简便,长期服用不产生耐药性。心律失

常治疗时首先应该查找并消除病因,对于一些症状明显的心律失常可选择药物进行治疗。近年来,由于射频消融术在飞行人员快速心律失常治疗中的应用,显著减少了飞行人员心律失常的用药和医学停飞。

第二节　高血压

高血压是指以体循环动脉压增高为主的临床症候群,是常见的心血管疾病,是多种心、脑血管疾病的重要病因和危险因素,可引起严重的心、脑、肾等重要脏器并发症,最终导致这些器官的功能衰竭,是心血管疾病死亡的主要原因之一。高血压是飞行人员的常见疾病之一,可严重危害飞行人员健康和飞行安全。

一、高血压的定义与预后风险评估

《中国高血压防治指南》(2018 年修订版)中,高血压定义:在未使用降压药的情况下,非同日 3 次测量诊室血压,收缩压(SBP)≥140mmHg 和(或)舒张压(DBP)≥90mmHg。SBP≥140mmHg 和 DBP<90mmHg 为单纯收缩期高血压。既往有高血压史,目前正在使用降压药,血压虽然低于 140/90mmHg,仍应诊断为高血压。根据血压水平,进一步将高血压分为 1 级、2 级和 3 级(表 3 - 1)。

表 3 - 1　血压水平分类和定义

分类	SBP(mmHg)	DBP(mmHg)
正常血压	<120 和	<80
正常高值	120 ~ 139 和(或)	80 ~ 89
高血压	≥140 和(或)	≥90
1 级高血压(轻度)	140 ~ 159 和(或)	90 ~ 99
2 级高血压(中度)	160 ~ 179 和(或)	100 ~ 109
3 级高血压(重度)	≥180	≥110
单纯收缩期高血压	≥140 和	<90

当 SBP 和 DBP 分属于不同级别时,以较高的分级为准。

根据血压水平、心血管危险因素、靶器官损害和伴发临床疾病,对高血压患者进行危险分层。高血压患者的心血管综合风险分层有利于确定启动降压治疗的时机,优化降压治疗方案,确立更合适的血压控制目标和进行患者的综合管理(表 3 -2)。

表 3 – 2　高血压患者心血管风险分层

组别	血压（mmHg）			
其他心血管疾病危险因素和疾病史	SBP 130 ~ 139 和(或)DBP 85 ~ 89	SBP 140 ~ 159 和(或)DBP 90 ~ 99	SBP 160 ~ 179 和(或)DBP 100 ~ 109	SBP≥180 和(或)DBP ≥110
无		低危	中危	高危
1 ~ 2 个其他危险因素	低危	中危	中/高危	很高危
≥3 个其他危险因素,靶器官损害,或 CKD3 期,无并发症的糖尿病	中/高危	高危	高危	很高危
临床并发症,或 CKD≥4 期,有并发症的糖尿病	高/很高危	很高危	很高危	很高危

CKD:慢性肾脏疾病

危险因素:男性 >55 岁、女性 >65 岁;吸烟或被动吸烟;糖耐量受损:餐后 2 小时血糖 7.8 ~ 11.0 mmol/L 和(或)空腹血糖异常 6.1 ~ 6.9 mmol/L;血脂异常:TC≥5.2 mmol/L 或 LDL – C≥3.4 mmol/L 或 HDL – C <1.0 mmol/L;早发心血管疾病家族史(一级亲属发病年龄 <50 岁);腹型肥胖(腰围:男性≥90 cm,女性≥85 cm)或肥胖(BMI≥28kg/m^2);高同型半胱氨酸血症(≥15 μmol/L)。

靶器官损害:左心室肥厚;颈动脉超声 IMT(颈动脉内膜中层厚度)≥0.9mm 或动脉粥样斑块;颈 – 股动脉脉搏波速度≥12m/s(选择使用);踝臂血压指数 <0.9(选择使用);估算的肾小球滤过率〔eGFR 30 ~ 59 ml/(min·1.73m^2)〕或血清肌酐轻度升高:男性 115 ~ 133 μmol/L,女性 107 ~ 124 μmol/L;微量白蛋白尿:30 ~ 300 mg/24 h 或白蛋白/肌酐≥3.5 mg/mmol。

伴发临床疾病,如脑血管病;心脏疾病;肾脏疾病:①糖尿病肾病;②肾功能受损〔eGFR < 30 ml/(min·1.73m^2);血肌酐升高:男性≥133 μmol/L,女性≥124 μmol/L;蛋白尿≥300 mg/24 h〕;外周血管疾病;视网膜病变:出血或渗出,视盘水肿;糖尿病。

二、高血压的治疗

(一)治疗目标

一般患者血压须控制到 140/90mmHg 以下,能耐受者和部分高危及以上患者

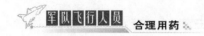

可进一步降至 130/80mmHg 以下。高血压常常与其他心、脑血管疾病的危险因素合并存在,例如肥胖、血脂异常、糖尿病、吸烟等,可协同加重心血管疾病危险,这决定了其治疗措施是综合性的。

(二)治疗策略

(1)降压治疗的目的 通过降低血压,有效预防或延迟脑卒中、心肌梗死、心力衰竭、肾功能衰竭等并发症发生;有效控制高血压的进程,预防高血压急症、亚急症等重症高血压发生。

(2)降压达标的方式 除高血压急症和亚急症外,大多数高血压患者,应根据病情,在 4 周内或 12 周内将血压逐渐降至目标水平。

(3)降压药物治疗的时机 降压药物治疗的时机取决于心血管风险评估水平,在改善生活方式的基础上,血压仍超过 140 /90 mmHg 和(或)目标水平的患者应给予药物治疗。高危和很高危的患者,应及时启动降压药物治疗,并对并存的危险因素和合并的临床疾病进行综合治疗。中危患者,可观察数周,评估靶器官损害情况,改善生活方式,如血压仍不达标,则应开始药物治疗。低危患者,进行 1~3 个月的观察,密切随诊,尽可能进行诊室外血压监测,评估靶器官损害情况,改善生活方式,如血压仍不达标,可开始降压药治疗。

高血压药物治疗原则。①小剂量开始:初始采用常规剂量或较小的有效剂量以获得预期的疗效而使不良反应最小,如效果不满意,可逐步增加剂量以获得最佳疗效;②个体化:根据患者合并症的不同和药物疗效及耐受性,选择具有针对性的药物,进行个体化的治疗;③长效降压药物:优先使用长效制剂,以有效控制 24 小时血压,预防心脑血管疾病并发症发生;④联合用药:对于血压≥160/100 mmHg、高于目标值 20/10mmHg 的高危患者,或单药治疗未达标者,应进行联合降压治疗,包括自由联合或单片复方制剂。

(三)常用降压药物

目前常用的降压药物有利尿剂、β受体阻滞剂、钙通道阻滞剂(CCB)、血管紧张素转换酶抑制剂(ACEI)和血管紧张素Ⅱ受体阻滞剂(ARB)等五种。

1. 利尿剂

利尿剂作为传统的抗高血压药物,问世至今已有 60 年的历史,作为一种性价比高、疗效显著的常用降压药物,其适用于大多数无禁忌证高血压患者的初始及维持治疗。根据药物作用部位及机制不同,主要将其分为四类:第一类是噻嗪类利尿剂物,根据分子结构的不同又可以分为噻嗪型利尿剂(代表药物为氢氯噻嗪、氯噻嗪及苄氯噻嗪)和噻嗪样利尿剂(代表药物为氯噻酮和吲达帕胺),目前临床上较为常用的是氢氯噻嗪和吲达帕胺。第二类为髓袢利尿剂,该类利尿剂作用强大,代表药物有呋塞米、布美他尼和托拉塞米。第三类为保钾利尿剂,代表药物为氨苯蝶啶和阿米洛利。第四类为醛固酮受体拮抗剂,目前临床上较为常用的为螺内酯。以上四类利尿剂中,噻嗪类利尿剂作为一线降压药,不论单用还是与其他降压药物联用,都具有明确的疗效,本节将重点介绍。

临床上常用的噻嗪类利尿剂分为两种类型:噻嗪型利尿剂和噻嗪样利尿剂。前者包括氢氯噻嗪、苄氟噻嗪等;后者包括吲达帕胺、氯噻酮等。这两类药物均具有磺酰胺基结构,是利尿作用的必要基团,除了磺酰胺基团外,噻嗪型利尿剂含有苯骈噻二嗪结构,而氯噻酮、吲达帕胺却没有。吲达帕胺分子结构中的 2 - 甲基 - 二氢吲哚环使该药具有重要的亲脂特性,更易与血管壁内皮细胞结合,对血管的作用更为明显。该类药物主要作用于髓袢升支远端和远曲小管近端,抑制 Na^+ - Cl^- 共同转运载体,影响尿液的稀释过程,产生中等强度的利尿作用。噻嗪类利尿剂发挥降压作用的机制主要有两个方面,减少血容量和扩张外周血管。噻嗪类利尿剂直接作用于肾小管,抑制远曲小管前段和近曲小管对钠、氯和水的再吸收,发挥利尿作用,降低血容量。噻嗪型利尿剂和噻嗪样利尿剂的长期降压作用是由于它们的血管扩张效应所致,这种血管扩张效应可能与这些药物抑制血管碳酸酐酶活性和(或)直接作用于血管离子通道有关。

【药动学】

由于不同噻嗪类利尿药在脂溶性、血浆蛋白结合率、肾小管重吸收率,以及肝肠循环等方面存在差异,因此,它们的血药浓度、达峰时间和疗效持续时间也各不相同。氢氯噻嗪为脂溶性,口服后吸收迅速,生物利用度为 70%,血浆蛋白结合率为 99%。口服后 1 小时发挥利尿效应,3~4 h 达到作用高峰,药物 95% 经肾脏代谢,药效持续时间约 16~24 h,$t_{1/2}$ 约 9~10 h。苄氟噻嗪药物脂溶性强,进入小管液后,可被肾小管再吸收,药效持续时间约 12~18 h。氯噻嗪作为短效类利尿剂,口服后约 4 h 作用达高峰,药效持续时间约 6~12 h。吲达帕胺脂溶性强,口服易吸收且不受食物的影响,血浆蛋白结合率为 74%,$t_{1/2}$ 约为 14~16 h,药物的生物利用度高达 93%,主要经肝脏代谢,药效持续时间长达 24 h。氯噻酮口服易吸收,口服后 2 小时起效,6 h 达峰,作用可持续 48 h。

【适应证】

噻嗪类利尿剂作为一线降压药物既可以单独使用,也可以与血管紧张素转换酶抑制剂、血管紧张素Ⅱ受体拮抗剂、钙通道阻滞剂等降压药物联用,治疗各期高血压。在我国,常用的噻嗪类利尿剂主要是氢氯噻嗪和吲哒帕胺。国内外的研究均证明,噻嗪样利尿剂比噻嗪型利尿剂能给高血压患者带来更多的心肾益处。小剂量噻嗪类利尿剂对代谢影响很小,加量后易出现代谢紊乱,临床上一般推荐以噻嗪类利尿剂为基础的联合降压方案,特别是 RAAS 阻断剂联合噻嗪类利尿剂。

【用法与剂量】

口服:氢氯噻嗪,6.25 ~ 25 mg/d;吲哒帕胺,0.625 ~ 2.5 mg/d;吲哒帕胺缓释片,1.5 mg/d。

【不良反应及注意事项】

容易引起低血钾,长期应用者应定期监测血钾,并适量补钾,痛风者禁用;可使糖耐量降低,血糖升高,这可能与抑制胰岛素释放有关;干扰肾小管排泄尿酸,少数可诱发痛风,高尿酸血症以及肾功能不全者慎用。

2. 血管紧张素转换酶抑制剂

血管紧张素转换酶抑制剂(angiotensin converting enzyme inhibitors,ACEI)是肾素 - 血管紧张素 - 醛固酮系统的抑制剂,主要通过抑制血管紧张素转化酶的活性,减少血管紧张素Ⅱ的生成而发挥降压作用,作为高血压治疗的一线用药,在心血管疾病治疗中起着重要作用,对高血压患者还具有良好的靶器官保护作用。目前临床常使用的 ACEI 分为三代;第一代代表药物为卡托普利;第二代代表药物有依那普利和贝那普利等;第三代代表药物有赖诺普利、福辛普利和西拉普利。

【药动学】

卡托普利口服吸收迅速,易受食物影响,宜在餐前服药,口服后 0.8 ~ 0.9 h 血药浓度达峰值,$t_{1/2}$ 约 3 h,作用维持 6 ~ 8 h,经肾脏排泄。依那普利口服吸收约 60%,口服后在肝内水解为活性代谢产物,$t_{1/2}$ 为 11 h,经肾脏排泄。贝那普利口服吸收迅速,进食可使其吸收略延迟,但不减少吸收量,$t_{1/2}$ 为 10 ~ 11 h,在肾和胆汁中消除。培哚普利口服吸收快,生物利用度为 60% ~ 95%,具有强效、长效等特点,培哚普利口服 4 小时后抑制 ACE 的活性达 90%,抑制 70% 的作用可持续 24 h 以上。赖诺普利口服吸收少且慢,生物利用度为 25%,吸收不受食物的影响,6 ~ 8 h 血浆浓度可达峰值,$t_{1/2}$ 为 12 h,具有强效和长效的特点,经肾脏排泄。西拉普利口服吸收迅速,食物可影响其吸收,口服后在体内转化成活性代谢产物,$t_{1/2}$ 为 9 h,经肾脏清除。福辛普利口服吸收率约 36%,食物可影响其吸收速度,但不影响药物吸收总量,口服后在体内转化成活性代谢产物,$t_{1/2}$ 为 12 h,经由肝、肾两种途径代谢。

【适应证】

ACEI 降压作用明确,作为抗高血压药的首选药物之一,既可单独应用,治疗轻度、中度原发性或肾性高血压,也可与其他抗高血压药物联合应用,对于高血压患者具有良好的靶器官保护和心血管重大事件预防作用。ACEI 可以延缓和逆转心室重构,阻止心肌肥厚的进一步发展,对糖脂代谢无不良影响,可有效减少尿白蛋白排泄量,防止或延缓高血压并发糖尿病肾病的进程,提高生存率,改善高血压患者的生活质量及预后。

【不良反应及注意事项】

刺激性干咳是 ACEI 最为常见的不良反应,并且以卡托普利的咳嗽发生率最高,通常在停药后 1 周内缓解。此外还可见一过性低血压、肾功能损害、血钾升高、瘙痒性皮疹、恶心、头痛、腹泻、嗜酸细胞计数升高、肝功能异常等。ACEI 的不良反应表现多样、机制复杂,多数症状需要对症治疗或停止用药方可消失,在临床用药过程中需密切监测,积极防治不良反应,提高 ACEI 用药的安全性。

3. 血管紧张素Ⅱ受体拮抗剂

血管紧张素Ⅱ受体拮抗剂(angiotensin Ⅱ receptor blocker, ARB)是一类作用于肾素－血管紧张素系统(RAS)的降压药物,直接阻断血管紧张素Ⅱ受体发挥降压作用,具有长效、平稳等特点。代表药物有氯沙坦、缬沙坦、厄贝沙坦、替米沙坦、坎地沙坦、奥美沙坦等。

【药动学】

氯沙坦吸收迅速,给药后达峰值时间为 1 h,氯沙坦及其活性代谢产物 $t_{1/2}$ 分别为 2 h 和 6 ~ 9 h,大部分经肝脏和泌尿道排泄。缬沙坦口服吸收迅速,食物影响其吸收,口服后 2 小时血药浓度达峰值,药效作用持续时间达 24 h,$t_{1/2}$ 为 5 ~ 9 h,该药为非前体药,以原形的形式经胆道及肾脏清除。厄贝沙坦口服吸收良好,生物利用度为 60% ~ 80%,口服后 1 ~ 1.5 小时血药浓度达峰值,$t_{1/2}$ 为 11 ~ 15 h,在肝脏与葡萄糖醛酸结合氧化而被代谢,主要经过胆汁和肾脏排泄。替米沙坦口服后吸收迅速,生物利用度约为 50%,口服 3 h 起效,单次给药作用可持续 24 h。替米沙坦 $t_{1/2}$ 为 20 h,代谢产物主要随粪便排泄。坎地沙坦口服后 4 ~ 6 h 达峰,主要通过肝脏代谢。奥美沙坦口服生物利用度为 26%,且不受进食影响,口服后血药浓度达峰时间为 1.4 ~ 2.8 h,$t_{1/2}$ 为 13 h,经胆道和肾脏排出。

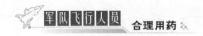

【适应证】

ARB 是目前一线或初始降压药物,具有降压长效、平稳及高效的特点,适用于轻、中、重度高血压患者。ARB 可降低伴有冠心病、脑卒中及外周动脉病等心血管疾病患者心血管疾病并发症的发生率,减少高血压患者心血管事件,保护肾脏及改善糖代谢。特别适用于高血压合并左室肥厚、心功能不全、心房颤动、冠心病、糖尿病肾病、微量白蛋白尿或蛋白尿、代谢综合征以及不能耐受 ACEI 的患者。

【不良反应及注意事项】

不良反应不随剂量增加而增加,耐受性较好,偶有腹泻,此类药物很少引起咳嗽。ARB 可以扩张肾小球出球小动脉,导致肾小球滤过率下降,肌酐和血钾水平升高,高血钾和双侧肾动脉狭窄者禁用,长期应用时应注意监测血钾及肌酐水平。

4. 钙离子拮抗剂

钙离子拮抗剂是指具有选择性阻滞钙离子经细胞膜上的钙离子通道进入细胞内,从而降低细胞内钙离子浓度的一类药物,又称为钙通道阻滞剂(CCB)。钙离子拮抗剂起效快、降压效果明确、不影响糖脂代谢,并具有明显的靶器官保护作用,因此被广泛用于高血压的治疗。一般可分为二氢吡啶类和非二氢吡啶类,前者以硝苯地平为代表,后者有维拉帕米和地尔硫䓬。从药物作用时间的角度,钙离子拮抗剂又可分为短效和长效钙离子拮抗剂。短效钙离子拮抗剂主要有硝苯地平、非洛地平等,长效钙离子拮抗剂主要有氨氯地平、拉西地平、乐卡地平等,以及相应的缓释或控释制剂,如非洛地平缓释片、硝苯地平控释片。

【药动学】

硝苯地平口服吸收良好,由于首过效应,即释型硝苯地平口服给药后的生物利用度为 45% ~ 65%,1 ~ 2 h 达到血浆最大浓度,作用维持 6 ~ 7 h,舌下含服时起效较口服更为迅速。喷雾给药 10 min 即出现降压作用。硝苯地平绝大多数以代谢产物形式经肾脏排泄,另有约 5% ~ 15% 经胆汁排泄到粪便中,尿中仅有微量原形药物。氨氯地平长效药物口服吸收良好,6 ~ 12 h 血药浓度达到高峰,绝对生物利用度约为 64% ~ 90%,并且吸收不受食物的影响。氨氯地平主要通过肝脏代谢为无活性的代谢产物,$t_{1/2}$ 约为 30 ~ 50 h。

【适应证】

CCB 降压效果明确,药效呈剂量依赖性,对于轻度或中度高血压,单独给予钙离子拮抗剂治疗即可达到满意的降压效果,对于重度高血压,一般建议多种药物联合治疗。CCB 降压作用不受高盐饮食影响,在抗高血压的同时能够延缓动脉血管壁上的动脉粥样硬化病变进展,尤其适用于生活中习惯高盐摄入和盐敏感性以及伴有动脉粥样硬化的高血压患者。非二氢吡啶类 CCB 药物具有负性肌力作用并可引起心率减慢,特别适用于高血压合并心绞痛、高血压合并室上性心动过速及高血压合并颈动脉粥样硬化患者。长效钙离子拮抗剂降压作用良好,不影响糖代谢和脂质代谢,更适用于糖尿病与代谢综合征患者的降压治疗。CCB 通过影响钙离子生理活动能够延缓动脉粥样硬化进展,保护血管内皮,从而显著降低心脑血管事件的发生率。

【不良反应及注意事项】

不良反应主要与其过度扩张血管有关,如硝苯地平可引起反射性心率增快、头痛、脸部潮红、踝部水肿,血管外周阻力的过度降低还可导致低血压反应。以硫氮䓬酮和维拉帕米为代表的非二氢吡啶类钙离子拮抗剂对心脏平滑肌具有负性肌力作用,还会作用于窦房结和房室交界区的钙通道,抑制心脏传导系统,用药剂量过大时会导致心率减慢及房室传导阻滞。因此,不宜用于左室收缩功能不全的高血压患者,也不宜用于合并心脏房室传导功能障碍或病态窦房结综合征的高血压患者。

5. β 受体阻滞剂

β 受体阻滞剂广泛用于高血压的治疗,具有减慢心率、降低心肌耗氧、全面降低心肌做功的作用,在冠状动脉粥样硬化性心脏病、心力衰竭、心律失常及心肌病等的治疗中发挥着重要作用。β 受体阻滞剂根据受体选择性可分为三类:①非选择性 β 受体阻滞剂,包括无内在拟交感活性的 β 受体阻滞剂如普萘洛尔,有内在拟交感活性的 β 受体阻滞剂如吲哚洛尔;②β_1 受体阻滞剂,特异性阻断 β_1 肾上腺素受体,对 β_2 受体的影响相对较小,是临床常用的 β 受体阻滞剂。包括无内在交感活性的 β_1 受体阻滞剂如阿替洛尔、美托洛尔,有内在交感活性的 β_1 受体阻滞剂如醋丁洛尔;③α、β 肾上腺素受体阻滞剂,能通过阻断 α_1 受体,产生外周血管舒张作用,此类药物具有 α 和 β 受体双重阻滞作用,因此能减少或消除由于 β 受体阻断而导致的外周血管收缩和糖脂代谢,如拉贝洛尔、卡维地洛、阿罗洛尔等。

【药动学】

普萘洛尔脂溶性强,口服后几乎完全经胃肠道吸收,吸收率大于90%。由于肝脏首过效应,其生物利用度仅为30%,$t_{1/2}$ 为 2~3 h,主要通过肝、肾代谢。由于首过效应,不同个体口服相同剂量普萘洛尔,血浆药物浓度相差可达 25 倍,因此临床用药须从小剂量开始,逐渐增加到适当剂量。美托洛尔口服吸收迅速且完全,吸收率大于90%,生物利用度呈现剂量依赖性特点,不同个体口服相同剂量美托洛尔,血浆药物浓度相差10倍。口服后血浆浓度达峰时间一般为1.5 h,$t_{1/2}$为3~4 h,主要通过肝脏代谢。比索洛尔口服吸收良好,绝对生物利用度约80%,吸收不受食物影响,血浆浓度达峰时间为2~4 h,$t_{1/2}$为9~12 h,通过肝、肾代谢。拉贝洛尔口服吸收时有首过效应,生物利用度为20%~40%,口服血浆药物浓度个体差异大,$t_{1/2}$为4~6 h,99%经过肝脏迅速代谢,少量经肾脏排泄。

【适应证】

β受体阻滞剂既可降低血压,也可保护靶器官、降低心血管事件的风险,尤其适用于伴快速性心律失常、冠心病、慢性心力衰竭、交感神经活性增强以及高动力状态的高血压患者。

【不良反应及注意事项】

常见的不良反应有乏力,肢体冷感,激动不安,腹泻、恶心、胃痛等消化道症状,还可以导致心血管反应,如心力衰竭、低血压、心动过缓和传导阻滞等,因此,禁用于Ⅱ度及以上房室传导阻滞或病窦综合征患者。β受体阻滞剂可以诱发支气管痉挛,因此禁用于合并支气管哮喘患者。长期应用β受体阻滞剂突然停药可发生反跳现象,即原有的症状加重或出现新的症状,较常见的有血压反跳性升高,伴头痛、焦虑等,称之为撤药综合征。

【药物相互作用】

ACEI与保钾利尿药、补钾剂合用时,可导致血钾升高。与利尿剂、CCB合用时,降压效果可增强。ARB与保钾利尿药、补钾剂合用时,可导致血钾升高。非甾体抗炎药吲哚美辛可降低氯沙坦的抗高血压作用,替米沙坦可升高地高辛的血药浓度而导致地高辛中毒,两者合用时应监测地高辛的血浆浓度。奥美沙坦与非甾体抗炎药合用时应定期监测肾功能。二氢吡啶类钙通道拮抗剂与ACEI或ARB合用时,可增强降压效果和降低心血管风险;与β受体阻滞剂合用既可增强降压效果,又可消减彼此触发的反调节机制,从而减轻药物的不良反应。

第三节　血脂异常和动脉粥样硬化

血脂异常通常指血清中TC和(或)TG水平升高,俗称高脂血症。实际上血脂异常也泛指包括低HDL-C血症在内的各种血脂异常。以低密度脂蛋白胆固醇(LDL-C)或TC升高为特点的血脂异常是动脉粥样硬化性心血管疾病重要的危险因素。降低 LDL – C 水平,可显著减少动脉粥样硬化性血管疾病(ASCVD)的发病率及死亡危险。其他类型的血脂异常,如 TG 增高或 HDL – C 降低与 ASCVD 发病危险的升高也存在一定的关联。

血脂异常的临床分类包括高胆固醇血症、高 TG 血症、混合型高脂血症和低 HDL – C 血症。2012 年全国调查结果显示,成人高胆固醇血症患病率为 4.9% ,高 TG 血症患病率为 13.1% 。

一、血脂异常水平及心血管疾病危险评估

(一)血脂异常水平(表 3 – 3)

表 3 – 3　血脂水平评价指标

	TC	LDL – C	HDL – C	非 HDL – C	TG
理想水平		<2.6		<3.4	
合适范围	<5.2	<3.4		<4.1	<1.7
边缘升高	5.2~6.2	3.4~4.1		≥4.1 且<4.9	≥1.7 且<2.3
升高	≥6.2	≥4.1		≥4.9	≥2.3
降低			<1.0		

(二)心血管疾病危险评估

血脂异常时应评估个体的 ASCVD 的发病风险,依据 ASCVD 发病风险程度采取不同强度的干预措施,是防治血脂异常的核心策略。在进行危险评估时,已诊断 ASCVD 者直接列为极高危人群;符合如下条件之一者直接列为高危人群:①LDL – C≥4.9 mmol/L(190 mg/dl)。②1.8 mmol/L(70 mg/dl)≤ LDL – C <4.9 mmol/L(190 mg/dl)且年龄在 40 岁及以上的糖尿病患者。符合上述条件的极高危和高危人群不需要按危险因素个数进行 ASCVD 危险分层。不具有以上情况的个体,在考虑是否需要调脂治疗时,应按照表 3 – 4 的流程进行未来 10 年间 ASCVD 总体发病危险的评估。

表 3 - 4   血脂异常 10 年 ASCVD 发病危险

危险因素个数		血清胆固醇水平分层		
		3.1≤TC<4.1 或 1.8≤LDL-C<2.6	4.1≤TC<5.2 或 2.6≤LDL-C<3.4	5.2≤TC<7.2 或 3.4≤LDL-C<4.9
无高血压	0~1 个	低危(<5%)	低危(<5%)	低危(<5%)
	2 个	低危(<5%)	低危(<5%)	中危(5%~9%)
	3 个	低危(<5%)	中危(5%~9%)	中危(5%~9%)
有高血压	0 个	低危(<5%)	低危(<5%)	低危(<5%)
	1 个	低危(<5%)	中危(5%~9%)	中危(5%~9%)
	2 个	中危(5%~9%)	高危(≥10%)	高危(≥10%)
	3 个	高危(≥10%)	高危(≥10%)	高危(≥10%)

危险因素包括吸烟、低 HDL - C 及男性≥45 岁或女性≥55 岁。

二、血脂异常的治疗

(一)血脂异常治疗的目标值(表 3 - 5)

表 3 - 5   不同 ASCVD 危险人群降 LDL - C 和非 HDL - C 治疗达标值

危险等级	LDL - C 水平	非 HDL - C 水平
低危、中危	<3.4 mmol/L(130 mg/dl)	<4.1 mmol/L(160 mg/dl)
高危	<2.6 mmol/L(100 mg/dl)	<3.4 mmol/L(130 mg/dl)
极高危	<1.8 mmol/L(70 mg/dl)	<2.6 mmol/L(100 mg/dl)

(二)治疗措施

(1)生活方式干预   血脂明显受饮食及生活方式的影响,饮食治疗和生活方式改善是治疗血脂异常的基础措施。无论是否运用药物调脂,都必须坚持控制饮食和改善生活方式。良好的生活方式包括坚持健康饮食、规律运动、远离烟草和保持理想体重。生活方式干预是一种最佳成本/效益比和风险/获益比的治疗措施。

(2)药物治疗   临床上可供选用的调脂药物有许多种,大体上可分为两大类:①主要降低胆固醇的药物。②主要降低 TG 的药物。其中部分调脂药物既能降低胆固醇,又能降低 TG。对于严重的高脂血症,常须多种调脂药联合应用,才能获得良好疗效。

三、常用调脂药物和抗动脉粥样硬化药物

(一)他汀类药物

该类药物可以抑制羟甲基戊二酸单酰辅酶 A(HMG－CoA)还原酶,其结构中的羟甲基戊二酸与 HMG－CoA 相似,能抑制 HMG－CoA 向甲羟戊酸(MVA)转化,阻断细胞内甲羟戊酸的代谢途径,使细胞内胆固醇合成减少,上调肝脏 LDL－C 受体水平,从而降低 TC、LDL－C 和 VLDL－C 水平,并可升高 HDL－C 水平。同时,他汀类药物还具有多效性,如可以改善内皮功能、抗炎、稳定斑块、抗氧化、抗血栓、抑制血管平滑肌细胞增殖并具有肾保护作用,可明显降低心血管事件发生率,因此也成为应用最为广泛的心血管疾病预防和治疗药物之一。

他汀类药物适用于高胆固醇血症、混合型高脂血症和心血管疾病患者。目前国内临床使用的有洛伐他汀、辛伐他汀、普伐他汀、氟伐他汀、阿托伐他汀、瑞舒伐他汀和匹伐他汀。不同的药物在药理作用、药效学、药动学等方面也具有特异性。

【药动学】

常用的他汀类药物药动学比较见表 3－6。

表 3－6　常用的他汀类药物药动学比较

特点	洛伐他汀	辛伐他汀	普伐他汀	氟伐他汀	阿托伐他汀	瑞舒伐他汀
口服吸收率(%)	30	60~85	35	>98	30	40~60
t_{max}(小时)	2~4	1.2~2.4	1~1.5	0.6	1~2	3~5
血浆蛋白结合率(%)	≥95	≥95	50	≥98	≥98	88
主要 P450 代谢酶	CYP3A4	CYP3A4	无	CYP2C9	CYP3A4	CYP2C
绝对生物利用度	<5	5	17	24	15	20
$t_{1/2}$(h)	2	1.4~3.0	2	<3	14	13~20
剂量范围	10~80	5~40	10~40	20~40	10~80	5~40
食物对生物利用度的影响(%)	+50	0	－30	0	0	－20

【适应证】

主要适用于高脂血症和动脉硬化,可以有效降低低密度脂蛋白和胆固醇。

【用法及剂量】

他汀类药物调脂疗效的特点是每种药物的起始剂量均有良好调脂疗效;而当

剂量增倍时,LDL - C 进一步降低幅度仅约 6%(他汀类药物疗效的 6% 效应)。他汀类药物剂量加倍,药费加倍,而降低 LDL - C 疗效的增加相对较小。因此,建议起始应用中等强度他汀类药物,根据个体调脂疗效和耐受情况,适当调整剂量,若胆固醇水平不达标,与其他调脂药物(如依折麦布)联合应用,可获得安全有效的调脂效果。他汀类药物治疗产生的临床获益来自 LDL - C 降低效应。不同种类与剂量的他汀类药物降低 LDL - C 的幅度见表 3 - 7。由于 HMG - COA 还原酶的活性和肝脏胆固醇的合成有昼夜节律,午夜时最高,中午时最低,故他汀类药物以夜间睡前服用为宜。

表 3 - 7   他汀类药物降胆固醇强度

高强度(每日剂量可降低 LDL - C > 50%)	中等强度(每日剂量可降低 LDL - C 25% ~ 50%)
阿托伐他汀 40 mg	阿托伐他汀 10 ~ 20 mg
瑞舒伐他汀 20 mg	瑞舒伐他汀 5 ~ 10 mg
	氟伐他汀 80 mg
	洛伐他汀 40 mg
	匹伐他汀 2 ~ 4 mg
	普伐他汀 40 mg
	辛伐他汀 20 ~ 40 mg

【不良反应及注意事项】

肝功能异常:主要表现为转氨酶升高,发生率约 0.5% ~ 3.0%,呈剂量依赖性。ALT 和(或)AST 升高达正常值上限 3 倍以上及合并总胆红素升高患者,应减量或停药。失代偿性肝硬化及急性肝功能衰竭是他汀类药物的禁忌证。他汀类药物相关肌肉不良反应包括肌痛、肌炎和横纹肌溶解。患者有肌肉不适和(或)无力,且连续检测肌酸激酶呈进行性升高时,应减少他汀类药物剂量或停药。长期服用他汀类药物有增加新发糖尿病的危险,发生率约 10% ~ 12%,属他汀类药物效应。他汀类药物对心血管疾病的总体益处远大于新增糖尿病危险,无论是糖尿病高危人群还是糖尿病患者,有他汀类药物治疗适应证者都应坚持服用此类药物。他汀治疗可引起认知功能异常,但多为一过性,发生概率不高。此外还包括头痛、失眠、抑郁以及消化不良、腹泻、腹痛、恶心等消化道症状。

(二)贝特类药物

贝特类药物调脂作用可能通过激活核受体 - 过氧化物酶体增殖物激活受体 α

(PPARα),诱导脂蛋白脂酶(LPL)的表达,增强 LPL 的脂解活性,促进 VLDL – C、乳糜微粒(CM)、中间密度脂蛋白(IDL)等颗粒中的 TG 成分水解而降低血清 TG 水平和升高 HDL – C 水平而实现。

1. 非诺贝特(fenofibrate)

【药动学】

口服后在肠道或肝脏内转化成非诺贝特酸而起调脂作用,4~7 h 血药浓度达峰值,$t_{1/2}$约 22 h,主要经肾脏排泄。食物可使微粒化非诺贝特的吸收增加,建议随餐服用。

【适应证】

用于治疗饮食控制效果不理想的高胆固醇血症,特别适用于 HDL 降低和 LDL 中度升高为特征的血脂异常患者,及 2 型糖尿病合并高脂血症的患者。

【用法及剂量】

非诺贝特片每次 0.1 g,3 次/日;微粒化非诺贝特每次 0.2 g,1 次/日。

【不良反应及注意事项】

常见口干、腹胀、大便次数增多、便秘、皮疹等,可能引起横纹肌溶解,少数患者会出现转氨酶升高、白细胞减少。与他汀类药物合用时可引起肌痛、血肌酸激酶升高,甚至横纹肌溶解,应谨慎合用。禁忌人群包括对非诺贝特过敏者、活动性肝病者、已知有胆囊疾病者、严重肾功能受损者、哺乳期妇女,禁止与其他贝特类药物合用。

2. 吉非贝齐(gemfibrozil)

【药动学】

口服后 1~2 小时血药浓度达峰值,$t_{1/2}$为 1.5 h,血浆蛋白结合率约为 98%,经肝脏代谢,70% 以原形的形式从肾脏排出。建议早餐和晚餐前 30 分钟服用。

【适应证】

同非诺贝特。

【用法及剂量】

吉非贝齐每次 0.6 g,2 次/日。

【不良反应及注意事项】

常见胃肠道不适,少见头痛、头晕、乏力、皮疹、瘙痒等,停药后可恢复正常。服药过程中应监测血常规、肝肾功能、肌酸激酶,治疗 3 个月无效则停药。对吉非贝齐过敏者、患胆囊疾病和胆石症者禁用,严重肝功能不全或原发性胆汁性肝硬

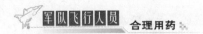

化患者、严重肾功能不全患者禁用。

3. 苯扎贝特(bezafibrate)

【药动学】

饭后或与饭同服,口服后 2 小时血药浓度达峰值,95% 与蛋白结合,$t_{1/2}$ 为 1.5 ~2 h,主要经肾脏排泄。服药后 TG 降低 20% ~60% ,TC 降低 10% ~30% ,HDL – C 升高 10% ~30% 。

【适应证】

同非诺贝特。

【用法及剂量】

苯扎贝特每次 0.2 g,3 次/日。

【不良反应及注意事项】

最常见的不良反应为胃肠道反应,如食欲减退、恶心呕吐、腹胀等。其他不良反应包括皮肤瘙痒、皮疹、头痛、头晕、失眠、性欲减退、贫血、白细胞减少等。服药期间注意监测血常规、肝肾功能、血脂以及肌酸激酶水平。对苯扎贝特过敏者、患胆囊疾病和胆石症者禁用,严重肝功能不全或原发性胆汁性肝硬化患者、严重肾功能不全患者禁用。

(三)胆酸螯合剂

胆酸在肝内由胆固醇合成,胆酸的作用是促进胆固醇吸收,在回肠末端,大于 95% 的胆酸被吸收返回肝脏。胆酸螯合剂为碱性阴离子交换树脂,相对分子质量大,进入小肠后不被破坏和吸收,能与胆汁酸结合,阻止胆汁酸的肝肠循环,使肝细胞中的胆固醇不断地被转化为胆汁酸,使胆固醇大量消耗,进而使得血浆 TC 和 LDL 水平逐渐降低。常用药物有考来烯胺(chlestyramine,消胆胺)和考来替泊 (colestipo,降胆宁)等。

【药动学】

不从胃肠道吸收。用药后 1 ~2 周,血浆胆固醇浓度开始降低,可持续降低 1 年以上。

【适应证】

适用于除纯合子家族性高胆固醇血症以外的任何高胆固醇血症。

【用法及剂量】

考来烯胺(消胆胺)每次 5 g,3 次/日;考来替泊(降胆宁)每次 5 g,3 次/日; 考来维仑(Welchol,维康)每次 1.875 g,2 次/日。与他汀类药物联用,可明显提高调脂疗效。

【不良反应及注意事项】

常见不良反应有胃肠道不适、便秘和影响某些药物的吸收,如噻嗪类利尿剂、呋塞米、青霉素和吉非贝齐。可在服用该药物前 1 小时或服药后 4 小时服用其他药物。此类药物的绝对禁忌证为异常 β 脂蛋白血症和血清 TG > 4.5 mmol/L (400 mg/dl),因为其可加重高甘油三酯血症。

【药物相互作用】

可影响某些酸性药物的吸收,如噻嗪类、香豆素类及洋地黄类药物,故建议合用时最少间隔 4 ~ 6 h。

(四)普罗布考

普罗布考降脂作用缺乏选择性,可同时降低 LDL – C 和 HDL – C,还有显著的抗脂质过氧化作用,具有明显的抗动脉粥样硬化作用。其降低 LDL – C 的作用主要与促进胆固醇分泌有关,通过促进胆固醇的胆汁分泌和排泄,利于体内胆固醇转运。降低 HDL – C 的机制与其促进 HDL – C 的体内代谢循环有关,可加速肝脏对 HDL – C 摄取,进一步促进胆固醇逆转运。普罗布考的抗氧化作用是维生素 E 的 5 倍,通过与 VLDL 和 LDL 颗粒紧密结合,抑制其氧化,从而显著减少氧化的 LDL 在巨噬细胞积聚,抑制泡沫细胞形成,是其抗动脉粥样硬化的主要作用机制。

【药动学】

口服后 18 小时达血药浓度峰值,$t_{1/2}$ 为 52 ~ 60 h。

【适应证】

主要适用于高胆固醇血症。

【用法及剂量】

常用剂量为每次 0.5 g,2 次/日,早、晚餐时服用。

【不良反应及注意事项】

常见不良反应为胃肠道反应,也可引起头晕、头痛、失眠、皮疹等,极为少见的严重不良反应为 Q – T 间期延长。室性心律失常、Q – T 间期延长、血钾过低者禁用。

(五)依折麦布

依折麦布通过抑制小肠胆固醇转运蛋白 NPC1L1 的活性,选择性抑制胆固醇和植物固醇的吸收,从而减少小肠中胆固醇向肝脏转运,使得肝脏胆固醇储存减少,导致肝脏 LDL 受体合成增加,加速 LDL 代谢,从而降低胆固醇水平。依折麦布在肠道形成葡萄糖醛酸化物,发生葡萄糖醛酸化后,经肠黏膜进入门静脉,经肝入胆汁再到小肠,如此反复,使得肠黏膜绒毛上总保持有依折麦布的葡萄糖醛酸化物,从而达到长时间抑制肠道胆固醇吸收的作用。依折麦布可抑制小肠对胆固醇吸收(抑制率达 54%),并不影响小肠对三酰甘油、脂肪酸、胆汁酸、孕酮、脂溶性维生素 A、D 的吸收。

【药动学】

$4 \sim 12$ h 达到血药浓度峰值, $t_{1/2}$ 约 22 h,约 90% 的药物随粪便排出。服药 1 周后,依折麦布可达到对 LDL - C 最大降幅的 60% ~ 80%,2 周时达到最大降幅并持续维持,早晚服用疗效相同。

【适应证】

依折麦布可用于各种类型的高胆固醇血症的治疗,一般在他汀类药物单用效果欠佳时与之合用,单用往往用于他汀类药物不耐受的患者。

【用法及剂量】

推荐剂量为 10 mg/d,任何时间均可服用,可空腹服用或随餐服用。

【不良反应及注意事项】

不良反应轻微且多为一过性,主要表现为头痛、关节痛,消化道症状如腹痛、腹泻,少见咳嗽、疲乏、咽痛、病毒感染。与他汀类药物联用可发生转氨酶增高和肌痛等副作用,妊娠期和哺乳期妇女禁用。

(六)烟酸

烟酸属于维生素 B 族,当用量超过作为维生素的常用剂量时,可迅速降低 TG 和 VLDL,适用于高 TG 血症、以 TG 升高为主的混合型高脂血症和低 HDL 血症。烟酸在体内转化成烟酰胺,后者是烟酰胺腺嘌呤二核苷酸(NADH)和烟酰胺腺嘌呤二核苷酸磷酸(NADP)的前体物质。NADH 和 NADP 是脂质代谢尤其是脂肪酸 β - 氧化所必需的辅酶,这两种物质的增加会影响机体的脂质代谢。

烟酸有普通剂型和缓释剂型两种剂型,以缓释剂型更为常用。缓释片常用量为每次 $1 \sim 2$ g,1 次/日。建议从小剂量($0.375 \sim 0.5$ g/d)开始,睡前服用;4 周后逐渐加量至最大常用剂量。口服吸收迅速且完全(> 95%),血药浓度达峰值时间为 $30 \sim 60$ min, $t_{1/2}$ 为 $20 \sim 45$ min。最常见的不良反应是颜面潮红,其他有肝脏损害、高尿酸血症、高血糖、棘皮症和消化道不适等,慢性活动性肝病、活动性消化性溃疡和严重痛风者禁用。

(七)ω-3 多不饱和脂肪酸

鱼油主要成分为 n-3 脂肪酸即 ω-3 脂肪酸。常用剂量为每次 0.5~1.0 g，3 次/日，主要用于治疗高 TG 血症。不良反应少见，发生率约 2%~3%，包括消化道症状，少数病例出现转氨酶或肌酸激酶轻度升高，偶见出血倾向。

(八)前蛋白酶转化酶枯草溶菌素 9 型(PCSK9)抑制剂

循环中的 LDL-C 清除主要依靠的是 LDL 受体介导的 LDL-C 与 LDL 受体复合物的肝细胞内化和胞吞作用。LDL 受体可循环再利用，PCSK9 是一种丝氨酸蛋白酶，可与 LDL 受体紧密结合，可使 LDL-C 的清除率大幅度降低，导致血液中 TC、LDL-C 明显升高。PCSK9 抑制剂可降低 LDL-C 及相关心血管事件风险。依洛尤单抗注射液(Evolocumab Injection)是目前应用于临床的 PCSK9 单克隆抗体，治疗家族性或原发性高胆固醇血症，也可用于他汀类药物不耐受的患者。

四、调脂药物的联合应用

他汀类药物虽然能够有效降低 LDL-C 水平，能明显减少心血管事件，但许多证据显示，即使应用了大剂量的他汀类药物治疗，也不能规避所有的心血管风险，仍有不少患者发生心血管事件和死亡，即所谓的残余心血管风险，可能与 HDL-C 降低、TG 显著升高等复杂血脂异常有关。同时大剂量他汀类药物治疗也使得其不良反应发生率升高而不能耐受，从而限制了他汀类药物的应用。因此，联合治疗不仅可以降低 LDL-C，还可以降低 TG 和升高 HDL-C。

(一)用于降低 LDL-C 的联合方案

1.他汀类药物联合依折麦布

他汀类药物联合依折麦布可协同作用于胆固醇的吸收和合成环节，能更好地改善血脂紊乱。依折麦布的不良反应小，联合应用治疗的患者耐受性好，不增加肝脏毒性、肌病和横纹肌溶解的发生。因此，依折麦布与低剂量他汀类药物联合治疗使降脂疗效大大提高，达到了高剂量他汀类药物的效果，但无大剂量他汀类药物发生不良反应的风险。

2.他汀类药物联合普罗布考

普罗布考降低 TC 合成，促进 TC 分解，使 LDL-C 降低，但同时也降低 HDL-C。具有显著的抗氧化作用，延缓动脉粥样硬化斑块形成。与他汀类药物联合应用的安全性较高，且能获得更大的 LDL-C 降低幅度。

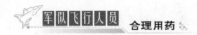

3. 他汀类药物联合胆酸螯合剂

两者合用有协同降低 LDL - C 水平的作用,可延缓动脉粥样硬化的发生和发展过程,减少冠心病事件的发生。两者联合应用可因减少用药剂量而降低不良反应的发生率。但由于胆酸螯合剂不良反应较多,服用时存在一些不便,因此该联合方案仅用于其他治疗药物治疗无效或不能耐受者。

(二)用于改善混合型血脂异常的联合方案

1. 他汀类药物联合贝特类药物

贝特类药物是目前最强的降低 TG 的药物,对于 TG > 500 mg/dl 的患者,首选贝特类药物。对于 TG 在 200 ~ 500 mg/dl 的高危心血管风险患者,他汀类药物联合贝特类药物是最常见的联合用药方案。这两种药物均有损伤肝功能的可能性,并有发生肌病的危险,应高度重视联合应用的安全性。可采取晨服贝特类药物、晚服他汀类药物的方法,避免血药浓度显著升高。联合治疗期间避免与大环内酯类抗生素、抗真菌药合用。

2. 他汀类药物联合烟酸类药物

在常规他汀类药物治疗的基础上,加用小剂量烟酸是一种合理的联合治疗方案,烟酸可以协同他汀类药物进一步降低 LDL - C,而且在降低 TG、升高 HDL - C 方面又强于他汀类药物。但由于烟酸的常见不良反应,如速释剂型容易出现颜面潮红,缓释剂型容易出现肝毒性,从而限制了烟酸的使用。

3. 他汀类药物联合 ω - 3 多不饱和脂肪酸

该联合方案是治疗混合型高脂血症有效而安全的选择,不但可以大幅度降低TG,还可以显著降低 LDL - C 和升高 HDL - C。联合应用不会增加各自的不良反应,但服用较大剂量 ω - 3 多不饱和脂肪酸有增加出血的风险,应慎用于有出血风险的患者,并定期监测其凝血功能。

(三)药物的相互作用

他汀类药物和贝特类药物联合应用时,由于两者均有潜在的肝损伤风险,并有发生肌炎和肌病的危险,因此,应高度重视两者联合应用时的安全性,且两者合用时应尽量避免与大环内酯类抗生素、抗真菌药、HIV 蛋白酶抑制剂、环孢素、地尔硫草和胺碘酮等药物合用。他汀类药物与烟酸合用时,烟酸可提高他汀类药物的生物利用度,有可能增加肌病的风险。

第四节　心律失常

心律失常(cardiac arrhythmia)是指心脏冲动的频率、节律、起源部位、传导速度及激动次序的异常。

一、心律失常分类

根据发生机制结合起源部位,可将心律失常分为冲动发源异常和冲动传导异常两大类。

(一)冲动发源异常

1. 冲动自窦房结发出

窦性心动过速、窦性心动过缓、窦性心律不齐和窦性停搏。

2. 冲动自异位起搏点发出

(1)被动型异位心律:房性逸搏和房性逸搏心律、房室交界区性逸搏和房室交界区性逸搏心律、室性逸搏和室性逸搏心律。

(2)主动型异位心律:期前收缩(房性、房室交界区性和室性)、阵发性心动过速(室上性和室性)、非阵发性心动过速(房性、房室交界区性和室性)、心房扑动和心房颤动、心室扑动和心室颤动。

(二)冲动传导异常

1. 干扰及干扰性房室分离。

2. 心脏传导阻滞,如窦房传导阻滞、房内传导阻滞、房室传导阻滞、室内传导阻滞。

3. 各种异常旁路参与传导。

(三)冲动发源异常与冲动传导异常并存

并行心律和异位节律伴外出阻滞。

二、抗心律失常药物分类

心律失常的治疗措施包括一般性治疗,指对心脏病患者普遍适用的预防、保健措施,如生活方法改善;对可能引起心律失常的疾病进行必要的治疗;去除心律失常的诱发因素;对心律失常本身的治疗。抗心律失常药物治疗是心律失常最基

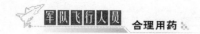

本、最广泛的治疗方法。

抗心律失常药物分类:目前的抗心律失常药物分类是 Vaughan williams 于1970 年提出的,其实用性较强(表 3 - 8)。

表 3 - 8　Vaughan williams 抗心律失常药物分类

分类		主要药物	作用机制
Ⅰ类:钠通道阻滞剂	Ⅰa	奎尼丁、普鲁卡因胺、丙吡胺	中度阻滞钠通道,抑制 0 相,减慢传导,延长复极,延长有效不应期
	Ⅰb	利多卡因、美西律	轻度阻滞钠通道,对正常心肌电生理的 0 相无作用,抑制病变心肌的 0 相
	Ⅰc	普罗帕酮、氟卡尼、莫雷西嗪	显著阻滞钠通道,抑制 0 相,明显减慢传导
Ⅱ类:β 受体阻滞剂		普萘洛尔、美托洛尔、阿替洛尔、比索洛尔	阻断心脏 β 受体,抑制交感兴奋所致的起搏电流、钠电流等
Ⅲ类钾通道药		胺碘酮、索他洛尔	抑制多种钾电流,延长 APD 和不应期
Ⅳ类:钙通道阻滞剂		维拉帕米、地尔硫䓬	抑制钙通道,降低窦房结自律性,减慢房室结传导性

三、常用抗心律失常药物

(一)Ⅰ类抗心律失常药物

阻滞快钠通道,降低 0 相上升速率,降低动作电位(AP)上升支的幅度,减慢冲动在心肌组织内的传导速度,有效阻滞钠通道依赖的折返,可快速终止折返性快速性心律失常。Ⅰ类抗心律失常药物都具有不同程度的负性肌力作用,Ⅰb 类药物的负性肌力作用较弱,Ⅰa 类药物中的双异丙吡胺和Ⅰc 类药物的负性肌力作用均很强。Ⅰ类抗心律失常药物在抑制折返激动的同时,也为新折返的形成提供了条件。因此,该类药物既表现为抗心律失常的作用,又表现为促心律失常的作用。尤其对于器质性心脏病患者,正反两个方面的作用受到患者体内某些因素的影响,如心脏病变性质及范围、电解质紊乱、交感神经兴奋状态及心功能不全等。

Ⅰ类抗心律失常药物可分为广谱和窄谱;Ⅰa 和Ⅰc 相对广谱,Ⅰb 的利多卡因、美西律和苯妥英钠对室上性心律失常均无效,属于窄谱。

1. Ⅰa 类药物　中度阻滞钠通道,降低动作电位 0 相上升速率,减慢传导速度,降低心肌细胞膜 K^+ 和 Ca^{2+} 的通透性,延长复极过程,且延长有效不应期效果更为显著。

(1)奎尼丁(quinidine)

【药动学】

口服吸收快,生物利用度为 72% ~87% ,血浆蛋白结合率为 80% ~88% ,大部分经肝脏代谢成为 3 - 羟基奎尼丁等有活性的物质,$t_{1/2}$ 为 6~8 h。

【适应证】

奎尼丁属于广谱抗心律失常药物,可治疗和预防室上性和室性心律失常,复律房扑和房颤并维持窦性心律。可用于预激综合征伴发的房室折返性心动过速和房室结双径路所致的房室结折返性心动过速。奎尼丁也可通过抑制期前收缩而防止触发机制所致的各类心动过速。可有效控制室性期前收缩,特别是复杂性室性期前收缩,可用于预防室性心动过速和心室颤动的发生。

【不良反应及注意事项】

常见有胃肠道反应包括恶心、呕吐、腹痛、腹泻,多见于用药早期,长期使用有耳鸣、失听、视觉障碍等金鸡纳反应及发热、血小板减少等过敏反应。奎尼丁的心脏毒性较为严重,治疗浓度可致心室内传导速度减慢(Q - T 间期延长),高浓度可致窦房传导阻滞,在传导阻滞的情况下浦肯野纤维出现异常自律性可致室性心动过速。严重者发生奎尼丁晕厥或猝死。在应用中,尤其在服药的最初 3 d 应监测Q - T间期和血钾浓度的变化。

(2)普鲁卡因胺(procainamide)

普鲁卡因胺与奎尼丁有相似的电生理效应,但没有抗迷走神经及 α 受体阻断作用,静脉给药的耐受性强于奎尼丁。

【药动学】

口服吸收快,在肝内经 N - 乙酰转移酶作用,形成 N - 乙酰普鲁卡因胺,$t_{1/2}$ 约3 ~4 h。

【适应证】

用于治疗室上性和室性心律失常以及预激综合征房颤合并快速心率,或鉴别不清室性或室上性来源的宽 QRS 心动过速。最常用于室性心律失常,对室性期前收缩和室性心动过速的有效率分别为 90% 和 70% 。普鲁卡因酰胺也可用于房扑、房颤复律和复律后窦律的维持,对预激综合征伴房颤者,由于其延长旁路的逆行传导不应期,阻滞冲动返回心房,抑制可诱发心动过速的期前收缩,故可有效控

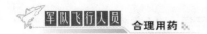

制心室率,并不再诱发旁路所致的折返性心动过速。

【不良反应及注意事项】

常见有恶心、食欲不振、呕吐、腹泻等胃肠道反应,大多数人可耐受,也可有荨麻疹、皮肤瘙痒等。大剂量使用时可产生中枢神经系统副作用,如眩晕、幻觉、抑郁等,较少见的有肌肉颤、无力、发热、贫血、淋巴结肿大等。长期应用可出现红斑狼疮样反应,表现为关节痛、发热、皮疹、胸腔或心包积液等,此时应立即停药,但仅出现抗核抗体阳性者可不停药;也可诱发粒细胞减少,常与剂量有关。因此不主张长期使用本药。

(3)丙吡胺(disopyramide)

丙吡胺电生理效应和奎尼丁相仿,是一种强效广谱抗心律失常药。

【药动学】

口服吸收好,可达90%,广泛分布于全身,$t_{1/2}$为7~9 h,静脉给药的血药浓度为2~4 μg/ml,经肝脏代谢脱去异丙基,经肾脏排泄。

【适应证】

可有效控制室性心律失常,对室性期前收缩的有效率为75%~87%、室性心动过速为30%~50%。对急性心肌梗死患者的室性心律失常,静脉注射有效率为58%~78%,且在其他药物不能控制时也有效。丙吡胺可用于纠正室上性心律失常,但对房室结折返性心动过速疗效不佳,转复房颤和房扑的疗效也很差,但可用于房扑及房颤复律后维持窦律。对预激综合征合并快速心律失常疗效良好,可有效控制倾斜试验所诱发的血管抑制性晕厥的发作。

【不良反应及注意事项】

有明显的抗胆碱作用,故可产生相应的副作用,如口干、视物模糊、便秘、尿潴留,也可引起恶心、腹部不适等胃肠道症状,偶有头痛、眩晕、失眠、抑郁等神经系统表现。对心血管的副作用主要为负性肌力和低血压,长期口服可诱发或加重心力衰竭。禁用于高度房室传导阻滞和室内阻滞的患者,以及病态窦房结综合征、严重心动过缓、青光眼或重症肌无力的患者。

2. Ⅰb 类药物

Ⅰb 类药物阻断钠通道的时间短,对于去极化的心肌组织或者心率较快时,作用效果明显,尤其是对于缺血的心肌组织或洋地黄中毒所致的心律失常有较强的抑制作用。

(1)利多卡因(lidocaine)

与激活态及失活态钠通道均能结合,对去极化及高频率心肌中钠通道的阻滞作用强。心房肌的动作电位比心室肌短,舒张期相对延长,有足够的时间使钠通道从失活态恢复到静息态,故利多卡因对房性心律失常无效。

【药动学】

只能静脉使用,与蛋白结合率约为51%,肌注5~15min起效,静脉注射后立即起效。治疗有效血药浓度为1.5~5 μg/ml,中毒血药浓度在5 μg/ml以上。90%经过肝脏代谢,代谢产物单乙基甘氨酰二甲苯胺(MEGX)及甘氨酰二甲苯胺(GX)有药理活性。

【适应证】

利多卡因是治疗室性快速心律失常的首选药物。本药可用于各种原因引起的快速室性心律失常,主要用于急性心肌梗死或心肌缺血、洋地黄中毒、锑剂中毒、严重创伤手术所致心律失常,有效率80%左右。

【不良反应及注意事项】

不良反应与剂量有关,利多卡因给药浓度过大、速度过快,可能产生神经系统副作用,如呆滞、恶心、头晕、言语不清、意识改变、嗜睡、乏力、震颤、抽搐,甚至呼吸抑制、昏迷、惊厥等。心血管副作用表现为窦性心动过缓、窦性停搏、心肌收缩力下降、低血压、房室传导阻滞等。心、肝、肾功能不全,酸中毒,休克或老年患者,其$t_{1/2}$可明显延长,故应减量使用。

(2)美西律(mexiletine)

【药动学】

口服30 min起效,持续8 h,2~3 h血药浓度达峰值,$t_{1/2}$为10 h,有效血药浓度0.5~2 μg/ml,中毒血药浓度与有效血药浓度相似,少数患者在有效血药浓度时即可出现严重不良反应。

【适应证】

美西律为利多卡因衍生物,其电生理效应与利多卡因相仿,口服有效,可有效地纠正室性心律失常。由于其不良反应较多,现推荐用于一般室性期前收缩的治疗。

【不良反应及注意事项】

消化道不良反应较多,宜与食物同服,以减少消化道反应。神经系统副作用也常见,如眩晕、震颤、运动失调、语音不清、视物模糊等。大剂量可致房室传导阻滞或低血压、精神症状,偶有血小板减少症。

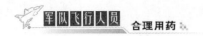
3. I_c 类药物

钠通道被明显阻滞,属于慢动力型药物,可显著降低动作电位0相上升速率和幅度,减慢传导速度作用最为明显。

(1)普罗帕酮(propafenone)

【药动学】

口服吸收良好,口服后 2~4 h 达峰,血药浓度个体差异大,$t_{1/2}$ 为 5~8 h。

【适应证】

适用于室上性和室性心律失常的治疗,主要用于控制室上性心动过速,包括房颤,对室性心律失常药效中等。

【不良反应及注意事项】

心血管副作用多为室内传导阻滞加重,QRS 波增宽,出现负性肌力作用,诱发或使原有心力衰竭加重,造成低心排血量状态,进而室速恶化。因此,心肌缺血、心功能不全和室内传导阻滞者相对禁忌或慎用。心脏以外的副作用有口干、唇舌麻木、头晕、恶心、呕吐等,多能耐受,也有视物模糊、便秘、嗜睡等。

(2)氟卡尼(flecanide)

氟卡尼为典型的 I_c 类药物。

【药动学】

口服吸收完全,生物利用度为 90%~95%,$t_{1/2}$ 为 20 h,经肝脏代谢,代谢产物有活性。

【适应证】

可有效治疗室性和室上性心律失常,对频发和复杂性室性期前收缩的抑制作用较强,但对持续性室速或室颤的效果不佳。由于氟卡尼对旁路和房室结有快径路的作用,可有效终止房室结折返和旁路折返所致的室上性心动过速。

【不良反应及注意事项】

副作用有视物模糊、头痛、耳鸣、感觉异常等,胃肠道反应包括恶心、呕吐和食欲不振。负性肌力作用与剂量成正比,对病态窦房结综合征患者慎用。本药的致心律失常作用明显,尤其对于弥漫性心肌损害者。禁用于急性心肌梗死伴左心室功能障碍或有传导系统病变者,由于其明显的频率依赖性,有时可于运动时出现致心律失常作用。

（3）莫雷西嗪（moricizine）

【药动学】

为吩噻嗪类衍生物，阻滞钠通道。生物利用度为 17% ~ 100%，$t_{1/2}$ 为 5 h。

【适应证】

用于治疗室上性和室性心律失常。对室性心律失常更有效。本药可通过阻断房室结快钠通道而纠正房室结折返性心动过速，也能终止和预防旁路所致心动过速并可纠正难治性房性心动过速。

【不良反应及注意事项】

包括恶心、呕吐、眩晕、焦虑、口干、头痛、视物模糊等胃肠道和中枢神经系统副作用。对动脉血压和心肌收缩力无明显影响，但可引起室内传导阻滞，尤其是剂量较大时，多表现为 P – R 间期延长。对原有室内传导障碍者，本药可进一步延长 QRS 时限，但不使正常 QRS 增宽。一般不用于器质性心脏病、心功能不全者。

（二）Ⅱ类抗心律失常药物：β 受体阻滞剂

β 受体阻滞剂是一类广谱的抗心律失常药物，主要作用于窦房结和房室结，减慢心率和房室传导速度，延长 P – R 间期和增加房室结的不应期。可有效终止房室间折返性心动过速，并使房颤及房扑患者心室率减慢。在应激或精神兴奋时，高危患者可诱发严重心律失常，β 受体阻滞剂能有效降低心律失常的发生，以及抑制某些心脏病患者由于兴奋诱发的心律失常。β 受体阻滞剂对室性心律失常有一定疗效，尤其可降低心源性猝死发生率。（详见本章第二节内容）

（三）Ⅲ类抗心律失常药物

Ⅲ类抗心律失常药物为钾通道阻滞剂，抑制钾外流而延长复极时间，延长心肌动作电位时程，延长有效不应期，有效终止各种折返和治疗房颤。

1. 胺碘酮（amiodarone）

【药动学】

口服吸收缓慢且不规则，生物利用度约 50%。口服 3 ~ 7 h 血药浓度达峰值，$t_{1/2}$ 为 13 ~ 30 d，约 1 个月可达稳态血药浓度（0.92 ~ 3.75 μg/ml）。

【适应证】

对各型期前收缩、心动过速、房扑/房颤和预激综合征有良好效果，对心源性猝死亦有一定的保护作用。静脉注射胺碘酮能有效控制利多卡因、普鲁卡因胺无效的室速和室颤,它的效力与静脉注射溴苄胺相似。可有效治疗室上性心动过速,尤其是预激综合征伴发的室上性心动过速或房颤,可用于交感神经介导的阵发性房颤。

【不良反应及注意事项】

不良反应有心脏外和心脏副作用,与药物使用途径、剂量大小、使用时间长短有关。胺碘酮引起甲状腺功能亢进或甲状腺功能减退较常见,可能与其分子中含碘有关,大多数患者在停药 1~2 个月后症状可自行消除。副作用还有日光敏感性皮炎、可逆性的角膜色素沉着,但不影响视力,可有畏光流泪、异物感等,此外,常有胃肠道反应、恶心、排便习惯改变、肝功能异常、头痛、震颤、共济失调等。最严重的是肺间质纤维化,发生率为 1%~4%,可严重影响肺功能,甚至致死,但停药后也可自行消除。

碘酮的不良反应较广泛,$t_{1/2}$ 较长,因此,使用时应注意换用其他抗心律失常药时的相互作用,长期用药者应使用最小有效维持量,并监测血压、心电图、肝功能、电解质、甲状腺功能等。

2. 索他洛尔(sotalol)

索他洛尔是一种非选择性、无内在交感活性的竞争性 β 受体阻滞剂,能延长心肌动作电位时程、有效不应期及 Q-T 间期,抑制窦房结、延长房室结传导及房室旁道的传导时间,但不改变 H-V 间期或 QRS 时间。

【药动学】

口服生物利用度约为 95%。口服 2~3 h 血药浓度达峰值,$t_{1/2}$ 为 15~20 h。

【适应证】

由于本药具有 Ⅱ、Ⅲ 类抗心律失常药物的特性,可用于各类快速心律失常的治疗,包括室上性和室性心律失常。对治疗房室结折返性心动过速优于房室折返性心动过速;对慢性房颤,与地高辛合用可增强疗效,且不良反应减少;对电转复后窦性心律的维持疗效与奎尼丁相同,且副作用少,耐受性好。

【不良反应及注意事项】

副作用与剂量有关,且随剂量的增加而增多。副作用的发生主要是由于 β 受体阻滞和 Q-T 间期延长,可出现心动过缓、低血压,亦有疲乏、头昏、头痛、支气管痉挛及呼吸困难。β 受体阻滞剂的其他副作用也可发生,其致心律失常作用是最严重的不良反应,常发生于大剂量(>320 mg)以及电解质紊乱,如低钾、低镁或与其他延长复极药合用时。窦性心动过缓、严重心力衰竭、长 Q-T 间期综合征、病态窦房结综合征、房室传导阻滞、低血压者不宜选用。肾功能不全者应减少剂量。

3. 决奈达隆(dronedarone)

决奈达隆是在胺碘酮的化学结构上进行改造后的新型抗心律失常药物,将胺碘酮的两个碘原子去掉,增加甲基磺胺基团,避免了胺碘酮由于含碘而产生的副作用。

【药动学】

口服生物利用度低,约为 4% ~15% ,$t_{1/2}$ 为 13 ~19 h,血药浓度达峰时间为 3 ~6 h。

【适应证】

可用于房颤、房扑的治疗。研究发现,决奈达隆可能造成心力衰竭恶化,因此禁用于 NYHA 为Ⅳ级或不稳定的 NYHA Ⅱ~Ⅲ级患者。

【不良反应及注意事项】

常见的不良反应有腹泻、恶心、呕吐、腹痛、乏力和皮疹等。

(四)Ⅳ类抗心律失常药——钙通道阻滞剂

药物有维拉帕米和地尔硫䓬,阻滞心肌慢反应细胞如窦房结和房室结中钙通道,使心率减慢、P – R 间期延长,也使房室结的不应期延长,终止房室结环行通路的折返性心律失常,降低房颤及房扑的心室率。

1. 维拉帕米(verapamil)

【药动学】

口服吸收好,生物利用度为 20% ~35% ,$t_{1/2}$ 为 2.8 ~7.4 h。

【适应证】

维拉帕米主要用于室上性和房室结折返引起的心律失常,为阵发性室上性心动过速首选药,控制房颤及房扑的心室率,对急性心肌梗死、心肌缺血及强心苷中毒引起的室性早搏有效。

【不良反应及注意事项】

主要为负性肌力和负性传导作用,不宜与 β 受体阻滞剂合用,窦性心动过缓、严重心力衰竭、长 Q – T 间期综合征、病态窦房结综合征、房室传导阻滞、低血压者不宜选用。胃肠道副作用可表现为腹胀、便秘等。

2. 地尔硫䓬(diltiazem)

【药动学】

口服吸收好,生物利用度为 40% ,$t_{1/2}$ 为 2 ~3 h。

【适应证】

用于治疗室上性心动过速,控制房颤和房扑的心室率,减慢窦性心动过速。

【不良反应及注意事项】

不良反应基本同维拉帕米。

(五)伊伐布雷定

【药动学】

伊伐布雷定属于 HCN 通道阻滞剂,口服易吸收,生物利用度为 33%,给药后达峰时间为 $0.75 \sim 1.5$ h,$t_{1/2}$ 为 2 h。在肝脏中被 CYP3A4 代谢为去甲伊伐布雷定。

【适应证】

用于治疗对 β 受体阻断剂禁忌或不耐受的慢性稳定型心绞痛,也通过拮抗 I_f 离子通道,减少去极化 Ca^{2+} 内流,从而降低窦房结起搏点活动频率,降低窦房结自律性。

【不良反应及注意事项】

不良反应有头晕、头痛,偶见恶心、心悸、腹泻、室性期前收缩、室上性期外收缩。较常见的不良反应为窦性心动过缓和一过性视觉症状。伊伐布雷定能干扰视锥细胞的超级化激活电流,缩短视锥细胞对强光的反应,从而影响视觉的瞬时分辨率,这些不良反应属于剂量依赖性的,是可逆的。

四、药物的相互作用

目前临床上常用的抗心律失常药物,均由细胞色素 P450 酶代谢。奎尼丁是 CYP2D6 的强大抑制剂,与其他抗心律失常药物联用时,会使主要通过 CYP2D6 代谢的药物受到影响。普罗帕酮、氟卡尼、美西律及部分 β 受体阻滞剂,与异喹胍代谢多态性的表型相关。低剂量的奎尼丁就可使氟卡尼的清除率降低。Ⅲ类抗心律失常药物能提高与其合用的药物如Ⅰa、Ⅱc、β 受体阻滞剂的作用,其主要机制是抑制药物的肝脏代谢,并改变合用药物的生物利用度、蛋白结合率、肾清除率等。如胺碘酮可显著提高地高辛、华法林及许多Ⅰ类抗心律失常药物的血药浓度,从而增加药物的不良反应发生率。与胺碘酮合用的药物,常需减量 20% ～ 50%以维持正常的血药浓度。钙离子拮抗剂对其他药物的影响主要是通过抑制肝脏代谢酶活性及肝血流速度而实现的,可提高药物的血药浓度,降低药物清除率,如维拉帕米与地高辛合用时,能抑制地高辛从肾小管分泌,使地高辛血药浓度明显上升,$t_{1/2}$延长。

五、抗心律失常药物的不良反应

1.心功能方面的不良反应

抗心律失常药物多数具有心肌抑制作用,可降低心脏泵血功能。当患者本身合并有左心室功能受损时,可加重心力衰竭。丙吡胺、氟卡尼禁用于严重左心室功能不全患者。

2.对心电生理学的影响

(1)发生新的快速性心律失常 通常称为抗心律失常药物的"致心律失常作用"。

(2)发生心动过缓性心律失常 常与药物剂量有关,如窦性心动过缓、窦性静止、窦房传导阻滞、房室传导阻滞等。心动过缓性心律失常发生后停药即可。

(3)影响其他组织器官 抗心律失常药物可产生一些非心血管系统的不良反应,如胺碘酮对于肺、甲状腺的影响。

六、心律失常的药物治疗原则

(一)临床选择抗心律失常药物治疗的基本原则

1.Ⅰ类抗心律失常药物

Ⅰa类抗心律失常药物临床应用在逐渐减少,Ⅰb类抗心律失常药物利多卡因多被应用于急诊治疗室性心动过速,一般不应超过24 h。Ⅰc类抗心律失常药物禁用或慎用于伴有器质性心脏病的患者,如普罗帕酮常用于无心脏结构异常、心功能正常者。

2.Ⅱ类抗心律失常药物

Ⅱ类抗心律失常药物(β受体阻滞剂)临床应用在逐渐增加,不良反应少见,尤其用于高交感活性患者预防心源性猝死,具有良好的效果。

3.Ⅲ类抗心律失常药物

胺碘酮是代表药物,可用于各类器质性心脏病和心功能不全患者的心动过速、心室颤动、心房颤动的治疗。

4.Ⅳ类抗心律失常药物

维拉帕米作为代表药物,用于控制快速的室上性心律失常有效,但其负性肌力作用使其临床应用受到了一定限制。

(二)常见心律失常的药物治疗原则

1.室上性期前收缩

室上性期前收缩包括房性期前收缩和房室交界性期前收缩,在正常人中较为常见,也可出现在合并器质性心脏病患者中,如心房增大、心力衰竭、心肌缺血等。室上性期前收缩通常无自觉症状,频发时可有心悸。

室上性期前收缩的治疗重点在于寻找和消除其病因和诱发因素,药物治疗可选择 β 受体阻滞剂和非二氢吡啶类钙通道阻滞剂。

2.室上性心动过速

(1)房性心动过速　包括短阵自限性房性心动过速、折返性房性心动过速、异位自律性房性心动过速和多源性房性心动过速,可合并的心脏病有冠心病、瓣膜病、先天性心脏病和心肌病等。阵发性房性心动过速治疗药物可选择普罗帕酮、氟卡尼、胺碘酮等,降低心室率可选用维拉帕米、地尔硫䓬和 β 受体阻滞剂。

(2)房室结折返性心动过速和房室折返性心动过速　发作时如果出现低血压、心绞痛或急性心力衰竭则需要紧急进行电复律,刺激迷走神经的方法也可终止一部分心动过速,但导管射频消融术是首选治疗阵发性室上性心动过速的方法。用于终止急性发作的药物有腺苷、维拉帕米、地尔硫䓬、艾司洛尔、普罗帕酮和胺碘酮等。

3.心房颤动

心房颤动引起的心律异常是产生症状的重要原因,心悸、胸闷和运动耐力下降是最常见的临床症状。心房颤动并发的左心房附壁血栓易引起动脉栓塞,是致残、致死的重要原因。用于心房颤动复律的药物一般有胺碘酮和普罗帕酮等,用于维持窦性节律的药物有胺碘酮、β 受体阻滞剂、普罗帕酮、索他洛尔等。用于控制心房颤动的药物包括 β 受体阻滞剂、非二氢吡啶类钙通道阻滞剂、洋地黄类药物和胺碘酮等。

4.心房扑动

心房扑动的急性治疗取决于其临床表现和血流动力学是否稳定,急性期心房扑动最有效的治疗办法是直流电同步电复律,也可采用心房起搏来终止心房扑动。复律药物一般包括Ⅰa、Ⅰc 和Ⅲ类抗心律失常药物,Ⅰa(如奎尼丁)或Ⅰc(普罗帕酮)可有效转复心房扑动并预防其复发,但应和 β 受体阻滞剂、钙通道阻滞剂合用,以防止房室传导速度加快而导致心室率增快。如心房扑动合并冠心病、充血性心力衰竭等严重心脏病时,Ⅰa、Ⅰc 类抗心律失常药物容易导致严重的室性心律失常,此时应选用胺碘酮。

5.室性期前收缩

室性期前收缩常见于器质性心脏病患者,也可见于健康人,因此其临床意义取决于潜在的基础心脏疾病,绝大多数无器质性心脏病的室性期前收缩患者预后良好。临床评估和检查的重点在于发现潜在的器质性心脏病和心力衰竭,评估症状的诱发因素、严重程度、发作频率、持续时间、伴随症状、药物使用情况以及生活方式等。

对于没有合并器质性心脏病的室性期前收缩,如无明显不适,可不必治疗,首先改善生活方式,避免过度劳累,禁烟酒和咖啡等,如症状仍明显,可给予β受体阻滞剂和非二氢吡啶类钙通道阻滞剂,治疗的目的是缓解症状而非减少期前收缩数量。对于无器质性心脏病而频发的单形性期前收缩,可考虑进行射频消融术。

第五节　心血管疾病治疗药物的航空医学关注

一、抗高血压药物的航空医学关注

调查数据显示,2012—2015 年我国 18 岁及以上居民高血压患病率高达27.9%,飞行人员虽经过严格选拔,但由于其特殊的工作环境(应激状态、噪声、振动),高血压仍是飞行人员常患的疾病之一。高血压及其并发的心脑血管疾病,可造成飞行人员空中突然失能,严重威胁着飞行人员的身体健康和飞行安全。应用药物治疗高血压时,降压药物会对飞行人员的飞行耐力和认知产生一定影响,继而威胁到飞行安全,因此,飞行人员高血压一直是航空航天临床医学鉴定的难点和重点。

由于具有较高的安全性和可靠性,生活方法改善成为预防和治疗飞行人员高血压的首选措施。生活方法改善方法包括减轻体重、减少钠盐摄入、限制饮酒、进行规律性的体育运动、戒烟、改善膳食结构等。生活方法改善需个体化进行,根据飞行人员高血压的评估结果,选择相应的生活方法改善方法进行重点干预,不仅可以保证降压效果,还可提高飞行人员的依从性。在实践中,对于高血压患者,不论是航空医生还是飞行人员,都要重视非药物方法对高血压的治疗作用。生活方法改善可以不同程度地降低患高血压的飞行人员的血压,同时可以减少降压药物的使用量,减少药物副作用,降低药物对飞行的影响,最大限度地发挥抗高血压的治疗效果,并且控制飞行人员其他心血管疾病的风险。

飞行人员安全用药一直是航空医学关注的重点,我军目前对飞行人员带药飞行仍严格控制。高血压是飞行人员的常见病,其导致的各种并发症是航空安全主要考虑的因素,如果仅靠生活方式干预则作用有限,需要进行药物治疗。飞行人员高血压药物治疗不仅仅要考虑控制血压水平、降低并发症的问题,还应当关注药物对飞行耐力及认知有无影响。总体上飞行人员高血压用药应当遵循的原则是:飞行人员降压药物的选择不仅要考虑其降压效果,还要考虑其可能会给飞行带来的副作用。在选择具体药物时,应注意满足以下条件:①长效制剂,能 24 h 有效平稳降压;②能降低血压变异性,维持血压正常的昼夜节律;③不影响飞行人员的认知能力及飞行耐力,如加速度耐力、缺氧耐力等;④副作用少,且可预测并能治疗;⑤服用简便,长期服用不产生耐药性。

国际民航组织允许民航飞行员使用的抗高血压药物包括噻嗪类利尿剂、ACEI、ARB、钙通道阻滞剂和 β 受体阻滞剂,涵盖高血压防治指南推荐的一线用药。中国民航局规定首次或更换使用(含调整剂量)抗高血压药物,需要在地面观察至少 2 周,血压控制在目标范围以内,无其他影响飞行的并发症,且无服用药物带来的不良反应方可参加飞行。美国联邦航空管理局规定,如使用单一药物不能控制血压时,最多可同时使用 3 种上述允许使用的降压药物;更换用药或者调整使用剂量时,应地面观察 7 天,在血压控制平稳,且无不良反应的情况下,可执行飞行任务。

美国空军建议飞行人员在无药物使用禁忌证的情况下,优先使用噻嗪类利尿剂、ACEI 和 ARB,这些药物在单一使用的情况下,最少暂时停飞,地面观察 7 天,如果血压控制良好,并且没有药物不良反应时,恢复飞行。噻嗪类利尿剂与保钾利尿剂联合使用,血压控制良好并且没有药物不良反应时,也可允许参与正常飞行训练。上述单一药物不能控制需联合应用或服用其他降压药物如 CCB、β 受体阻滞剂时,需要进行医学特许。

目前我军规定飞行人员高血压经过非药物治疗无效需使用降压药物时,要给予临时停飞。在实际工作中,航空医学工作者针对飞行人员的飞行机种、飞行职务以及高血压的疾病特点,对一些无大载荷暴露、双座机的患高血压的飞行人员,也允许其带药飞行,为我军飞行人员高血压带药飞行研究积累了一定的经验。利尿剂、ACEI 和 ARB 对飞行人员的飞行耐力和飞行认知能力影响较小,故可作为治疗飞行人员高血压的首选药物。β 受体阻滞剂可引起乏力、运动耐力降低、注意力减退,降低心血管的应激反射能力。CCB 可影响血管张力和心肌收缩力,降低心血管的反射能力,导致飞行耐力下降,因此,这两类药物可作为二三线药物使用。但也要认识到,我军缺乏对临床一线降压药物的系统航空医学研究,尤其是现代战机高机动性、高认知负荷等特点,更应关注降压药对飞行人员认知及飞行能力的影响。

二、调脂药物的航空医学关注

由于军队飞行人员职业特点和血脂异常明显受生活方式与饮食的影响,针对军队飞行人员血脂异常,首先应强调非药物治疗的重要性。饮食治疗和生活方式改善是治疗血脂异常的基础措施。无论是否进行药物调脂治疗,都必须坚持控制饮食和改善生活方式。良好的生活方式包括坚持健康饮食、规律运动、远离烟草和保持理想体重。生活方式干预是一种最佳成本效益比和风险收益比的治疗措施。饮食与非药物治疗者,开始 3~6 个月应复查血脂水平,如血脂控制达到建议目标,则继续进行非药物治疗,但仍须每 6 个月至 1 年复查 1 次,长期达标者可每年复查 1 次。

军队飞行人员选择调脂药物时,可根据飞行人员血脂异常类型、有无心血管疾病、药物的不良反应及其对飞行工作能力的潜在影响,选择合适的调脂药物。应首选胆酸螯合剂降脂药,因这些药物疗效较好且较为安全,但这类药物携带不便,且会产生胃肠不适症状,飞行人员难以接受。他汀类药物和贝特类药物具有更强的降脂作用,患者易于接受,短期与中长期用药的严重副作用较少,亦可推荐飞行人员使用,尤其是针对确诊为冠状动脉粥样硬化性心脏病的飞行人员,应强化他汀类药物治疗。无论飞行人员服用何种调脂药物,均应按照要求进行地面观察,以排除药物的不良反应,保障飞行安全。

服用调脂药物者,需要进行更严密的血脂监测。首次服用调脂药者,应在用药 6 周内复查血脂及转氨酶和肌酸激酶。如血脂能达到目标值,且无药物不良反应,逐步改为每 6~12 个月复查 1 次;如血脂未达标且无药物不良反应者,每 3 个月监测 1 次。如治疗 3~6 个月后,血脂仍未达到目标值,则需调整调脂药剂量或种类,或联合应用不同作用机制的调脂药进行治疗。每当调整调脂药种类或剂量时,都应在治疗 6 周内复查 1 次。治疗性生活方式改变和调脂药物治疗必须长期坚持,才能获得良好的临床益处。飞行人员应用调脂药物也需要长期服药,服药后对飞行人员思维、认知、记忆、判断、反应、警觉以及飞行操作和飞行耐力有何影响,是航空临床医学关注的一个重要问题,也是判断飞行人员服药后能否继续飞行的基本依据。由于降脂治疗时体内胆固醇水平下降,而胆固醇是中枢神经系统的重要组成部分,因此,降脂治疗可能影响中枢功能,会出现情绪、认知功能等方面的异常。目前,这一问题尚无明确结论,还需进一步研究。飞行人员选用降脂药物亦应考虑其脂溶性的特点以及对中枢功能的影响。此外,由于少数患者服用他汀类降脂药物会发生肌痛、无力、肌酸激酶升高等肌溶解症状,飞行人员用药应定期检查,严防此类副作用的发生。

三、抗心律失常药物的航空医学关注

心律失常是飞行人员的常见病,以窦性心动过缓、不完全性右束支传导阻滞、期前收缩、一度房室传导阻滞等较为常见。近年来由于动态心电图检查技术在航空航天医学领域的应用,许多不易被静息心电图发现的心律失常被诊断出来,飞行人员心律失常的发生率因而显著上升。但只有部分飞行人员的心律失常具有器质性心血管疾病的基础,大部分飞行人员的心律失常属于生理变异,如窦性心动过缓、偶发期前收缩、一度房室传导阻滞等。这些心律失常一般不会导致有临床意义的症状,对飞行安全无明显影响。伴发于器质性心血管疾病的心律失常往往程度较重,发作时血流动力学可发生明显改变,常导致明显的症状,尤其是某些心律失常的发作往往具有不可预测性,成为飞行安全的严重隐患。

飞行人员应用抗心律失常药物一般是治疗一些快速性心律失常,如频发期前收缩、心房颤动、室上性心动过速等,这些快速性心律失常容易引起血流动力学改变,导致低血压,降低飞行人员的抗荷耐力,严重威胁飞行安全。而同时,航空飞行中的特殊环境会导致新发或者反复发作的心房颤动。对于飞行人员快速性心律失常的治疗,首先应查找其发病原因和诱发因素,积极治疗可能存在的器质性心脏病。由于抗心律失常药物会对心脏功能产生抑制作用,从而降低飞行人员的飞行耐力,所以当飞行人员心律失常采取药物治疗时,均应暂时停止飞行,根据治疗效果再做进一步的医学鉴定。射频消融术在治疗快速心律失常方面具有独特的优势,因此,对于飞行人员的一些快速性心律失常比如期前收缩、室上性心动过速、特发性室速、心房颤动等,均可以选择射频消融术治疗。

(李家一　刘峰舟　蔡　越　薛军辉　陈迈　聂　聃)

参考文献

[1] 徐先荣,付兆君,尹欣,等. 歼击机飞行人员住院疾病谱分析. 中华航空航天医学杂志, 2005,16(2):135-138

[2] 刘玉华,郑军,翟丽红,等. 2007-2010 年度军事飞行人员住院疾病谱分析. 军医进修学院学报,2012,33(12):1224-1226

[3] 王广云,孔德文,王佳,等. 中美军事飞行人员疾病谱主要疾病荟萃分析. 空军医学杂志, 2018,34(4):228-233

[4] 王雪峰,詹思延. 我国军事飞行员停飞疾病谱的 Meta 分析. 空军医学杂志,2019,35(4): 293-296

[5] 刘晶,李海立,彭文华,等. 飞行人员血压水平与心血管危险因素流行病学调查. 空军医学杂志,2014,30(4):189-191

[6] 陈灏珠. 实用心脏病学.5 版. 上海:上海科学技术出版社,2016

[7] 杨杰孚,许峰. 心脏病药物治疗学. 北京:人民卫生出版社,2018

[8] 詹浩,李明凯. 航空航天药理学. 西安:第四军医大学出版社,2020

[9] 陈新. 临床心律失常学. 北京:人民卫生出版社,2009

[10] 中国成人血脂异常防治指南修订联合委员会. 中国成人血脂异常防治指南(2016 年修订版). 中国循环杂志,2016,31(10):937-953

[11] 中国高血压防治指南修订委员会. 中国高血压防治指南(2018 年修订版). 中国心血管杂志,2019,24(1):24-56

[12] 郑军,刘朝中. 飞行人员高血压和冠心病的防控和医学鉴定. 中华航空航天医学杂志, 2007,1:55-61

第四章　呼吸系统疾病合理用药

第一节　概　述

一、定义和分类

呼吸系统疾病是一种常见病、多发病，主要病变在气管、支气管、肺部及胸腔，病变轻者多咳嗽、胸痛、呼吸受影响，重者呼吸困难、缺氧，甚至呼吸衰竭。主要有以下常见疾病：①感染性疾病，如上呼吸道感染、肺炎、支气管炎、结核、肺脓肿、肺栓塞、支气管扩张等；②与纤维化有关的肺部疾病，如肺动脉高压、慢性阻塞性肺疾病等；③与免疫有关的肺部疾病，如哮喘、间质性肺病、自身免疫性肺病等；④其他原因不明的肺部疾病，如肺结节病、肺肿瘤等。

二、军事飞行人员呼吸系统疾病流行病学

上呼吸道感染、支气管炎及肺炎是飞行人员常见的三种感染性疾病。集体生活多、工作负荷大导致免疫力降低，可能是飞行人员患感染性疾病比例较高的主要原因。呼吸系统普通感染性疾病一般均可治愈，治愈后可继续飞行。但该类疾病发病时可造成非战斗减员，影响飞行训练和执行飞行任务。除了上述三种疾病外，结核病是住院疾病谱中住院人数最多的疾病，但近些年出现下降趋势，一般以年轻人为主。由于歼击机飞行人员多数较年轻，亦成为该病的受累人群。飞行人员集体生活多，也为传染性疾病的扩散提供了基础。飞行人员劳动强度大、飞行中经常处于紧张状态，这些因素均容易导致飞行人员抵抗力下降。以上可能是造成飞行人员结核病高发的主要因素。多数患肺结核的飞行人员症状轻微，病理损害轻，罕有空洞型肺结核，且就诊及时，治疗效果好，治疗后复飞率高。

三、军事飞行人员呼吸系统疾病常用药物

针对军事飞行人员常见的呼吸系统疾病，目前主要有以下治疗药物。急性上呼吸道感染：氨咖黄敏（对乙酰氨基酚或人工牛黄或咖啡因或氯苯那敏）、感康（对乙酰氨基酚或金刚烷胺或人工牛黄或咖啡因或氯苯那敏）、康泰克（盐酸伪麻

黄碱或氯苯那敏）、感叹号（对乙酰氨基酚或金刚烷胺或人工牛黄或咖啡因或氯苯那敏）等。急性气管－支气管炎：镇咳祛痰药如磷酸可待因、盐酸麻黄碱、马来酸溴苯那敏、氢溴酸右美沙芬、盐酸氨溴索等。支气管哮喘：抗炎平喘药如倍氯米松、布地奈德、罗氟司特等；支气管扩张药如沙丁胺醇、氨茶碱等；抗过敏平喘药如色甘酸钠、白三烯受体拮抗剂等。

第二节 急性上呼吸道感染

急性上呼吸道感染简称上感，俗称感冒，主要病原体为病毒，少数为细菌，是航空兵部队最常见的呼吸系统疾病。引起急性上感的病毒包括鼻病毒、冠状病毒、腺病毒、流感和副流感病毒、埃可病毒和柯萨奇病毒等，也有一小部分上感是由细菌引起的，以溶血性链球菌多见，其次为流感嗜血杆菌、肺炎链球菌和葡萄球菌等。

急性上感的治疗多以对症处理为主，同时注意休息、多饮水、戒烟、保持室内空气流通和防治继发细菌感染。咽痛、鼻塞、咳嗽等症状明显时，可应用感冒药、镇咳药和祛痰药等。一般无须使用抗菌药物，除非有白细胞升高、咽部有脓痰、咳黄痰等细菌感染证据。抗菌药物的应用参见本书相关章节，本节主要针对常用的感冒药合理应用做简要阐述。

一、感冒药的种类

感冒药是航空兵部队最为常用的一类药物。目前使用的感冒药的类型与品牌众多，有纯中药成分的、纯西药成分的以及中西药混合成分的，表4－1列举了常用感冒药的名称及其成分。

表4－1 常用感冒药的名称及其成分

药品名称	成分
氨酚伪麻美芬片	对乙酰氨基酚、盐酸伪麻黄碱、氢溴酸右美沙芬
氨麻美敏片	对乙酰氨基酚、马来酸氯苯那敏、盐酸伪麻黄碱、氢溴酸右美沙芬
氨酚伪麻美芬片	对乙酰氨基酚、盐酸伪麻黄碱、氢溴酸右美沙芬
氨麻苯美片	对乙酰氨基酚、盐酸苯海拉明、盐酸伪麻黄碱、氢溴酸右美沙芬
复方盐酸伪麻黄碱缓释胶囊	马来酸氯苯那敏、盐酸伪麻黄碱
复方氨酚烷胺胶囊	对乙酰氨基酚、马来酸氯苯那敏、盐酸金刚烷胺、咖啡因、人工牛黄
复方氨酚烷胺片	对乙酰氨基酚、马来酸氯苯那敏、盐酸金刚烷胺、咖啡因、人工牛黄
氨咖黄敏胶囊	对乙酰氨基酚、马来酸氯苯那敏、咖啡因、人工牛黄

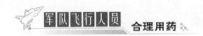

二、常用感冒药

1. 对乙酰氨基酚（acetaminophen）

对乙酰氨基酚是目前最为广泛使用的解热镇痛药，航空医学重点关注其对神经系统的影响：对乙酰氨基酚较少造成中枢抑制，但部分报道证明其具有引起嗜睡的作用，尤其是对儿童和老年人群。目前尚无一般剂量对乙酰氨基酚对飞行安全造成严重影响的报道。具体内容请见本书第二章。

2. 氯苯那敏（chlorphenamine）

氯苯那敏作为第一代烃烷基胺类抗组胺药，能拮抗组胺 H_1 受体，较易通过血脑屏障，具有中等程度的镇静作用和抗胆碱作用，适用于各种过敏性疾病，与解热镇痛药配伍用于治疗感冒。由于该药催眠效果较强，极易导致服药对象出现嗜睡、疲劳等症状，对飞行安全造成严重威胁，所以此类感冒药严禁带药飞行。大量航空医学研究证据表明，该药物是复方感冒药中对飞行安全影响最大的成分，飞行事故药检中检测到马来酸氯苯那敏的比率高于其他成分。

【药动学】

口服后体内分布广泛，可通过血脑屏障，血浆药物浓度达峰时间为 $2.5 \sim 6 \ h$，由于首关消除明显，生物利用度为 $25\% \sim 50\%$，蛋白结合率约为 70%。药代动力学个体差异大，$t_{1/2}$ 为 $2 \sim 43 \ h$。以原形及代谢产物的形式主要经肾脏通过尿液排出体外。

【适应证】

适用于荨麻疹、湿疹、皮肤瘙痒症等各种皮肤过敏症。也可用于过敏性鼻炎、血管舒缩性鼻炎、药物及食物过敏。

【用法与剂量】

口服：每次 $4 \ mg$，3 次/日。肌内注射或皮下注射：每次 $10 \ mg$，3 次/日。静脉注射：每次 $10 \ mg$，1 次/日。

【不良反应及注意事项】

主要为嗜睡、口渴、多尿、咽喉痛、困倦、虚弱感、心悸、皮肤瘀斑、出血倾向。此外，此类感冒药与乙醇联用后会增强药效，因此药物作用期间严禁饮酒。

【药物相互作用】

不应与含抗组胺药的复方感冒药，含抗胆碱药的药品同服；与解热镇痛药配伍，可增强其镇痛和缓解感冒症状的作用；与中枢镇静药并用，可加强对中枢神经的抑制作用;本品可增强抗抑郁药的作用,不宜与其同用。

3. 伪麻黄碱(pseudoephedrine)

伪麻黄碱是部分感冒药的成分之一,可收缩鼻腔内血管,减轻鼻窦、咽鼓管充血,有助于缓解感冒引起的鼻塞、流涕和打喷嚏等症状。同时也是一种拟交感药物。主要通过直接刺激呼吸道黏膜的 α 肾上腺素能受体引起血管收缩;直接刺激 β 肾上腺素能受体引起支气管舒张,同时增加心率和增强心肌收缩力;其中枢神经系统作用相对较小,但仍具有一定的中枢兴奋作用。根据《危险化学品安全管理条例》和《易制毒化学品管理条例》,属于国家管制药品。

【药动学】

口服后吸收迅速,约 15～30 min 发挥作用,大部分以非活性代谢产物的形式经尿排出体外,$t_{1/2}$ 因尿流量及 pH 值而异,平均为 7 h。

【适应证】

主要用于缓解感冒、过敏性鼻炎等引起的鼻塞、头痛、发热、咽喉痛、周身关节及四肢肌肉酸痛、鼻塞、流涕等症状。

【用法与用量】

口服:每次 30～60 mg,3 次/日。

【不良反应及注意事项】

在使用过程中可引起胃部不适、心悸、头痛、眩晕、口干等不良反应,以及心率加快、血压升高等,但反应较轻,停药后可自行恢复。对本品过敏、有严重高血压和冠状动脉疾病患者禁用。孕妇和哺乳期妇女慎用。

【药物相互作用】

能降低甲基多巴和利血平的降压疗效;单胺氧化酶抑制剂能增加伪麻黄碱的升压作用;心得安等交感神经阻滞剂会增加本品的毒性。

4. 咖啡因(caffeine)

咖啡因是一种中枢神经系统兴奋剂,主要通过直接刺激大脑呼吸和血管舒缩中枢,并作为腺苷拮抗剂导致外周血管舒张。当摄入中低剂量(30～300 mg)咖啡因时可提高人体警觉性、缓解头痛、降低帕金森病和阿尔兹海默病风险,但高剂量(300～500 mg)可引起焦虑紧张、失眠、烦躁、震颤、惊恐发作等。目前认为成人每日摄入 400 mg 咖啡因相对安全,而摄入 >10 g 咖啡因时具有致死风险。在感冒药配伍中,咖啡因可增强对乙酰氨基酚的解热镇痛效果,同时减轻其他药物引起的嗜睡、头晕等中枢抑制症状。

【药动学】

口服吸收快但不规则,能快速进入中枢神经系统,在体内主要代谢为甲基尿酸或甲基嘌呤通过尿液排出体外,仅少量(约 1% ~2%)以原形的形式从尿液排泄。$t_{1/2}$ 为 3.5 ~6 h。

【适应证】

用于缓解感冒、上呼吸道感染引起的发热、头痛等症状,亦可用于神经痛、风湿痛、牙痛。

【用法与剂量】

口服:每次 100 ~300 mg,3 次/日。

【不良反应及注意事项】

可能对中枢神经系统产生刺激作用,如易激惹、烦躁不安和颤抖等,以及对心脏产生如心动过速、高血压和每搏输出量增加等影响。这些不良影响与剂量相关,必要时应测定血浆药物浓度并减少剂量。胃溃疡患者禁用。长期服用容易产生耐受性和习惯性。

【药物相互作用】

咖啡因和多沙普仑同时使用可能增强其对心肺和中枢神经系统的刺激作用,如需同时使用,应严格监测患者的心律和血压。异烟肼和甲丙氨酯能提高脑组织内的咖啡因浓度。

第三节 急性气管 - 支气管炎

急性气管 - 支气管炎是由生物、物理、化学刺激或过敏等因素引起的气管、支气管黏膜的急性炎症。临床主要症状有咳嗽和咳痰,常见于寒冷季节或气候突变时。急性气管 - 支气管炎一般呈自限性,发热和全身不适可在 3 ~5 d 后消退,咳嗽有时延至数周方愈。黏液分泌物积累在较大支气管时,可有粗的干啰音,咳嗽后消失。水样分泌物积累在小支气管时,则在肺部听到湿性啰音。X 线胸片无异常或肺纹理增深。病毒感染者血淋巴细胞可增加,细菌感染时白细胞总数和中性粒细胞比例增高。

目前急性气管 - 支气管炎的治疗主要根据病因的不同而采用对症治疗,主要分为抗菌药物治疗和镇咳祛痰药物治疗。根据感染的病原体及药物敏感试验选择抗菌药物进行治疗。一般在得到病原菌阳性结果前,可以选用大环内酯类、青霉素类、头孢菌素类和喹诺酮类等药物(详见第十一章)。多数患者口服抗菌药物即可,症状较重者可用肌内注射或静脉滴注。咳嗽无痰,可用磷酸可待因、右美沙芬或乙酰半胱氨酸。咳嗽有痰而不易咳出,可选用氨溴索、溴己新等,也可采用雾化治疗帮助祛痰。

一、常用镇咳祛痰药(表4-2)

表4-2　常用镇咳祛痰药的名称及其成分

药品名称	成分组成
奥亭	磷酸可待因、盐酸麻黄碱、马来酸溴苯那敏
联邦止咳露	磷酸可待因、盐酸麻黄碱、马来酸氯苯那敏、氯化铵
磷酸可待因片	磷酸可待因
联邦克立停	氢溴酸右美沙芬
芬克斯	氢溴酸右美沙芬
复方氢溴酸右美沙芬颗粒	氢溴酸右美沙芬、对乙酰氨基酚、盐酸伪麻黄碱
富露施	乙酰半胱氨酸
麦可素	乙酰半胱氨酸
易维适	乙酰半胱氨酸
沐舒坦	盐酸氨溴索
乐舒凡	盐酸氨溴索
平坦	盐酸氨溴索
必嗽平	盐酸溴己新
盐酸溴己新片	盐酸溴己新
复方氯丙那林溴己新胶囊	盐酸溴己新、盐酸氯丙那林、盐酸去氯羟嗪

1. 磷酸可待因(codeine phosphate)

磷酸可待因对延脑的咳嗽中枢有直接抑制作用,其镇咳作用强而迅速,类似吗啡,除镇咳作用外,也有镇痛和镇静作用,其镇痛作用约为吗啡的 $1/12 \sim 1/7$,但强于一般解热镇痛药。能抑制支气管腺体的分泌,可使痰液黏稠,难以咳出,故不宜用于多痰黏稠的患者。

【药动学】

可待因及其盐类口服后自胃肠道吸收快而完全,主要分布于肺、肝、肾和胰,易于透过血脑屏障,其生物利用度为 $40\% \sim 70\%$,口服后约 20 min 生效,血浆药物浓度达峰时间约 1 h。在体内经肝脏代谢,代谢产物主要经尿排出,约有 10% 的可代因在体内脱甲基而成吗啡, $t_{1/2}$ 为 $2.5 \sim 4$ h。

【适应证】

适用于各种原因引起的剧烈干咳和刺激性咳嗽,尤适用于伴有胸痛的剧烈干咳;也可用于中等程度疼痛的镇痛,以及局部麻醉或全身麻醉时的辅助用药,具有

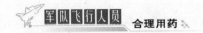

镇静作用。

【用法与剂量】

口服或皮下注射：每次 15 ~ 30 mg，2 ~ 3 次／日。

【不良反应及注意事项】

偶有恶心、呕吐、便秘及眩晕；亦可使病人烦躁不安。连续应用可成瘾。痰多黏稠的患者慎用。支气管哮喘性咳嗽、换气量差的肺气肿等阻塞性肺部疾病患者禁用。对本品过敏的患者禁用。

【药物相互作用】

与解热镇痛药合用有协同作用。与甲喹酮合用，相互具有协同作用。与抗胆碱药合用时，可加重便秘或尿潴留的不良反应。与美沙酮或其他吗啡类药合用时，可加重中枢性呼吸抑制作用。与肌肉松弛药合用时，呼吸抑制作用更为显著。

2. 右美沙芬（dextromethorphan）

右美沙芬是复合感冒药的常见成分，也是目前临床上应用最广的一类中枢性镇咳药，长期应用未见耐受性和成瘾性。治疗剂量不抑制呼吸。目前尚无一般剂量右美沙芬对飞行安全造成严重影响的报道，但仍需密切关注用药剂量。

【药动学】

给药后在胃肠道完全吸收，10 ~ 30 min 起效。口服 10 ~ 20 mg 时，有效时间为 5 ~ 6 h，口服 30 mg 时有效时间可长达 8 ~ 12 h，比相同剂量的可待因作用时间长，故能用于抑制夜间咳嗽以保证睡眠。药物在肝脏代谢，以原形或代谢产物的形式由尿液中排出，$t_{1/2}$ 为 5 h。

【适应证】

适用于各种原因如急性鼻咽炎（感冒）、上呼吸道感染、急慢性支气管炎、肺炎、肺结核、胸膜炎、心肌炎、肿瘤等引起的干咳或刺激性干咳。

【用法与剂量】

口服：每次 30 mg，3 次／日。

【不良反应及注意事项】

可见头晕、头痛、嗜睡、易激动、嗳气、食欲不振、便秘、恶心、皮肤过敏等，但不影响疗效。停药后上述反应可自行消失。使用过量可引起神志不清、支气管痉挛、呼吸抑制，其代谢产物右啡烷可抑制 NMDA 受体，引起幻觉等；此外，还可抑制外周和中枢神经系统肾上腺素能神经递质再摄取，引起心动过速、高血压和出汗。治疗引起的不良反应主要与神经系统相关，包括意识模糊、兴奋躁动等。

【药物相互作用】

不得与单胺氧化酶抑制剂及抗抑郁药并用;本品不宜与乙醇及其他中枢神经系统抑制药物并用,因本品可增强对中枢的抑制作用。

3. 乙酰半胱氨酸(acetylcysteine)

乙酰半胱氨酸分子中所含的巯基能使痰液中糖蛋白多肽链中的二硫键断裂,从而降低痰液的黏滞性,并使痰液液化而易咳出。本品还能使脓性痰液中的 DNA 纤维断裂,因此不仅能溶解白色黏痰,还能溶解脓性痰。对于一般祛痰药无效的患者,使用本品仍可有效。

【药动学】

口服后在小肠迅速吸收,约 1～2 h 血药浓度达到峰值。在进入血液循环前很大一部分在小肠黏膜及肠腔内去乙酰化。部分在肝内代谢,主要代谢产物为半胱氨酸和无机硫酸盐。口服生物利用度为 6%～10%,分布容积为 0.33～0.47 L/kg,血浆蛋白结合率为 50%,30% 经肾脏消除,$t_{1/2}$ 为 2 h。

【适应证】

适用于以黏稠分泌物过多为特征的呼吸系统疾病,如 COPD、支气管扩张症等。

【用法与剂量】

口服:每次 200 mg,2～3 次/日。

【不良反应及注意事项】

可见咳呛、支气管痉挛、恶心、呕吐、胃炎等不良反应,减量即可缓解,如遇恶心、呕吐,可暂停给药。支气管痉挛可用异丙肾上腺素缓解。本品直接滴入呼吸道可产生大量痰液,必要时需用吸痰器吸引排痰。本品含糖,糖尿病患者酌量使用;本品水溶液在空气中易氧化变质,因此应临用前配制。避免同时服用强力镇咳药。

【药物相互作用】

与碘化油、糜蛋白酶、胰蛋白酶有配伍禁忌。与异丙肾上腺素合用或交替使用时可提高本药疗效,减少不良反应。与硝酸甘油合用,可增加低血压和头痛的发生率。酸性药物可降低本品的作用。本品能减弱青霉素、四环素、头孢菌素类药物的抗菌活性,故不宜与这些药物合用,必要时可间隔 4 h 交替使用。

4. 氨溴索(ambroxol)

氨溴索为呼吸道润滑祛痰药,能促使呼吸道表面活性物质的形成,调节浆液

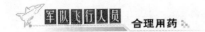

性与黏液性物质的分泌,促进中性黏多糖分泌,减少酸性黏多糖合成,并促进代谢,使呼吸道黏液理化性质趋于正常,利于排出。

【药动学】

口服后吸收良好,作用迅速,0.5~3 h血药浓度达峰值,作用持续达9~10 h,35%~50%进入肠肝循环。肺、肝、肾分布较多,其他组织分布较少。血浆蛋白结合率约90%。主要通过肝脏代谢,72 h可完全由尿排出。$t_{1/2}$为4~5 h。

【适应证】

主要用于急、慢性支气管炎及支气管哮喘、支气管扩张、肺气肿、肺结核、肺尘埃沉着病、手术后的咳嗽困难等。注射给药可用于术后肺部并发症的预防和治疗。本品高剂量有降低血浆尿酸浓度和促进尿酸排泄的作用,可用于治疗痛风。

【用法与剂量】

口服:饭后服用,每次30 mg,3次/日;长期治疗可减少为2次/日;缓慢静注:每次15 mg,2~3次/日;静脉滴注:加入葡萄糖、果糖、盐水或林格液滴注。

【不良反应及注意事项】

不良反应较少,仅少数患者出现轻微的胃肠道反应如胃部不适、胃痛、腹泻等。偶见皮疹等过敏反应,出现过敏症状应立即停药。注射液不应与pH值大于6.3的其他溶液混合。

【药物相互作用】

本品与阿莫西林、阿莫西林/克拉维酸、氨苄西林、头孢呋辛、红霉素、多西环素等抗生素合用,可提高这些抗生素在肺内的分布浓度,增强其抗菌疗效。本品与β$_2$受体激动剂及茶碱等支气管扩张剂合用有协同作用。

5. 溴己新(bromhexine)

溴己新具有较强的黏痰溶解作用。主要作用于气管、支气管黏膜的黏液细胞,抑制痰液中酸性黏多糖蛋白的合成,并可使痰中的黏蛋白纤维断裂,因此可使气管、支气管分泌的流变学特征恢复正常,黏痰减少,痰液稀释易于咳出。

【药动学】

服药后约1 h起效,4~5 h作用达高峰,疗效维持6~8 h。绝大部分降解转化成代谢产物随尿排出,仅极少数由粪便排出。

【适应证】

主要用于慢性支气管炎、哮喘、支气管扩张等有白色黏痰又不易咳出的患者。脓性痰患者需加用抗生素控制感染。

【用法与剂量】

口服:宜在饭后服用,每次 8～16 mg,2～3 次/日。皮下、肌注、静注或静脉滴注:每次 4～8 mg,1～2 次/日。静注用 25% 葡萄糖注射剂 20～40 ml 稀释后缓慢注射,静脉滴注用 5% 葡萄糖盐水或林格液 250～500 ml 稀释后缓慢滴注。雾化吸入:0.2%,每次 2 ml,1～3 次/日。

【不良反应及注意事项】

偶有恶心、胃部不适,减量或停药后可消失。严重的不良反应为皮疹、遗尿。胃溃疡患者慎用。孕妇及哺乳期妇女慎用。脓性痰患者需加用抗生素控制感染。

【药物相互作用】

本品能提高阿莫西林、四环素类抗生素在肺内或支气管的分布浓度,合用时能增强抗菌疗效。

第四节　支气管哮喘

支气管哮喘是一种慢性变态反应炎症性疾病。临床表现为反复发作的呼吸短促、胸部紧缩感、喘息并常伴有咳嗽的症状,病理特征为广泛并可逆的支气管狭窄和气道高反应性,支气管黏膜的嗜酸性粒细胞、淋巴细胞等炎症细胞的浸润和气道重塑,临床常用糖皮质激素、白三烯受体拮抗剂、肥大细胞稳定剂、支气管扩张药(β_2肾上腺素受体激动药、茶碱类药物、抗胆碱类药物等)和抗过敏平喘药用于防治哮喘发作。支气管哮喘作为一种多发病,危害性极大,对飞行人员的飞行安全造成重大隐患,严重威胁飞行人员的健康,加之喘息又是呼吸系统疾病的主要症状,飞行人员的身体和精神难以忍受,十分迫切地需要安全有效的平喘药,以缓解和消除症状。目前支气管哮喘的治疗主要通过治疗和缓解由支气管广泛阻塞引起的以呼气性呼吸困难为主要表现的哮喘。治疗药物可分为抗炎平喘药、支气管扩张药、过敏平喘药。

一、抗炎平喘药

抗炎平喘药主要通过抑制气道炎症反应,可以达到长期防治哮喘发作的效果,已成为平喘药中的一线药物。抗炎平喘药的药理作用基本相似,主要包括:①抑制多种参与哮喘发病的炎性细胞和免疫细胞功能。抑制循环中嗜酸性粒细胞、T 淋巴细胞、巨噬细胞、中性粒细胞功能;减少支气管树突状细胞数目,抑制肺嗜酸性粒细胞、巨噬细胞与肥大细胞浸润和释放炎症介质,产生 IgE,并加速炎症细胞的凋亡。②抑制细胞因子和炎症介质的产生。抑制细胞因子(主要包括 TNF $-\alpha$、IL -1、IL -5、IL -8、IL -13 等)和脂皮素 -1 的生成,进而抑制磷脂酶 A2 的活性,从而减少花生四烯酸炎性代谢产物生成;抑制环氧化酶 -2(COX -2),阻断炎性介质产生,发挥抗炎作用;抑制黏附分子表达而减少炎症细胞与血管内皮的相互作用,降低微血管通透性;抑制免疫功能和抗过敏作用而减少组胺、5 $-$ 羟色胺、缓激肽等过敏介质释放。③抑制气道高反应性。抑制炎症和免疫反应从而降低哮喘患者吸入抗原、胆碱受体激动剂、冷空气以及运动后的支气管收缩反应。④增强支气管和血管平滑肌对儿茶酚胺的敏感性。有利于缓解支气管痉挛和黏膜肿胀。

1. 倍氯米松(Beclomethasone)

倍氯米松是一种作用较强的肾上腺皮质激素,具有抗炎、抗过敏及止痒等作用,能抑制支气管分泌促炎因子,消除支气管黏膜肿胀,解除支气管痉挛,局部应用不会抑制人体肾上腺皮质功能,也不会导致皮质功能紊乱而产生不良反应。根据美国官方批准的空军飞行人员用药清单,倍氯米松可用于支气管哮喘的治疗,但是用药后不能够立刻飞行。

【药动学】

倍氯米松亲脂性强,易渗透,涂于患处 30 min 后即生效,软膏剂的 $t_{1/2}$ 约为 3 h,吸入量的约25%到达肺部。

【适应证】

倍氯米松外用可治疗各种炎症性皮肤病如湿疹、过敏性皮炎、神经性皮炎、接触性皮炎、牛皮癣、瘙痒等。气雾剂可用于预防和治疗常年性及季节性的过敏性鼻炎和血管舒缩性鼻炎。

【用法与剂量】

成人一般一次喷药0.05~0.1 mg,3~4 次/日。重症患者用全身性皮质激素控制后再用本品治疗,每日最大量不超过 1 mg。

【不良反应及注意事项】

气雾剂对个别人有刺激性,可导致咽喉部出现白色念珠菌感染,吸后立即漱口可减轻刺激,并可用局部抗菌药物控制感染。无水钠潴留作用。偶见声嘶或口干,少数可因变态反应而引起皮疹。倍氯米松可能对人甲状腺对碘的摄取、清除和转化率有影响。

【药物相互作用】

胰岛素能与本品产生拮抗作用,糖尿病患者应注意调整用药剂量。

2. **布地奈德**(budesonide)

布地奈德是一种具有高效局部抗炎作用的糖皮质激素,吸入后主要在气道及肺组织抑制致炎致敏介质和细胞因子等活性物质的生成,收缩扩张的黏膜和血管,提高支气管平滑肌对 β_2 受体激动剂的敏感性等,可解除哮喘,呼吸困难等临床症状,改善肺通气功能。

【药动学】

吸入后约 10% ~15% 在肺部吸收,血药浓度达峰时间约 10 min,生物利用度约为 26%。血浆蛋白结合率为 85% ~90%。约 90% 经肝首关消除,主要代谢产物 6β - 羟布地奈德和 16α - 羟泼尼松龙的活性较弱,主要以代谢产物的形式经肾由尿液排出体外。

【适应证】

用于治疗支气管哮喘等慢性可逆性气道阻塞性疾病。

【用法与剂量】

气雾剂或干粉(都保,普米克):吸入 200 μg,2 次/日,或 400 μg,1 次/日;严重或难治性哮喘短期内可加大剂量至每次 400~800 μg,1~2 次/日,病情控制后逐渐减至上述常用量。治疗鼻炎:喷入鼻腔,50 μg,2 次/日。

【不良反应及注意事项】

剂量控制在每天 800 μg 以内,一般认为不会出现糖皮质激素全身性不良反应,亦不会明显影响下丘脑 - 垂体 - 肾上腺皮质调节轴功能。仅偶见咽喉部不适、声嘶等局部刺激症状,以及口腔、咽部念珠菌感染。后者为布地奈德的药理作用使局部抵抗力降低所致。当气道有真菌、病毒或结核菌感染时应慎用。吸入布地奈德之后应以净水漱洗口腔和咽部,以防真菌生长。

【药物相互作用】

酮康唑能提高布地奈德的血浆浓度,其作用机制可能是抑制了 CYP4503A 介导的布地奈德的代谢。

3. **罗氟司特**(roflumilast)

罗氟司特是选择性磷酸二酯酶 - 4(PDE - 4)抑制剂,可以阻断炎症反应信号传递,进而抑制如 COPD 和哮喘等呼吸系统疾病对肺组织造成的损伤,具有抑制炎症介质释放和抑制免疫细胞激活在内的广泛抗炎活性,还能明显延缓呼吸系

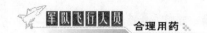

症状的恶化,同时极大地提高患者的生活质量。

【药动学】

口服后在体内主要由 CYP4503A4 和 CYP1A2 酶代谢为 N - 氧化物,该代谢产物的活性仅比罗氟司特弱,是其 1/3 ~ 1/2,也具有较高的 PDE - 4 选择性抑制活性,在人体约 90% 的 PDE - 4 抑制作用是由罗氟司特 N - 氧化物产生的。口服罗氟司特 500 μg,1 次/日,24 h 后罗氟司特 N - 氧化物的游离血药浓度约为 1 ~ 2 nmol/L,其血浆蛋白结合力约为 97%。

【适应证】

主要治疗严重 COPD 及黏液过多型支气管炎、喘息性支气管炎、支气管哮喘、伴有呼吸道异常分泌的急慢性支气管炎等。

【用法与剂量】

口服:每次 500 μg,1 次/日。

【不良反应及注意事项】

主要不良反应包括腹泻、恶心、体重下降、头痛、失眠、背痛、食欲低下和头昏。对于既往有过精神病病史、抑郁史的患者慎用。

【药物相互作用】

与 CYP450 酶诱导剂(如利福平、苯巴比妥、卡马西平、苯妥英)合用时容易使其血药浓度下降。

二、支气管扩张药

支气管扩张药是常用的平喘药,包括 β 受体激动剂、茶碱类药物和抗胆碱药。其中 β 受体激动剂的主要作用是松弛支气管平滑肌,又包括非选择性 β 受体激动剂和选择性 $β_2$ 受体激动剂。非选择性 β 受体激动剂虽然平喘作用强大,但是可引起严重的心脏不良反应,因此对飞行人员影响较大,不推荐使用。选择性 $β_2$ 受体受体激动剂对 $β_2$ 受体有强大的兴奋性,对 $β_1$ 受体的亲和力较低,常规剂量口服或吸入给药很少产生心血管反应,因此美军将其作为飞行人员支气管扩张药常用药物。

1. 沙丁胺醇(salbutamol)

沙丁胺醇是一种短效 $β_2$ 受体激动剂,对 $β_2$ 受体有较高选择性,作为平喘药能有效抑制组胺等致过敏性物质的释放,防止支气管痉挛,服用方便,局部刺激性小,安全性好,疗效肯定。

【药动学】

口服生物利用度为 30%,服后 15~30 min 生效,血浆药物浓度达峰时间为 2~4 h,作用持续 6 h 以上。$t_{1/2}$ 为 2.7~5 h。沙丁胺醇 8 mg 控释药片 90% 药物 以 0.8 mg/h 恒定释出,可避免血药浓度波动。药物释出率不受酸碱度、胃肠蠕动 及食物量影响。气雾吸入时大部分被吞咽,然后由胃肠道吸收。气雾剂的生物利 用度为 10%,吸入后 1~5 min 生效,1 h 达高峰。沙丁胺醇大部分在肠壁和肝脏 代谢,进入血液循环的原形药物少于 20%。沙丁胺醇口服或吸入后,80% 在 3 天 内由尿液排出。

【适应证】

用于各型支气管哮喘以及伴有支气管痉挛的各种支气管及肺部疾患。

【用法与剂量】

急性或间歇用药:每次吸入 1~2 喷;维持性或预防性用药:每次 2 喷,3~4 次/日;预防运动性哮喘:于运动前吸入 2 喷。喘乐宁雾化溶液:0.5~2 ml 喷雾或 间歇正压吸入。舒喘灵片:每次 2.4~4.8 mg,3~4 次/日。产科应用时应与其他 解痉药交替使用,1 周为 1 个疗程,间隔 1 周可重复使用。口服:每次 2.4 mg, 3~4 次/日。

【不良反应及注意事项】

较常见的有震颤、恶心、心率增快或心搏异常强烈。偶见头晕、目眩、口咽发 干。剂量过大时,可见心动过速和血压波动。一般减量即恢复,严重时应停药。 对其他肾上腺素受体激动剂过敏者可能对本品呈交叉过敏。长期用药亦可形成 耐受性,不仅疗效降低,还可能使哮喘加重。对抛射剂氟利昂过敏患者禁用本品 雾化剂。心血管功能不全、冠状动脉供血不足、高血压、糖尿病和甲状腺功能亢进 患者慎用。

【药物相互作用】

同时应用其他肾上腺素受体激动剂者,其作用可增加,不良反应也可能加重。 并用茶碱类药物时,可增强松弛支气管平滑肌的作用和增加不良反应。本品的支 气管扩张作用能被 β 受体阻滞剂普萘洛尔所拮抗,因而不宜与普萘洛尔同用。

2. 氨茶碱(aminophylline)

本品为茶碱与乙二胺的复盐,对支气管平滑肌的松弛作用较强,可使支气管 扩张,肺活量增加,作用持久,尤其是对痉挛状态的支气管效果显著。另外,氨茶 碱还有扩张冠状动脉,增加心肌供血,增强心肌收缩力的作用。

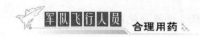

【药动学】

口服、直肠或胃肠道外给药均能迅速被吸收。在体内氨茶碱释放出茶碱,后者的蛋白结合率为60%。分布容积约为0.5 L/kg。$t_{1/2}$为3~9 h。在体内的生物转化率有个体差异。空腹状态下口服后的血药浓度达峰时间约2 h。大部分以代谢产物的形式通过肾排出,10%以原形的形式排出。

【适应证】

用于治疗支气管哮喘和哮喘样支气管炎,与β受体激动剂合用可提高疗效,常选用氨茶碱与肾上腺皮质激素配伍治疗哮喘持续状态。

【用法与剂量】

口服:一次0.1~0.2 g,3次/日;极量,一次0.5 g,2次/日。肌内注射:一次0.25~0.5 g,应加用2%盐酸普鲁卡因。静脉注射:一次0.25~0.5 g,2次/日,每25~100 mg用5%葡萄糖注射液稀释至20~40 ml,注射时间不得短于10 min。静脉滴注:一次0.25~0.5 g,2次/日,以5%~10%葡萄糖液稀释后缓慢滴注。注射给药,极量一次0.5 g,2次/日。直肠给药,一般在睡前或便后,一次0.25~0.5 g,1~2次/日。

【不良反应及注意事项】

口服后对胃肠道有刺激作用,常见的不良反应为恶心、胃部不适、呕吐、食欲减退,也可见头痛、烦躁、易激动。中毒时表现为心律失常、心率增快、肌肉颤动或癫痫。由于胃肠道受刺激,可见血性呕吐物或柏油样便。剂量过大时可发生谵妄、惊厥。

【药物相互作用】

酸性药物可促进其排泄,而碱性药物则抑制其排泄。西咪替丁、红霉素、克林霉素、林可霉素、四环素可降低氨茶碱在肝脏的清除率,使其$t_{1/2}$延长,因此血药浓度可高于正常水平,易致中毒。与普萘洛尔合用时,氨茶碱的支气管扩张作用可能受到抑制。静脉滴注时,应避免与维生素C、促皮质素、去甲肾上腺素、四环素族盐酸盐配伍。

三、抗过敏平喘药

抗过敏平喘药的主要作用是抗过敏作用和轻度抗炎作用,其平喘作用起效较慢,不宜用于哮喘急性发作期的治疗,临床上主要用于预防哮喘发作。

1. 色甘酸钠(sodium cromoglicate)

色甘酸钠的别称为色甘酸二钠,对速发型超敏反应有良好的预防与治疗作用,能稳定肥大细胞的细胞膜,阻止肥大细胞脱颗粒,从而抑制组胺、5-羟色胺、慢反应物质等过敏反应介质的释放。其抑制作用可能是通过抑制细胞内环磷酰苷磷酸二酯酶,致使细胞内环磷酰苷的浓度增加,阻止钙离子转运入肥大细胞内。主要剂型有色甘酸钠气雾剂和吸入式色甘酸钠胶囊。

【药动学】

吸入后约有 8% ~10% 进入肺内,经支气管和肺泡吸收。$t_{1/2}$ 为 80 min。以原形的形式排出,50% 通过肾脏排泄,50% 通过胆汁排泄。体内无积蓄。口服仅能吸收 0.5%。

【适应证】

用于过敏性鼻炎和季节性花粉症,能迅速控制症状。也可用于预防过敏哮喘的发作,改善主观症状,增强患者对运动的耐受能力。但本品起效较慢,须连用数天后才能见效。软膏外用于慢性过敏性湿疹及某些皮肤瘙痒症也见显著疗效。2% ~4% 滴眼液适用于花粉症、结膜炎和春季角膜结膜炎。

【用法与剂量】

口腔吸入,3~4 次/日,每次 2 揿,症状减轻后,2~3 次/日。

【不良反应及注意事项】

不良反应较少见,偶有恶心、呕吐、头痛、头晕及关节痛和肿胀的报道。喷雾吸入可致刺激性咳嗽。本品对急性哮喘发作和哮喘持续状态无作用。停药时应逐渐减量,以预防因突然停药致哮喘复发。孕妇、哺乳期妇女及肝肾功能不全者慎用,对本品过敏者禁用。

【药物相互作用】

与异丙肾上腺素合用时疗效均增强。

2. 扎鲁司特(zafirlukast)

扎鲁司特属于非激素类抗炎药物,能特异性地拮抗引起气道超敏反应的白三烯受体,其抗炎作用没有激素强,但优点是口服使用方便,副作用小。其主要药理作用包括预防和减轻黏膜炎性细胞浸润、舒张支气管平滑肌、抑制运动诱发的支气管收缩。

【药动学】

口服吸收良好,与食物同服时可降低生物利用度。血药浓度达峰时间约为 3 h,首过效应明显,血浆蛋白结合率为 99%。主要在肝脏代谢,$t_{1/2}$ 约为 10 h。口服剂量的 10% 经尿排泄,经粪便排泄 89%。

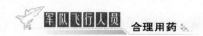

【适应证】

应用于轻度哮喘及合并过敏性鼻炎患者的长期控制治疗。对于中、重度哮喘患者,可以在吸入激素同时联合用药,其作用互补,效果叠加,可以减少吸入激素剂量。

【用法与剂量】

起始剂量一次 20 mg,2 次/日。剂量可最大增加至一次 40 mg,2 次/日,可能疗效更佳。因食物能降低其生物利用度,宜空腹服用。

【不良反应及注意事项】

长期使用耐受性好,最常见的不良反应有轻微头痛、胃肠道反应、咽炎、鼻炎,少见皮疹和氨基转移酶增高。但如有肝功能不全或出现恶心、呕吐、肝大及黄疸,应测定肝功能。

【药物相互作用】

与阿司匹林合用时,扎鲁司特的血浆浓度升高约 45%;与红霉素合用时,其血浆浓度降低约 40%;与特非那定合用能导致扎鲁司特曲线下面积减少 54%;与华法林合用能导致最大凝血酶原时间延长约 35%。

第五节 呼吸系统疾病治疗药物的航空医学关注

一、感冒药的航空医学关注

飞行人员应用感冒药时在考虑其适应证的基础上,重点评估其可能给飞行人员带来的药物不良反应,尤其是某些感冒药成分会对中枢神经系统产生抑制作用,继而影响飞行人员的认知和飞行操作能力。表 4-3 反映了不同感冒药成分对中枢神经系统的影响。感冒药成分对中枢神经系统的影响是能够产生兴奋或抑制作用,或存在相互拮抗作用。其中需要特别注意的是,氯苯那敏、苯海拉明等抗组胺药物对中枢神经系统的影响明显,可造成飞行人员飞行中认知能力下降,甚至嗜睡,严重威胁飞行安全。

由于感冒药多属于非处方药,飞行人员容易获得,因此常常存在着私自服用感冒药的行为。针对飞行人员私自服用药物的调查研究表明,在被调查的 2105 名飞行人员中,自行服用感冒药的有 1578 人,占被调查总人数的 74.96%。其中自行服用复方盐酸伪麻黄碱缓释胶囊人数最多,美扑伪麻片占第 2 位。在飞行人员自行服用的 13 种抗感冒药中,12 种药物成分中含有具有明显镇静作用的抗组胺药物马来酸氯苯那敏或盐酸苯海拉明,占飞行人员自行服用抗感冒药调查种类总数的 92.31%。提示目前所用的感冒药对于飞行安全具有极高的潜在风险,我军也曾出现过因私自过量服用感冒药而导致飞行事故征候发生的情况。因此航空军医在使用此类药物时需严格按照临时停飞标准执行,同时应加强针对性的卫生宣教,使飞行员明白其中的道理与利害关系,有助于航医长期开展工作。

美国联邦航空局(FAA)1991—1996 年对遇难飞行员的尸检样本进行毒理学检测发现,47 起事故中的飞行员服用了马来酸氯苯那敏,占事故总数的 2.2%。土耳其和美国的另一项研究表明,1990—2005 年的 5383 起致死性民用航空飞行事故中,338 名罹难飞行员药检检测到马来酸氯苯那敏、苯海拉明等药物。

表 4-3　不同感冒药成分对中枢神经系统的影响

组别	对乙酰氨基酚	伪麻黄碱	右美沙芬	氯苯那敏	金刚烷胺	咖啡因
神经系统兴奋作用		+	+		+	+
神经系统抑制作用	+			+ + (嗜睡)		
意识障碍	+	+	+	+ +		
头晕头痛	+	+	+	+ +	+ +	+
失眠		+			+ +	+ +
癫痫发作		+ +				
震颤		+			+	+
精神症状		+	+ +		+ +	
情绪障碍					+ +	+ +
认知功能障碍			+			

二、镇咳祛痰药和支气管哮喘治疗药物的航空医学关注

飞行人员患急性气管-支气管炎时,应临时停飞进行治疗。常用的镇咳祛痰药具有镇静及抗组胺的作用,可引起飞行人员困倦、乏力、口干、头晕、嗜睡等副作用。飞行人员服用镇咳祛痰药后的复飞时间取决于两个方面:一是气管-支气管炎的治疗效果;二是服药后的不良反应消失时间。即使症状消失,也要在服药后至少 24 h 以后方可酌情进行放飞。

飞行人员高空工作环境诱发急性气管－支气管炎比地面人员高,鉴于飞行人员的特殊工作性质,对其要结合实际把握好治疗原则。对飞行人员进行治疗时如果治疗不能即刻见效,则需要对症治疗。以刺激性干咳为主的飞行人员,宜选用苯丙哌林、喷托维林等。剧烈咳嗽飞行人员应首选苯丙哌林,次选右美沙芬。白天咳嗽者宜选用苯丙哌林,夜间咳嗽者宜选用右美沙芬,其中右美沙芬可引起嗜睡,因此飞行人员服用该药后应禁止飞行,严格遵守用药后放飞原则。

对于哮喘治疗,美军推荐一线用药为吸入激素,其次为白三烯受体拮抗剂或肥大细胞稳定剂。对于使用吸入激素的持续性哮喘,推荐的附加药物为长效 β 受体激动剂,如沙美特罗、福莫特罗。使用以上药物都可以申请特许飞行,不管严重程度和控制程度。使用免疫调节剂、茶碱或全身激素控制者,不建议特许飞行。《美国陆军航空医学参考》规定,获得特许飞行资格的飞行人员,允许使用低剂量的吸入激素、白三烯调节剂和色甘酸钠吸入剂等。

根据外军经验及我军实际情况,建议将患有支气管哮喘的飞行人员,暂时评定为飞行不合格,疾病的治疗方案依据《支气管哮喘防治指南》规范进行。如果病情为轻度,无突然急性严重发作,经治疗后症状消失,肺功能正常,地面观察 3~6 个月病情稳定,可结合飞行机种、飞行职务进行航空医学鉴定。对于双座机及多座机飞行人员,可给予飞行合格的结论;对于单座机或教练机飞行员,可先限制双座飞行,3~6 个月后根据情况取消双座限制。所有哮喘飞行人员在飞行时必须随身携带急救吸入剂。合并有过敏性鼻炎的飞行人员结合其鉴定原则进行综合评定,有耳(鼻窦)气压伤病史的飞行人员,须结合低压舱检测进行鉴定。哮喘引起阻塞性睡眠呼吸暂停综合征的飞行人员,其认知功能可能受到影响,需结合其鉴定原则综合评定。获得特许飞行的飞行员,允许使用的药物为白三烯受体拮抗剂、肥大细胞稳定剂及吸入激素。所有特许飞行员需密切随访,定期观察。轻度间歇性哮喘,推荐每 6~12 个月随访 1 次,对病情进行再评价。对于轻度持续性哮喘,推荐每 6 个月随访 1 次。在随访间期,若病情有变化,随时复诊。

(王 瀚 张旭涛 薛军辉 陈 周)

参考文献

[1]苏珊,杨新疆,张洋铭.某部队医院感冒药品种及应用情况分析.人民军医,2018,61(7):
663-666

[2]张燕,李萌,宋光,等.军事飞行人员自行服用抗感冒药情况调查.解放军预防医学杂志,
2016,34(4):478-479

[3] Soper, JW, Chaturvedi AK, and Canfield DV. Prevalence of chlorpheniramine in aviation
accident pilot fatalities, 1991-1996. Aviat Space Environ Med,2000,71(12): 1206-1209

[4]Sen A, Akin A, Craft KJ, *et al*. First-generation H1 antihistamines found in pilot fatalities of
civil aviation accidents, 1990-2005. Aviat Space Environ Med,2007,78(5): 514-522

[5]赵成松,赵顺英,温潇慧.急性感染性细支气管炎.中国实用儿科杂志,2017,32(12):893-895

[6]包海鹏,史琦,阎玥.支气管哮喘的干预现状研究与展望.中华中医学刊,2018,21(2):893-895

[7]柳亚慧,时国朝.支气管哮喘的精准治疗.中国实用内科杂志,2020,40(5):371-376

[8]熊巍,徐先荣,付兆君,等.飞行人员支气管哮喘的诊治及航空医学鉴定.解放军医学院学
报,2014,35(8):790-792

[9]梁盛华,许志威.镇咳、祛痰药物研究进展.中国药房,2015,26(25):3578-3580

[10]李建生,余学庆.急性气管支气管炎中医诊疗指南(2015版).中医杂志,2016,57(09):806-810

[11]沈华浩.支气管哮喘防治指南(2016年版).中华结核和呼吸杂志,2016,39(09):675-697

第五章　消化系统疾病合理用药

第一节　概　述

消化道从口腔到肛门,包括食管、胃、小肠和大肠。主要生理功能是摄取、转运和消化食物,吸收营养和排泄废物。消化系统疾病包括食管、胃、肠、肝、胆、胰等脏器的器质性和功能性疾病,是威胁我国居民身体健康的常见疾病。消化系统疾病按病变器官分类,一般包括食管疾病,胃、十二指肠疾病,小肠疾病,结肠疾病,肝脏疾病,胆道疾病,胰腺疾病,腹膜、肠系膜疾病等。

一、军事飞行人员消化系统疾病及危险因素流行病学

我军飞行人员虽然经过了严格的医学选拔以及拥有完善的健康维护措施,但近年来飞行人员消化系统疾病呈现一定的增高趋势,对人员的身体健康和飞行安全构成了威胁。军事飞行人员常见的消化系统疾病有慢性胃炎、消化性溃疡、功能性胃肠病等,针对飞行人员消化系统疾病的防治工作,要始终强调在把好招飞关的基础上,加强对各类危险因素的防控。对已患消化系统疾病的飞行人员,应指导其掌握疾病的规律,采取积极措施(如药物和非药物治疗),预防疾病的复发,防止并发症和后遗症,维护飞行人员身体健康和保障飞行安全。

通过对飞行人员住院和停飞疾病谱调查发现,影响飞行人员最常见的消化系统疾病包括慢性胃炎、消化性溃疡、脂肪肝和功能性胃肠病。飞行人员消化系统疾病的发生有常见的一般因素,也有其特殊的职业环境因素。高空低气压、缺氧、持续性 $+G_z$、抗荷服充气、精神负荷、作息不规律、吸烟、喝酒等问题,都可成为形成疾病谱的因素。

二、军事飞行人员消化系统疾病常用药物及用药原则

飞行人员常用的消化系统药物一般包括抗酸药、抑制胃酸分泌的药物和胃黏膜保护药物。常用的抗酸药包括氢氧化铝、氢氧化镁、铝碳酸镁等。抑制胃酸分泌的药物包括 H_2 受体阻断药、$H^+ - K^+ - ATP$ 酶抑制药、M 胆碱受体阻断药及胃

泌素阻断药。胃黏膜保护药指增强胃黏膜屏障功能的药物,主要包括米索前列醇、硫糖铝、枸盐酸铋钾、胶体果胶铋、替普瑞酮、麦滋林等。

军事飞行人员消化系统疾病的用药原则主要为以下方面:消化系统药物一般会对消化功能产生影响,因此治疗飞行人员消化系统疾病时首先建议选择非药物治疗措施。生活方式的改变(如调整饮食结构、加强运动、戒烟、节制饮酒)对于慢性消化系统疾病(如脂肪肝、胃食管反流病等)十分有益。选择药物治疗时,应注意针对不同的消化系统疾病选择相应的对症药物。飞行人员消化系统疾病应用药物治疗时一般均应待病情稳定或治愈后,经过足够的地面观察时间后方可飞行,所以在地面治疗期间,飞行人员可采用临床成熟的药物治疗方案,例如将根除幽门螺杆菌作为消化性溃疡的常规治疗,降低了溃疡的复发率。消化系统疾病可源于其他系统,也可影响其他系统,因此治疗不宜只针对某一症状或局部病灶,而应进行整体和局部相结合的疗法。首先要使患者对疾病本身有正确的认识,树立治疗信心,消除紧张心理,与医务人员密切合作,才能获得最佳疗效。

第二节 消化性溃疡

一、定义和分类

消化性溃疡是指在某种情况下,胃肠道黏膜被胃酸和(或)胃蛋白酶消化,发生炎性反应、坏死、脱落,形成溃疡,好发于胃和十二指肠,也可发生于食管、胃 - 空肠吻合术后吻合口附近、小肠以及异位的胃黏膜。其中胃溃疡和十二指肠溃疡临床上最为常见,溃疡时胃或十二指肠壁缺损通常超过黏膜肌层,达黏膜下层,严重者可达固有肌层或更深,因此溃疡有别于糜烂。幽门螺杆菌(Hp)感染和非甾体抗炎药摄入过多是消化性溃疡最主要的病因。

二、军事飞行人员消化性溃疡流行病学

飞行人员消化性溃疡患病率为 1.4% ~3.3%,治疗后仍有 20% ~30% 的复发率。消化性溃疡是飞行人员中患病率和停飞率较高的常见慢性疾病之一,另外消化性溃疡具有并发消化道出血和胃肠穿孔的风险,严重危害飞行人员的身体健康,影响作战任务的完成。

根据美军《特许飞行指南》,急性消化性溃疡时不适合进行所有飞行课程。因消化性溃疡易反复发作,导致缺勤或工作能力缺失,或需要频繁的专业随访,同样不符合留职资格。2016 年 3 月对美军航空医学特许管理示踪数据库系统回顾

显示,美国空军飞行人员 77 例消化性溃疡特许飞行申请,特许合格 73 例,占 94.8%。其中 4 例 FC Ⅰ类、30 例 FC Ⅱ类、36 例 FC Ⅲ类、7 例 ATC/GBC。另外通过检索美军飞行人员疾病谱统计数据并进行对比分析发现,消化系统及腹部疾病为美军飞行人员疾病谱的第 3 位,其中美军消化系统疾病中以胃食管反流病、食管炎及肠易激综合征为主,消化性溃疡仅占 1.36%,位于第 11 位。

多种流行病学统计结果显示,消化性溃疡在中美军事飞行人员,尤其是我军飞行人员患病和停飞疾病谱中均占有重要地位。飞行人员在飞行状态下,Hp 感染、进食不规律、精神紧张、疲劳驾驶等因素相互作用,更易发生消化性溃疡,治疗后更易复发,这就要求我们应充分重视飞行人员消化性溃疡的防治。

三、消化性溃疡的治疗药物

(一)抗酸药

抗酸药(antiacids)多属于弱碱性的镁盐或铝盐,能直接中和胃酸,但不能抑制胃酸分泌。抗酸药口服后在胃内直接中和胃酸,升高胃内容物 pH 值,解除胃酸和胃蛋白酶对胃黏膜和十二指肠黏膜的消化侵蚀和刺激,具有促进溃疡愈合和缓解疼痛的作用。同时还可促进血小板在胃内聚集从而加速凝血,有利于止血和预防再出血。抗酸药在餐后服用可延长药物作用时间,主要用于消化性溃疡、胃食管反流病和胃酸增多症的辅助治疗。常用的抗酸药包括氢氧化铝、氢氧化镁、铝碳酸镁等。

1. **氢氧化铝**(aluminium hydroxide)

氢氧化铝口服后在胃内与盐酸作用形成三氯化铝,后者在小肠内成为不溶性铝盐而排出。氢氧化铝不仅可以中和胃酸,还可以形成凝胶,吸附胃酸,对溃疡面有保护作用,中和胃酸产生的氯化铝在溃疡面有收敛、止血作用,氢氧化铝抗酸作用缓慢而持久。

【药动学】

本品起效缓慢,在胃内作用时效的长短与胃排空快慢有关。空腹服药作用可持续 20~30 min,餐后 1~2 h 服药时效可能延长到 3 h。大部分铝离子在肠内结合成不溶解的铝盐,如磷酸盐、碳酸盐及脂肪酸盐,自粪便排出。极少量在胃内转变成可溶性的氯化铝被吸收,并随尿排泄。

【适应证】

临床上主要用于胃酸过多、消化性溃疡、反流性食管炎及上消化道出血,亦可用于与胃酸分泌过多有关的胃部不适,如胃灼痛、反酸及腹胀、恶心、呕吐等症状的对症治疗等。

【用法与剂量】

氢氧化铝:一次 0.6 ~ 0.9 g,3 次/日。氢氧化铝凝胶:一次 10 ~ 15 ml,3 ~ 4 次/日,病情严重时可加倍。

【不良反应及注意事项】

氢氧化铝可致便秘。为防止便秘,氢氧化铝可与氢氧化镁或三硅酸镁交替服用,现多制成复方凝胶和片剂。长期服用妨碍膳食内磷酸盐的吸收,可使血浆内铝离子水平升高,须注意毒性反应。

【药物相互作用】

氢氧化铝可与四环素类药物形成络合物而影响其吸收,故不宜合用。还可干扰地高辛、华法林、双香豆素、奎宁、氯丙嗪、普萘洛尔、吲哚美辛、异烟肼及巴比妥类的吸收或消除,影响上述药物的疗效。

2. 铝碳酸镁(hydrotalcite)

铝碳酸镁抗酸作用迅速而持久,不仅能中和胃酸,还能与胃蛋白酶、胆酸结合,防止其对胃黏膜的损伤;增加黏液中的 HCO_3^- 贮存量,增强黏膜的抗酸缓冲能力。

【药动学】

在胃肠道几乎不吸收。血浆和尿液中镁及铝的浓度仍保持在正常范围。

【适应证】

临床主要用于消化性溃疡、反流性食管炎、胆汁反流等。

【用法与剂量】

成人饭后 1 ~ 2 h,睡前或胃不适时服用 1 ~ 2 片,每日不超过 14 片。治疗溃疡时,所有症状消失后应持续服用 4 周,可于两餐饭之间及睡前服。

【不良反应及注意事项】

铝碳酸镁因含有铝、镁两种金属离子,相互抵消了便秘和腹泻的副作用,仅个别患者可能出现腹泻,该药可干扰四环素类药物的吸收。严重肾功能障碍及胃肠蠕动功能不良者慎用。

3. 氢氧化镁(magnesium hydroxide)

氢氧化镁中和胃酸作用较强、起效快,少量吸收后经肾排出,肾功能不全者可引起血中 Mg^{2+} 浓度升高。Mg^{2+} 具有导泻作用,少数患者可能会引起腹泻。其他

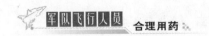

不良反应还包括低血压、恶心、呕吐、高镁血症、电解质紊乱等。

4. 碳酸氢钠（sodium bicarbonate）

碳酸氢钠俗称小苏打，作用强、起效快、作用持续时间短暂，口服能迅速中和或缓冲胃酸，而不直接影响胃酸分泌。口服后可被肠道吸收，导致血液和尿液碱化。碳酸氢钠主要用于治疗代谢性酸中毒、碱化尿液等，也可作为抗酸药，治疗胃酸过多引起的症状。一般用量为每次 $0.25 \sim 2$ g，3 次/日。不良反应为中和胃酸时所产生的二氧化碳可能引起嗳气及继发性胃酸分泌增加。

（二）抑制胃酸分泌药

抑制胃酸分泌的药物包括：组胺 H_2 受体阻断药、$H^+ - K^+ - ATP$ 酶抑制药、M 胆碱受体阻断药及胃泌素阻断药。

胃酸由胃壁中的壁细胞分泌，受到神经和激素体液系统的整合调控，其中迷走神经释放的乙酰胆碱、旁分泌细胞释放的组胺、胃窦部的 G 细胞（内分泌细胞）释放的胃泌素对胃酸分泌均起重要的调节作用。

胃黏膜壁细胞的基底膜侧分布有 M 胆碱受体、胃泌素 - CCK_2 受体和组胺 H_2 受体。这些受体激动后，使壁细胞黏膜侧的 $H^+ - K^+ - ATP$ 酶活性增加，催化 ATP 水解供能，驱动跨膜 $H^+ - K^+$ 交换，将 H^+ 从壁细胞的胞质"泵入"壁细胞的分泌小管中，作为交换，同时将 K^+ 泵入壁细胞，使胃液 pH 值维持在 $0.9 \sim 1.8$，而壁细胞内的 pH 值为 7.3。其中组胺 H_2 受体阻断药和 $H^+ - K^+ - ATP$ 酶抑制药是临床上最常用的抑制胃酸分泌的药物。

1. 组胺 H_2 受体阻断药

西咪替丁和雷尼替丁分别为第一代和第二代组胺 H_2 受体阻断药，第三代 H_2 受体阻断药有法莫替丁、尼扎替丁、罗莎替丁等。本类药物对基础胃酸分泌的抑制作用强，对进食、胃泌素、迷走神经兴奋及低血糖等诱导的胃酸分泌也有抑制作用，还可减少夜间胃酸分泌，对十二指肠溃疡具有促进愈合作用，为治疗胃及十二指肠溃疡的首选药物。

【药动学】

H_2 受体阻断药口服吸收迅速，$1 \sim 3$ h 后达到血药浓度峰值，与血浆蛋白结合率较低。仅小部分（$10\% \sim 30\%$）被肝脏代谢。以代谢产物或原形药物的形式从肾脏排出。

【适应证】

临床主要用于胃和十二指肠溃疡，能减轻溃疡引起的疼痛，促进胃和十二指肠溃疡的愈合,应用 6~8 周,愈合率较高,延长用药可减少复发。其他胃酸分泌过多的疾病如胃肠吻合溃疡、反流性食管炎等及消化性溃疡和急性胃炎引起的出血也可用。

【用法与剂量】

西咪替丁片剂,每次 400 mg,3 次/日,或 800 mg,晚饭后服,1 次/日。注射剂,每次 200 mg,静脉滴注,1~2 次/日。盐酸雷尼替丁片剂,每次 150 mg,2 次/日,或 300 mg,晚饭后服,1 次/日,4~8 周为一疗程。注射剂,每次 50 mg,每 6~8 小时肌内注射或静脉注射 1 次。法莫替丁片剂,每次 20 mg,2 次/日,或 40 mg,晚饭后服,1 次/日。注射剂,每次 20 mg,2 次/日,静脉点滴。尼扎替丁胶囊,每次 150 mg,2 次/日,或 300 mg,晚饭后服,1 次/日,4~8 周为一疗程。

【不良反应及注意事项】

不良反应较少,以轻微的腹泻、便秘、眩晕、乏力、肌肉痛、皮疹、皮肤干燥、脱发为主。中枢神经系统反应可出现嗜睡、焦虑、幻觉、谵妄、语速加快、定向障碍等。长期大量使用西咪替丁,偶见男性出现精子数目减少、性功能减退、乳腺发育,女性溢乳等内分泌系统症状。偶见心动过缓、肝肾功能损伤、白细胞减少等。

【药物相互作用】

西咪替丁能抑制 CYP_{450} 肝药酶活性,可抑制苯二氮䓬类药物、华法林、苯妥英、普萘洛尔、茶碱、奎尼丁等药物在体内转化,使上述药物血药浓度升高。合用时应调整药物剂量。

2.H^+-K^+-ATP 酶抑制药(质子泵抑制剂,PPI)

临床上应用的 H^+-K^+-ATP 酶抑制药均属于弱酸性的苯并咪唑类化合物。由于 H^+-K^+-ATP 酶是胃酸分泌的最后环节,质子泵抑制剂对各种因素引起的胃酸分泌均有抑制作用。另外,质子泵抑制剂体内活性代谢产物与质子泵的结合牢固不可逆。因此,质子泵抑制剂抑制胃酸分泌作用强大且持久。由于本类药物对组胺、五肽胃泌素等刺激引起的胃酸分泌同样有明显的抑制作用,因此继发性胃泌素水平升高并不显著影响其抑制胃酸分泌效果。此外,本类药物还可减少胃蛋白酶的产生,对胃黏膜有显著的保护作用。体内、外实验证明,此类药物对幽门螺杆菌有抑制作用。

(1)奥美拉唑(omeprazole)

本药品为第一代质子泵抑制剂,对基础胃酸分泌和由组胺、五肽胃泌素、进餐等各种刺激引起的胃酸分泌均有强大的抑制作用,还能增加胃黏膜血流量,对胃液总量和胃蛋白酶的分泌也有一定的抑制作用。

【药动学】

口服易吸收,单次用药的生物利用度为 35%,达峰时间为 1~3 h,反复用药的生物利用度可达 60%。胃内食物充盈时,可减少吸收,故应餐前空腹口服。在连续给药的最初 3~5 天,抑酸作用逐渐增强,达到稳态后停药,作用仍可持续2~3天。静脉给药起效更快,持续滴注可维持胃内无酸状态。

【适应证】

奥美拉唑临床上主要用于下列疾病的治疗:①消化性溃疡,能迅速缓解疼痛,促进溃疡愈合。但停药后仍会复发,需要配合幽门螺杆菌根除治疗。②胃食管反流病,可快速缓解胃食管反流病患者的症状,促进食管黏膜愈合。③上消化道出血,可用于各种原因所致的上消化道出血的治疗或预防内镜止血后的再出血。④根除幽门螺杆菌感染,与阿莫西林、克拉霉素或其他抗菌药联合使用,可降低胃内酸度,减少抗菌药物的降解,产生协同作用,彻底根除胃内幽门螺杆菌。⑤草 - 艾综合征和非甾体抗炎药所致的胃溃疡。

【用法与剂量】

消化性溃疡:每次 20 mg,1~2 次/日,每日晨起吞服或早晚各 1 次,胃溃疡疗程通常为 4~8 周,十二指肠溃疡疗程通常为 2~4 周。胃食管反流病:每次 20~60 mg,1~2 次/日,晨起吞服或早晚各 1 次,疗程通常为 4~8 周。上消化道出血:奥美拉唑 80 mg 静脉滴注,并以 8 mg/h 维持,急性期过后可改为口服维持。

【不良反应及注意事项】

不良反应较少,主要有恶心、腹胀、腹泻等胃肠道症状,头痛、头晕、嗜睡等神经系统症状。胃酸有助于食物中维生素 B_{12} 和钙的吸收,抑制胃内细菌增殖,长期服用奥美拉唑可降低体内维生素 B_{12} 水平,增加骨质疏松患者骨折风险,增加危重症患者呼吸道感染的发生率。

【药物相互作用】

本药对 CYP2C19 酶有抑制作用,可延长地西泮、苯妥英钠、华法林等药物的清除时间。因抑制氯吡格雷活化,可能减弱其抗血小板作用而增加血栓形成风险。因胃内酸度下降,与伊曲康唑合用可减少两药的吸收。慢性肝病或肝功能减退者,用量宜酌减。长期服用者,还应定期检查胃黏膜有无肿瘤样增生。

(2)兰索拉唑(lansoprazole)

兰索拉唑为第二代质子泵抑制剂。抑制胃酸分泌作用与奥美拉唑相同,同时也有保护胃黏膜、抗幽门螺杆菌及促进胃泌素分泌作用,其抑制胃酸分泌作用及抗幽门螺杆菌作用均强于奥美拉唑。

【药动学】

口服易吸收,生物利用度个体差异大。空腹单次口服 30 mg,达峰时间为 1.5~2.2 h,达峰浓度为 0.75~1.15 mg/L,$t_{1/2}$ 为 1.3~1.7 h。在肝内被代谢为活性代谢产物,主要经胆汁和尿以代谢产物的形式排泄。

【适应证】

临床上用于治疗消化性溃疡、反流性食管炎、胃泌素瘤等。

【用法与剂量】

治疗胃溃疡和十二指肠溃疡时,每日清晨口服 1 次,每次 15~30 mg。

【不良反应及注意事项】

本药品副作用轻微,主要表现为口干、头晕、恶心。

【药物相互作用】

兰索拉唑会延迟安定及苯妥英钠的代谢与排泄,使对乙酰氨基酚的血药浓度峰值升高,达峰时间缩短。

(3)泮托拉唑(pantoprazole)

泮托拉唑属于第三代质子泵抑制剂,抗溃疡病作用与奥美拉唑相似,但泮托拉唑在 pH 3.5~7.0 条件下较稳定。

【药动学】

口服后吸收迅速但不规则,达峰时间约为 3.35 h,$t_{1/2}$ 为 1.18 h,血浆蛋白结合率为 92%。生物利用度在 75% 以上,主要在肝脏代谢,但与 CYP_{450} 很少相互作用;经肾脏消除,大约 80% 以代谢产物的形式随尿排泄,其余随粪便排出。

【适应证】

临床上用于治疗胃溃疡、十二指肠溃疡、中重度反流性食管炎、根除幽门螺杆菌等。

【用法与剂量】

伴有幽门螺杆菌感染的十二指肠溃疡或胃溃疡的联合疗法:每次泮托拉唑 40 mg + 阿莫西林 1 g + 克拉霉素 500 mg,2 次/日;或泮托拉唑 40 mg + 甲硝唑 500 mg + 克拉霉素 500 mg,2 次/日;或泮托拉唑 40 mg + 阿莫西林 1 g + 甲硝唑 500 mg,2 次/日,一般疗程持续 14 天。其他十二指肠溃疡、胃溃疡、反流性食管炎:每次 40 mg,1 次/日。

【不良反应及注意事项】

不良反应轻微,偶尔引起头痛和腹泻。极少引起恶心、上腹痛、腹胀、皮疹、皮

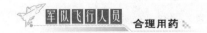

肤瘙痒及头晕。个别病例出现水肿、发热和一过性视力障碍(视物模糊)。

【药物相互作用】

泮托拉唑可降低其他药物的生物利用度,取决于胃 pH 值药物的吸收。凡通过 CYP_{450} 酶系代谢的药物,均有可能与本药产生相互作用。

(4)雷贝拉唑(rabeprazole)

雷贝拉唑亦属于第三代质子泵抑制剂,与泮托拉唑相似,但在抗胃酸分泌能力和缓解症状、黏膜损害愈合方面的临床效果明显优于其他抗酸药物。

【药动学】

口服后吸收迅速,绝对生物利用度约为 52%,$t_{1/2}$ 约为 1 h,体内药物清除率为(283 ±98) ml/min。

【适应证】

临床上用于治疗消化性溃疡、胃食管反流病、根除幽门螺杆菌等。

【用法与剂量】

治疗活动性消化性溃疡:每次 20 mg,1 次／日,空腹,晨服。大多数活动性十二指肠溃疡患者在用药 4 周后痊愈。但有 2% 的患者还需要继续用药 4 周才能痊愈。大多数活动性良性胃溃疡需在用药 6 周后痊愈。但有 9% 的患者还需继续用药 6 周才可痊愈。

【不良反应及注意事项】

偶见的不良反应为光敏性反应、头痛、恶心、呕吐、便秘、腹胀、腹泻、皮疹;红细胞减少、白细胞减少、白细胞增多、嗜酸性粒细胞增多、嗜中性粒细胞增多、淋巴细胞减少;ALT、AST、ALP、γ – GTP、LDH、总胆红素、总胆固醇、BUN 升高;蛋白尿等。罕见的不良反应有休克、心悸、心动过缓、消化不良、胸痛、肌痛、视力障碍、失眠、困倦、口齿不清、步态蹒跚、溶血性贫血等,发生率 <0.1%。

【药物相互作用】

雷贝拉唑可被 CYP_{450} 肝脏药物代谢酶代谢,药物相互作用同其他质子泵抑制剂。

(5)埃索美拉唑(esomeprazole)

埃索美拉唑为奥美拉唑的纯左旋异构体,抑酸作用较其他质子泵抑制剂的效果更强、更持久。

【药动学】

口服后血浆蛋白结合率为 97%,$t_{1/2}$ 约为 1.3 h。主要经 CYP2C19 代谢,近

80% 以代谢产物的形式随尿排泄,其余随粪便排出。

【适应证】

临床上用于治疗消化性溃疡、胃食管反流病的起始和维持治疗,与抗生素联用可用于根除幽门螺杆菌等。

【用法与剂量】

每天口服 20～40 mg,或静脉给药 20～40 mg,1 次/日。反流性食管炎患者使用 40 mg,1 次/日。

【不良反应及注意事项】

常见有头痛、腹痛、腹泻、腹胀、恶心、呕吐、便秘,少见的不良反应为皮炎、瘙痒、荨麻疹、头昏、口干。

【药物相互作用】

埃索美拉唑镁抑制 CYP2C19,因此,与经 CYP2C19 代谢的药物(如地西泮、西酞普兰、丙米嗪、氧米帕明、苯妥英等)合用时,这些药物的血浆浓度可被升高。

(三)胃黏膜保护药

胃黏膜屏障发挥着重要的保护作用,主要包括细胞屏障和黏液 – HCO_3^- 屏障。胃黏膜上皮细胞顶端和相邻细胞侧膜之间存在紧密连接,可防止胃腔内的 H^+ 向黏膜上皮细胞内扩散,具有抵抗胃酸和胃蛋白酶的作用,称为细胞屏障。胃液中含有大量黏液,这些黏液是由胃黏膜表面上皮细胞、泌酸腺、贲门腺和幽门腺共同分泌的,其主要成分是糖蛋白。由于黏液具有较高的黏滞性和形成凝胶的特性,分泌后即覆盖在胃黏膜表面,可减少粗糙食物对胃黏膜的损伤。胃黏膜内的 HCO_3^- 与胃黏膜表面的黏液联合形成一个抗胃黏膜损伤的屏障,称为黏液 – 碳酸氢盐屏障,能有效保护胃黏膜免受胃内盐酸和胃蛋白酶的损伤。黏液和 HCO_3^- 均由胃黏膜层的表浅上皮细胞分泌,在这些细胞的基底侧有前列腺素 E_2（PGE_2）和 PGI_2受体,它们激动时能促进黏液和 HCO_3^- 的分泌,并且能增加胃黏膜的血流量,促进胃黏膜损伤创面愈合。当胃黏膜屏障功能受损时,可导致消化性溃疡的发生。因此,增强胃黏膜屏障的药物可通过增强胃黏膜的细胞屏障或（和）黏液 – HCO_3^- 屏障而发挥抗溃疡作用。

1. 米索前列醇(misoprostol)

本品为前列腺素 E_1 的衍生物,通过激活前列腺素 E 受体,抑制壁细胞分泌胃酸,促进浅表细胞分泌黏液和 HCO_3^-,抑制胃蛋白酶分泌,增加胃黏膜血流,促进胃黏膜上皮细胞增殖重建。对基础胃酸分泌、组胺、胃泌素等刺激引起的胃酸分泌均有抑制作用。

【药动学】

口服吸收迅速,生物利用度为70%～80%。吸收后很快转化为米索前列酸。血浆蛋白结合率为80%～90%,原形药物 $t_{1/2}$ 为20～40 min,其代谢产物 $t_{1/2}$ 为1.5 h。70%的代谢产物经肾排出,15%经粪便排出。

【适应证】

临床上用于预防和治疗由非甾体抗炎药引发的十二指肠损伤。

【用法与剂量】

胃溃疡和十二指肠溃疡:每次200 μg,4 次/日,于餐前和睡前口服,疗程4～8周。

【不良反应及注意事项】

不良反应有腹泻、消化不良、肠胀气、恶心、呕吐、皮肤瘙痒、眩晕、发热和发冷、宫颈软化及扩张、月经过多、阴道出血、宫缩等,孕妇禁用。

【药物相互作用】

抗酸药(尤其是含镁抗酸药)与本品合用时会加重本药所致的腹泻、腹痛等不良反应。

2. **硫糖铝**(sucralfate)

硫糖铝为八硫酸蔗糖 – Al(OH)$_3$,口服后在胃酸中解离为 Al(OH)$_3$ 和硫酸蔗糖复合离子。Al(OH)$_3$ 中和胃酸,硫酸蔗糖复合离子聚合成不溶性的带负荷的胶体黏稠多聚体,能黏附于胃、十二指肠黏膜表面,增加黏膜表面的厚度、黏性和疏水性,在溃疡面形成保护屏障,阻止胃酸和消化酶的侵蚀。另外,硫糖铝能够促进胃、十二指肠黏膜合成 PGE$_2$,从而增强胃、十二指肠黏膜细胞屏障和黏液 – HCO$_3^-$ 屏障。

【药动学】

口服后可释放出铝离子和硫酸蔗糖复合离子,胃肠道吸收仅5%,作用持续时间约5 h。主要随粪便排出,少量以双糖硫酸盐的形式随尿排出。

【适应证】

临床上用于治疗消化性溃疡、反流性食管炎、慢性糜烂性胃炎及幽门螺杆菌感染。

【用法与剂量】

口服,每次1 g,4 次/日,餐前1 h 及睡前空腹嚼碎服用。

【不良反应及注意事项】

最常见的不良反应为便秘。少量 Al^{3+} 可被吸收,肾功能衰竭患者禁用。

【药物相互作用】

硫糖铝在酸性环境中有保护胃、十二指肠黏膜的作用,不宜与抗酸药及抑制胃酸分泌药合用。因硫糖铝增厚胃黏液层,可降低苯妥英钠、地高辛、酮康唑、氟喹诺酮及甲状腺素的生物利用度。硫糖铝可干扰脂溶性维生素 A、D、E、K 的吸收。硫糖铝可与多酶片中的胃蛋白酶络合,降低多酶片的疗效,因此两者不宜合用。

3. **枸盐酸铋钾**(bismuth potassium citrate)

在胃液酸性条件下,本药可在溃疡表面或溃疡基底肉芽组织形成一种坚固的氧化铋胶体沉淀,成为保护性薄膜,从而减少胃内容物对溃疡的侵蚀作用。枸盐酸铋钾还能抑制胃蛋白酶活性,促进黏膜合成前列腺素,增加黏液和 HCO_3^- 分泌量,对幽门螺杆菌有一定抑制作用,对溃疡组织的修复和愈合均有促进作用。

【药动学】

枸橼酸铋钾很难被消化道吸收,仅有少量铋可被吸收,主要分布在肝、肾等组织中,以肾脏分布居多,且主要经肾脏排泄,未吸收部分通过粪便排出体外。

【适应证】

临床上用于治疗胃溃疡、十二指肠溃疡及红斑渗出性胃炎、糜烂性胃炎。

【用法与剂量】

口服,每次 0.3 g,4 次/日,前 3 次于三餐饭前半小时服用,第 4 次于睡前用温水送服,忌用含碳酸的饮料(如啤酒)送服。服药前、后半小时不要喝牛奶或服用抗酸剂和其他碱性药物。疗程 4～8 周,然后停用含铋药物 4～8 周,如有必要可再继续服用4～8周。

【不良反应及注意事项】

不良反应较少,可见消化系统不良反应,如口中带有氨味,并可使舌苔及大便呈灰黑色,易与黑粪症状混淆,还可出现恶心、呕吐、食欲减退、腹泻、便秘等症状。上述表现停药后可自行消失。少数患者可出现轻微头痛、头晕、失眠等。长期大剂量服用(血浓度大于 100 ng/ml)有可能导致铋性脑病、肾脏毒性、骨关节病等。

【药物相互作用】

本品不得与其他铋制剂同时长期大剂量服用,如服用,易导致体内铋的蓄积,引起中毒,亦不得与抗酸药同服。

4. **胶体果胶铋**(colloidal bismuth pectin)

胶体果胶铋在酸性介质中可形成高浓度溶胶,可在胃黏膜上形成一层牢固的

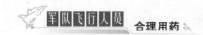

保护膜。该药对受损的黏膜具有高度选择性,且对消化道出血有止血作用。

【药动学】

口服后在肠道几乎不吸收,痕量的铋吸收后主要分布于肝、肾等组织中,血药浓度与尿药浓度极低,绝大部分该品随粪便排出体外。

【适应证】

临床上用于治疗消化性溃疡、慢性胃炎,与抗生素及抑酸药联用可用于根除幽门螺杆菌。

【用法与剂量】

口服,成人 1~2 粒/次,3 次/日,餐前半小时与睡前服用。

【不良反应及注意事项】

不良反应较少,常规剂量下一般无肝、肾及中枢作用。服药后,粪便可呈无光泽的黑褐色,但无其他不适,当属正常反应,停药后 1~2 天内粪便色泽转为正常。

【药物相互作用】

同枸盐酸铋钾。

5. 替普瑞酮(teprenone)

替普瑞酮可促进胃黏液合成、分泌,使黏液层中的脂类含量增加,疏水性增强,防止胃液中 H^+ 回渗作用于黏膜细胞。

【药动学】

口服后吸收迅速,并广泛分布于各组织,在胃内时尤以溃疡部位药物浓度最高,其平均药物浓度较周围组织约高 10 倍。血药浓度达峰时间约为 5 h,在肝脏代谢极少,大多以药物原形的形式排出,少量随粪便排泄。

【适应证】

可改善胃黏膜病变(如糜烂、出血、发红、水肿等),用于消化性溃疡、急性胃炎、慢性胃炎的急性活动期。

【用法与剂量】

口服,每次 50 mg,3 次/日,均于饭后 30 min 内服用。可根据年龄、症状酌情适当增减剂量。

【不良反应及注意事项】

不良反应轻微,极少数患者有胃肠道反应,皮肤瘙痒,ALT、AST 轻度升高。

【药物相互作用】

与组胺 H_2 受体拮抗药合用时疗效增强。

6.麦滋林(marzulene)

麦滋林由99%的谷氨酰胺和0.3%的水溶性奥磺酸钠组成,前者增加胃黏膜PGE$_2$合成,促进黏膜细胞增殖,增加黏液合成,增强黏膜屏障;后者有抗炎、抑制胃蛋白酶活性作用。

【药动学】

口服后达峰时间约为30~45 min,$t_{1/2}$约为2 h,相对生物利用度约为94%。可通过呼吸道、尿液和粪便排出。

【适应证】

适用于胃炎、胃溃疡、十二指肠溃疡所引起的胃胀、胃痛、反酸、嗳气、上腹部闷胀不适、胃灼热感等症状的治疗。

【用法与剂量】

口服,1袋/次,3次/日,可根据年龄、症状酌情适当增减剂量。

【不良反应及注意事项】

不良反应罕见,偶见恶心、呕吐、便秘、腹泻、腹痛,极少数患者出现面部潮红。

(四)抗幽门螺杆菌药物

幽门螺杆菌为革兰氏阴性厌氧菌,定植于胃、十二指肠的黏膜层,可产生多种致黏膜损伤的酶和细胞毒素,破坏胃黏膜,根除幽门螺杆菌对消化性溃疡治疗,及预防其复发十分重要。虽然在体外实验中,多种抗生素对幽门螺杆菌均表现出了较好的敏感性,但实际在体内单一使用某一种抗生素疗效较低,很难根除幽门螺杆菌感染,且容易产生耐药性。一般需2种或3种药物联合使用,以提高根除率,减少耐药性的产生。目前推荐的幽门螺杆菌根除方案主要为以质子泵抑制剂及铋剂为基础的联合用药方案,如质子泵抑制剂+2种抗生素+铋剂,疗程一般为14天。联合用药后可明显提高幽门螺杆菌根除率,使得幽门螺杆菌阳性的溃疡病根治率可达80%~90%,降低溃疡复发率。根除幽门螺杆菌的抗生素常用方案见表5-1。

表5-1　根除幽门螺杆菌的抗生素常用方案

方案	抗菌药物1	抗菌药物2
1	阿莫西林1000 mg,2次/天	克拉霉素500 mg,2次/天
2	阿莫西林1000 mg,2次/天	左氧氟沙星500 mg,1次/天或200 mg,2次/天
3	阿莫西林1000 mg,2次/天	呋喃唑酮100 mg,2次/天
4	四环素750 mg,2次/天	甲硝唑400 mg,2次/天或3次/天
5	四环素750 mg,2次/天	呋喃唑酮100 mg,2次/天

第三节　慢性胃炎

胃炎是指各种原因引起的胃黏膜炎症,是胃黏膜对各种损伤的反应过程,包括上皮损伤、黏膜炎症反应和上皮再生。仅有上皮损伤和细胞再生过程,而无黏膜炎症反应,则称为胃病。临床上通常将胃炎分为急性胃炎、慢性胃炎和特殊类型胃炎三类。

慢性胃炎是由多种病因引起的胃黏膜慢性炎症,病理上以淋巴细胞浸润为主要特点,部分患者在后期可出现胃黏膜固有腺体萎缩和化生,继而出现上皮内瘤变,与胃癌的发生密切相关。结合我国实际情况,可将慢性胃炎分为非萎缩性(浅表性)胃炎、萎缩性胃炎和特殊类型胃炎。

一、军事飞行人员慢性胃炎影响因素

飞行人员慢性胃炎的发病与航空环境因素相关,精神紧张、$+G_z$暴露、高空缺氧等因素均可致消化道黏膜血流量减少,胃黏膜缺血、缺氧,再加上长时间的噪声、震动、生活作息不规律等因素,可导致消化不良、慢性胃炎甚至是消化系统溃疡的发生。采用多级分层随机整群抽样方法对 270 名飞行员进行慢性胃炎的流行病学相关调查,通过多因素 Logistic 回归分析,认为飞行前情绪紧张、饮食不规律、飞行后经常吸烟、飞行中环境过冷(受凉)等因素均为飞行人员慢性胃炎发病的危险因素。

二、临床表现

慢性胃炎缺乏特异性症状,并且症状的轻重与胃黏膜的病变程度并非一致。大多数患者常无症状或有程度不等的消化不良症状,如上腹隐痛、食欲减退、餐后饱胀、反酸、恶心等。严重的萎缩性胃炎患者可有贫血、消瘦、舌炎、腹泻等。

据调查显示,慢性胃炎患者中约 13.1% 的患者无任何症状,有症状者常见表现依次为上腹痛(52.9%)、腹胀(48.7%)、餐后饱胀(14.3%)和早饱感(12.7%),近 1/3 的患者有上述 2 个以上症状共存,与消化不良症状谱相似。需要注意的是,消化不良症状有无和严重程度与慢性胃炎的分类、镜下表现、胃黏膜病理组织学分级均无明显相关性。自身免疫性胃炎在人群中的总体发病率约为 2%,可长时间缺乏典型的临床症状,胃体萎缩后首诊症状主要以贫血和维生素 B_{12} 缺乏引起的神经系统症状为主。

三、治疗

慢性胃炎的治疗包括病因治疗、对症治疗,无症状的慢性非萎缩性胃炎可不做任何处理。慢性胃炎需要根据不同的临床症状和内镜及病理改变选择不同的治疗方法。

1. 饮食

宜食用易消化无刺激性的食物,少吃过酸过甜食物及饮料,忌烟酒、浓茶、咖啡,进食时细嚼慢咽等。

2. 去除病因

避免服用损伤胃黏膜的药物,如阿司匹林、吲哚美辛等。

3. 根除 Hp 治疗

对慢性胃炎伴萎缩、糜烂,慢性胃炎伴消化不良症状,计划长期使用 NSAID,有胃癌家族史者应给予根除 Hp 治疗。根除 Hp 方案详见消化性溃疡。

4. 对症治疗

无症状者可以随访;以反酸、腹痛为主要表现,尤其内镜下表现糜烂的病例,可给予抑酸治疗。消化不良以腹胀、早饱为主者,应用促动力药物有助于改善症状。存在胆汁反流者可给予中和胆汁的黏膜保护剂,如铝碳酸镁、瑞巴派特等。萎缩性胃炎伴恶性贫血者可给予维生素 B_{12} 和叶酸;中药及维生素类药物对肠上皮化生可能有益。存在心理因素者可以考虑进行心理干预。

5. 药物治疗

(1)抗酸药　包括质子泵抑制剂(PPI)和 H_2 受体阻断药(H_2RA)。

(2)胃黏膜保护药　药物治疗详见本章第二节。

第四节　功能性胃肠病

一、定义和分类

功能性胃肠病(functional gastrointestinal disorders,FGIDs)为脑－肠相互作用疾病。它是一组根据以下任何相关胃肠道症状组合进行分类的疾病:运动障碍、内脏高敏感性、黏膜和免疫功能改变、肠道微生物种群改变,以及中枢神经系统功能改变。功能性胃肠病症状因发生部位和特征不同而有不同的命名,具体分类见表 5 - 2。

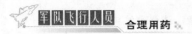

表5-2　功能性胃肠病罗马Ⅳ分类

A.食管疾病	A1.功能性胸痛
	A2.功能性胃灼热
	A3.反流高敏感
	A4.癔球症
	A5.功能性吞咽困难
B.胃十二指肠疾病	B1.功能性消化不良
	B1a.餐后不适综合征
	B1b.上腹疼痛综合征
	B2.嗳气症
	B2a.非特异性过度嗳气症
	B2b.吞气症
	B3.恶心和呕吐症
	B3a.慢性恶心呕吐综合征
	B3b.周期性呕吐综合征
	B3c.大麻素剧吐综合征
	B4.反刍综合征
C.功能性肠道疾病	C1.肠易激综合征
	C2.功能性便秘
	C3.功能性腹泻
	C4.功能性腹胀/腹部膨胀
	C5.非特异性功能性肠病
	C6.阿片引起的便秘
D.中枢介导的胃肠道疼痛病	D1.中枢介导的腹痛综合征
	D2.麻醉药肠道综合征/阿片引起的胃肠道痛觉过敏
E.胆囊和奥迪括约肌疾病	E1.胆源性疼痛
	E1a.胆囊功能障碍
	E1b.胆囊括约肌功能障碍
	E2.胰管括约肌功能障碍
F.肛门直肠疾病	F1.大便失禁
	F2.功能性肛门直肠疼痛
	F2a.肛提肌综合征
	F2b.非特异性功能性肛门直肠疼痛
	F2c.痉挛性肛门直肠疼痛
	F3.功能性排便障碍
	F3a.排便推进力不足
	F3b.不协调性排便

本章节主要论述功能性胃肠病中最常见的两种:功能性消化不良(functional dyspepsia,FD)和肠易激综合征(irritable bowel disease,IBS)。

(一)FD诊断标准和分型

1.诊断标准

根据罗马Ⅳ标准,FD的诊断必须符合:①具有以下1项或多项,包括餐后饱胀不适、早饱、中上腹痛、中上腹灼烧感;②没有可以解释症状的器质性疾病的证据。诊断前症状出现至少6个月,近3个月症状符合以上标准。罗马Ⅳ标准推荐将FD患者以特异性症状分为2个亚型:①餐后不适综合征,特点是进食诱发症状,并持续存在于餐后〔如餐后饱胀和(或)早饱感〕;②上腹疼痛综合征,特点是上腹痛和(或)烧灼感不一定与进食相关。

2.分型

FD主要分为上腹痛综合征和餐后不适综合征。

(1)上腹痛综合征的诊断标准　必须包括以下1项或2项,且至少每周1日:①中上腹痛(以致影响日常活动);②中上腹烧灼不适(以致影响日常活动)。常规检查(包括胃镜检查)未发现可解释上述症状的器质性、系统性或代谢性疾病的证据。诊断前症状出现至少6个月,近3个月症状符合以上标准。支持诊断的条件有:①疼痛可因进餐诱发或缓解,或者可发生在空腹时;②可存在餐后中上腹胀气、嗳气和恶心;③持续呕吐提示可能为其他病症;④胃灼热不是消化不良的症状,但常与本病并存;⑤疼痛不符合胆囊或奥迪括约肌功能障碍的诊断标准;⑥如症状在排便或排气后减轻,通常不应将其考虑为消化不良的症状;⑦其他消化不良的症状可能与上腹痛综合征并存。

(2)餐后不适综合征的诊断标准　必须包括以下1项或2项,且至少每周3日:①餐后饱胀不适感(以致影响日常活动);②早饱感(以致不能完成平常餐量的进食)。常规检查(包括胃镜检查)未发现可解释上述症状的器质性、系统性或代谢性疾病的证据。诊断前症状出现至少6个月,近3个月症状符合以上标准。支持诊断的条件有:①可存在餐后中上腹痛或烧灼感、中上腹胀气、过度嗳气和恶心;②呕吐要考虑其他病症;③胃灼热不是消化不良的症状,但常与本病并存;④如症状在排便或排气后减轻,通常不应将其考虑为消化不良的症状;⑤其他消化不良的症状可能与上腹痛综合征并存。

(二)IBS 的诊断标准和分型

1. IBS 诊断标准

反复发作的腹痛,近 3 个月内平均发作至少每周 1 日,伴有以下 2 项或 2 项以上:①腹痛与排便相关;②伴有排便频率的改变;③伴有大便性状(外观)的改变。诊断前症状出现至少 6 个月,近 3 个月满足以上标准。

2. 分型

以粪便性状作为分型的指标,可将 IBS 分为腹泻型 IBS、便秘型 IBS、混合型 IBS 和不定型 IBS。

二、功能性胃肠病对军事飞行人员影响

一般而言,功能性胃肠病对于飞行人员影响轻微,而且多数疾病通过药物治疗,可获得良好的效果。但是某些类型的功能性胃肠病可能严重影响飞行安全,飞行人员出现不能控的功能性胃肠病需要停飞,尤其是以腹泻、腹痛为主要表现的功能性胃肠病。大便频急、腹痛、腹胀等不适在飞行过程中可以导致飞行人员注意力分散。此外,高度变化可以加重这些症状,从而影响飞行安全和战斗效能。

在常见的功能性胃肠病中,IBS 是需要获得飞行特许的一种疾病。美军空军飞行人员 2015 年报告了 283 例 IBS 病例,其中 136 例因此停飞(48%)。IBS 常呈慢性发作性病程,疾病临床过程难以预测;应激可以诱发或加重 IBS 的症状,而飞行人员常需要随时应对各种应激因素;IBS 患者可能需要特殊的饮食调整,可能给后勤保障造成困难;治疗 IBS 的药物有些可能影响认知功能。因此,飞行员选拔时应排除 IBS 病史。飞行人员诊断为 IBS 者除非症状轻微,或者药物治疗后长期缓解,否则需要停止执行飞行相关任务。

三、功能性胃肠病治疗药物

FD 和 IBS 的治疗用药主要包括以下几类。

(一)抑酸药和抗幽门螺杆菌药物

详见消化性溃疡一章。

(二)抗焦虑抑郁药物

抗焦虑抑郁药物适用于伴有明显焦虑抑郁状态且对常规药物治疗无效的 FD 患者。抗焦虑抑郁药物也可试用于 IBS 的治疗。此类药物包括:①三环类抗抑郁

药,如阿米替林、阿普唑仑、曲米帕明、地昔帕明等;②选择性5-HT再摄取抑制剂(SSRI),如帕罗西汀、氟西汀等。

(三)胃肠动力调节药物

胃肠动力调节药物是指可以调节胃肠道平滑肌动力及胃肠道蠕动的药物,可分为促胃肠动力药和抑制胃肠道运动药。相当一部分FD患者存在胃排空延迟和胃容受性舒张功能下降,因此促胃肠动力药是FD治疗中的重要药物,其有助于缓解FD患者上腹胀、早饱等进餐相关的上腹部症状。促胃肠动力药可作为FD的首选经验性治疗药物,疗程一般为2~8周。促进胃肠道运动药物/促胃肠道动力药根据药理作用和作用靶点的不同,主要有多巴胺受体拮抗剂和5-羟色胺4型($5-HT_4$)受体激动剂,包括多潘立酮、莫沙必利、伊托必利及琥珀酸普芦卡必利等。

抑制胃肠动力药物又称解痉药,是一类能松弛胃肠道平滑肌、降低蠕动幅度和频率、缓解阵发性腹痛或绞痛的药物。主要用于缓解胃肠道痉挛导致的腹痛。解痉药可以改善腹泻型IBS患者总体症状,对腹痛疗效较明显,包括枸橼酸阿尔维林、选择性肠道平滑肌钙通道阻滞剂(如匹维溴铵)、胃肠道平滑肌松弛药(如曲美布汀)。

1. 多巴胺受体拮抗剂

(1)甲氧氯普胺(metoclopramide)

本品为多巴胺2型(D_2)受体拮抗剂,同时还具有$5-HT_4$受体激动效应,对$5-HT_3$受体有轻度抑制作用。可作用于延髓催吐化学感受区(CTZ)中的多巴胺受体而提高CTZ的阈值,具有强大的中枢性镇吐作用。本品亦能阻断下丘脑多巴胺受体,抑制催乳素抑制因子,促进泌乳素的分泌,故有一定的催乳作用。对中枢其他部位的抑制作用较弱,有较弱的安定作用,较少引起催眠作用。对于胃肠道的作用主要表现在上消化道,可促进胃及上部肠段的运动;提高静息状态胃肠道括约肌的张力,增加下食管括约肌的张力和收缩的幅度,使食管下端压力增加。

【药动学】

口服或静脉给药后,迅速与血浆蛋白结合。经肝脏代谢,$t_{1/2}$约为4~6 h,主要以游离型、结合型或代谢产物的形式经肾脏排泄。

【适应证】

各种病因所致恶心、呕吐、嗳气、消化不良、胃部胀满、胃酸过多等症状的对症治

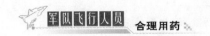

疗;反流性食管炎、胆汁反流性胃炎、功能性胃滞留、胃下垂等所致的胃排空障碍。

【用法与剂量】

口服。每次 5 ~ 10 mg,3 次/日。用于糖尿病性胃排空功能障碍患者,于症状出现前 30 min 口服 10 mg;或于餐前及睡前服 5 ~ 10 mg,4 次/日。总剂量不得超过0.5 mg/(kg·d)。肌内或静脉注射。一次 10 ~ 20 mg,一日剂量不超过0.5 mg/(kg·d)。

【不良反应及注意事项】

较常见的不良反应为昏睡、烦躁不安、疲怠无力;少见的不良反应有乳腺肿痛、恶心、便秘、皮疹、腹泻、睡眠障碍、眩晕、严重口渴、头痛、容易激动。由于本品可导致锥体外系反应,出现肌震颤、发音困难、共济失调等,因此建议地面观察72 h,如无明显不良反应,可以飞行。

【药物相互作用】

与对乙酰氨基酚、左旋多巴、锂化物、四环素、氨苄青霉素、乙醇和安定等同用时,胃内排空速度增快,使后者在小肠内吸收增加;与乙醇或中枢神经系统抑制药等同时并用,镇静作用均增强;与抗胆碱能药物和麻醉止痛药物合用有拮抗作用;与抗毒蕈碱麻醉性镇静药并用,甲氧氯普胺对胃肠道的能动性效能可被抵消;由于其可释放儿茶酚胺,正在使用单胺氧化酶抑制剂的高血压患者,使用时应注意监控血压;与扑热息痛、四环素、左旋多巴、乙醇、环孢霉素合用时,可增加其在小肠内的吸收;与阿扑吗啡并用,后者的中枢性与周围性效应均可被抑制。

(2)多潘立酮(domperidone)

本品为外周多巴胺受体拮抗剂,直接作用于胃肠壁,可增加食管下部括约肌张力,防止胃食管反流,增强胃蠕动,促进胃排空,协调胃与十二指肠运动,抑制恶心、呕吐,并能有效地防止胆汁反流,不影响胃液分泌。

【药动学】

口服、肌注或直肠给药后迅速吸收,口服的生物利用度较低,蛋白结合率为92% ~ 93%。在体内其他部位均有广泛的分布,以胃肠局部最高。$t_{1/2}$ 为 7 ~ 8 h,几乎全部在肝内代谢,主要以无活性的代谢产物的形式随粪便和尿排泄。

【适应证】

用于胃排空延缓、胃食管反流、食管炎引起的消化不良症。上腹部胀闷感、腹胀、上腹疼痛、恶心、呕吐。

【用法与剂量】

应在饭前 15 ~ 30 min 服用,若在饭后服用,吸收会有所延迟。每次 10 mg,

3 次/日,每日不得超过 40 mg。

【不良反应及注意事项】

偶见口干、头痛、失眠、神经过敏、头晕、嗜睡、倦怠、腹部痉挛、腹泻、反流、恶心、胃灼热感、皮疹、瘙痒、荨麻疹、口腔炎、结膜炎;有时导致血清泌乳素水平升高、溢乳、男子乳房女性化、女性月经不调等,但停药后即可恢复正常。由于头晕和嗜睡等不良反应,在确定本品对自身影响之前,应建议飞行人员服药后在地面观察 72 小时,排除药物不良反应后方可执行飞行任务。

【药物相互作用】

同甲氧氯普胺。

(3)伊托必利(itopride)

本品具多巴胺 D_2 受体阻断和乙酰胆碱酯酶抑制的双重作用,通过刺激内源性乙酰胆碱释放并抑制其水解而增强胃与十二指肠运动,促进胃排空,并具有中度镇吐作用。

【药动学】

口服吸收迅速,血浆药物达峰时间约为 30 min,$t_{1/2}$ 约为 6 h。大部分以代谢产物的形式通过尿液排泄,只有约 5% 以原形的形式通过尿液排出体外。

【适应证】

促胃肠动力药,适用于功能性消化不良引起的各种症状,如上腹不适、餐后饱胀、食欲不振、恶心、呕吐等。

【用法与剂量】

口服。每次 50 mg,饭前 15 ~ 30 min 服用,3 次/日。

【不良反应及注意事项】

可见皮疹、发热、瘙痒感、腹泻、腹痛、便秘、唾液增加、头痛、睡眠障碍、眩晕、白细胞减少等。出现异常时应停止给药。由于可引起头痛、刺痛、睡眠障碍、眩晕等,故在排除药物相关精神神经系统副作用后可执行飞行任务。

【药物相互作用】

与抗胆碱药、具有肌肉松弛作用的药物(地西泮类、氯唑沙宗等)合用,可相互抵消作用;由于替喹溴胺、丁溴东莨菪碱、噻哌溴铵等抗胆碱药物可能使本品促进胃肠道蠕动的作用减弱,故本品应避免与上述药物合用。

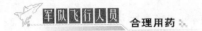
2. 5 - HT$_4$ 受体激动剂

(1)莫沙比利(mosapride)

本药为选择性5 - HT$_4$ 受体激动剂,能促进乙酰胆碱的释放,刺激胃肠道而发挥促动力作用,从而改善功能性消化不良患者的胃肠道症状,但不影响胃酸的分泌。

【药动学】

口服后吸收迅速,血药浓度达峰时间约为 0.8 h,$t_{1/2}$ 为 2 h,血浆蛋白结合率为99%。在肝脏由 CYP3A4 代谢成 4 - 氟苄基莫沙必利等产物。主要以代谢产物的形式经尿液和粪便排泄。

【适应证】

用于功能性消化不良伴有胃灼热、嗳气、恶心、呕吐、早饱、上腹胀、上腹痛等消化道症状;也可用于胃食管反流性疾病、糖尿病性胃轻瘫及胃部分切除患者的胃功能障碍。

【用法与剂量】

口服,每次 5 mg,3 次／日,饭前服用。

【不良反应及注意事项】

主要表现为腹泻、腹痛、口干、皮疹及倦怠、头晕等。偶见嗜酸性粒细胞增多、甘油三酯升高及谷草转氨酶、谷丙转氨酶、碱性磷酸酶、γ - 谷氨酰转肽酶升高。排除药物特异性反应(如肝脏毒性、过敏等)等不良反应后可执行飞行任务。

【药物相互作用】

与抗胆碱药物如硫酸阿托品、溴化丁基东莨菪碱等合用可能减弱本品的作用。

(2)普芦卡必利(prucalopride)

普芦卡必利是一种二氢苯并呋喃甲酰胺类化合物,为选择性、高亲和力的5 - HT$_4$受体激动剂,具有促肠动力活性。

【药动学】

口服给药后被迅速吸收,在 2~3 h 内达到血药浓度峰值,绝对口服生物利用度 >90%。血浆蛋白结合率约为 30%。肝脏代谢缓慢,大部分药物以原形的形式排泄。

【适应证】

用于治疗成年女性患者中运用轻泻剂难以充分缓解的慢性便秘症状。

【用法与剂量】

口服,每次 2 mg,1 次/日,可在一天中任何时间服用(餐前餐后均可)。

【不良反应及注意事项】

可见食欲减退、恶心、腹泻、腹痛、呕吐、消化不良、直肠出血、胃肠胀气、肠鸣音异常、头痛、头晕、尿频、疲劳。排除头痛、头晕等不良反应后可执行飞行任务。

【药物相互作用】

尚未见有临床意义的药物相互影响情况。

3. 利那洛肽(linaclotide)

本品为含有 14 个氨基酸的合成肽类结构,是一种鸟苷酸环化酶 C 激动剂,具有内脏镇痛作用和促小肠液分泌作用。可与小肠上皮管腔表面的鸟苷酸环化酶 C 受体结合,进而可使细胞内 cGMP 浓度升高,减轻内脏疼痛,使小肠液分泌增多和结肠转运速度增快。

【药动学】

口服吸收少,生物利用度低,在小肠内被蛋白解降解为较小肽和氨基酸,通过粪便排出体外。

【适应证】

用于治疗成人便秘型 IBS。

【用法与剂量】

口服,推荐每日 290 μg,至少首餐前 30 分钟服用。

【不良反应及注意事项】

可见头晕、头痛、腹泻、腹痛、腹胀、肠胃胀气。腹泻常见,需要观察 72 小时,腹泻缓解后方可飞行,此外须排除头痛、头晕等不良反应后可执行飞行任务。

【药物相互作用】

尚未见药物相互作用的研究。

4. 解痉药

(1)枸橼酸阿尔维林(alverine citrate)

本品是一种选择性平滑肌松弛剂,其作用机制为影响离子通道的电位敏感度与磷酸肌醇代谢途径。本品可选择性地作用于胃肠道、子宫、生殖泌尿器官的平滑肌,在正常剂量下对气管和血管平滑肌几乎无影响。

【药动学】

口服吸收后在体内迅速被代谢,其代谢产物可对平滑肌产生抑制作用。血药

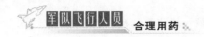

浓度达峰时间为 0.5~1 h,$t_{1/2}$ 约为 1 h,主要随尿以结合形态排出。

【适应证】

主要用于胃肠系统的易激症、胆道痉挛、痛经、子宫痉挛、泌尿道结石或感染引发的痉挛性疼痛、下尿路感染引起的尿频、膀胱痉挛及其泌尿系手术后的痉挛性疼痛。

【用法与剂量】

口服,成人每次 1~2 粒(60~120 mg),3 次/日。

【不良反应及注意事项】

治疗剂量下几乎无副作用,超过剂量则会有胃肠不适、嗜睡、头晕、虚弱、头痛、口干或低血压。排除药物特异质反应(超敏反应)后可以执行飞行任务。

【药物相互作用】

与三环类抗抑郁药、普鲁卡因、抗组胺药等合用时可加强其作用。与氟康唑、咪康唑合用时可降低其作用。

(2)曲美布汀(trimebutine)

本品可直接作用于平滑肌相应离子通道,其对平滑肌运动有双向调节作用,适于各型,特别是混合型和不定型 IBS 患者,且能改善腹泻型 IBS 患者总体症状,对腹痛疗效较明显。

【药动学】

口服后血药浓度达峰时间约为 1 h,$t_{1/2}$ 约为 1.7 h。在体内经水解和 N 位脱甲基形成代谢产物,经肾脏由尿液排出。

【适应证】

用于慢性胃炎引起的胃肠道症状,如腹部胀满感、腹部疼痛、嗳气等;IBS;术后肠道功能的恢复;钡剂灌肠检查,可加速钡剂灌肠检查的进程。

【用法与剂量】

口服,每次 100~200 mg,3 次/日。

【不良反应及注意事项】

偶见便秘、腹泻、腹鸣、口渴、口内麻木感、困倦、眩晕、头痛、心动过速,丙氨酸氨基转移酶及天门冬氨酸氨基转移酶升高。

(3)匹维溴铵(pinaverium bromide)

本品是四价氨的复合物,通过阻滞钙离子流入肠壁平滑肌细胞,防止肌肉过度收缩而达到解痉作用,能消除肠壁平滑肌高反应性,并增强肠道蠕动能力,对结肠平滑肌具有高度选择性。

【药动学】

口服不易通过肠黏膜吸收,进入血液后95%～98%与蛋白结合。血药浓度达峰时间约0.3～3 h,在肝内代谢迅速,$t_{1/2}$约1.5 h。原药和代谢产物由肝胆系统通过粪便排泄。

【适应证】

治疗与肠道功能紊乱有关的疼痛、排便异常和肠道不适,与胆道功能紊乱有关的疼痛,以及为钡灌肠做准备。

【用法与剂量】

口服给药,成人常用推荐剂量为150～200 mg/d,少数情况下,如有必要可增至300 mg/d。

【不良反应及注意事项】

可见胃肠道紊乱,如腹痛、腹泻、恶心、呕吐和吞咽困难,皮肤和皮下组织疾病如皮疹、瘙痒、荨麻疹和红斑。

【药物相互作用】

与阿托品、抗胆碱能药物合用可以增强解痉作用。

(四)泻药

主要用于缓解便秘症状。临床上常用的泻药主要有:容积性泻药、渗透性泻药和刺激性泻药。

1.容积性泻药

(1)小麦纤维素颗粒(wheat cellulose granules)

小麦纤维素颗粒是一种不能消化的纤维素制剂,能够增大粪便体积和其与水结合能力,使粪便通畅排出。

【药动学】

不被人体消化吸收,服用后以粪便的形式排出体外。

【适应证】

本品用于便秘;作为IBS、憩室病、肛裂和痔疮等伴发便秘的辅助治疗;也可用于手术后软化大便。

【用法与剂量】

口服,一次3.5 g,2～3次/日,至少1周,之后逐渐减量至1～2次/日;每日清

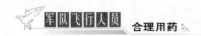

晨服药。

【不良反应及注意事项】

少数患者服用本品后可能出现腹胀和腹鸣,但短时间内缓解,并在 1～2 周内消失。

【药物相互作用】

尚未发现与本品有药物相互作用的报道。

(2)欧车前亲水胶散剂(psyllium hydrophilic mucilloid powder)

欧车前草的种子及果壳中含有大量无刺激性的纯天然水溶性纤维,在肠道中遇水膨胀形成黏液团,使大肠内的粪便膨胀软化,易于排出。车前子中含有车前子素,可增加尿中钠离子和氯离子的排泄量,利水消肿。

【适应证】

用于功能性便秘 IBS、疼痛性憩室病、高胆固醇血症、非特异性腹泻、糖尿病及肛肠手术后的辅助治疗。

【用法与剂量】

口服,每次 1 包,1～3 次/日。倒入杯中,加入 200 ml 凉水或温水,搅拌均匀,尽快喝下。

【不良反应及注意事项】

轻微的胃肠胀气,极少数人可能出现过敏反应。对本品过敏及肠梗阻患者禁用。

【药物相互作用】

尚不明确。

2.渗透性泻药

(1)乳果糖(lactulose)

乳果糖在结肠中被转化成低分子量有机酸,导致肠道内 pH 值下降,并通过保留水分,增大粪便体积,刺激结肠蠕动,保持大便通畅,缓解便秘,同时恢复结肠的生理节律。

【药动学】

口服后几乎不被吸收,在结肠被肠道菌群分解代谢。在 50 g 剂量下可完全代谢,超过该剂量时部分以原形的形式排出。

【适应证】

慢性或习惯性便秘,调节结肠的生理节律。

【用法与剂量】

起始剂量为 30~45 ml/d,维持剂量为 15~25 ml/d。

【不良反应及注意事项】

治疗初期可见腹胀,继续治疗即可消失;当剂量过高时可出现腹痛和腹泻。长期大剂量服用,患者可能会因腹泻而出现电解质紊乱。

【药物相互作用】

本品可导致结肠 pH 值下降,故可能引致 5-ASA 等结肠 pH 值依赖性药物的失活。

(2)聚乙二醇散(polyethylene glycol powder)

大分子聚乙二醇(4000)是线性长链聚合物,通过氢键固定水分子,使水分保留在结肠内,增加粪便含水量并软化粪便,促进排便,改善便秘症状。

【适应证】

慢性或习惯性便秘。

【用法与剂量】

起始剂量为 30~45 ml/d,维持剂量为 15~25 ml/d。

【不良反应及注意事项】

可出现腹泻,停药后 24~48 h 内即可消失,随后可减少剂量继续治疗;肠功能紊乱患者,可出现腹痛、腹胀和恶心;罕有过敏反应,如皮疹、荨麻疹和水肿。

【药物相互作用】

建议与其他药物间隔至少 2 h 服用。

3.刺激性泻药

(1)酚酞片(phenolphthalein tablet)

在小肠碱性肠液的作用下分解成可溶性钠盐,从而刺激肠壁内神经丛,使肠蠕动增加,同时又能抑制肠道内水分的吸收,使水和电解质在结肠蓄积,产生缓泻作用。其作用缓和,很少引起肠道痉挛。

【药动学】

口服后约有 15% 被吸收,在体内主要以葡萄糖醛酸化物的形式经尿或随粪便排出,部分可通过胆汁排泄至肠腔后被再吸收,形成肠肝循环,延长作用时间。本品可从乳汁排出体外。

【适应证】

用于治疗习惯性顽固性便秘。

【用法与剂量】

口服,一次 1/2～2 片,用量根据患者情况而增减,睡前服。

【不良反应及注意事项】

偶能引起皮炎、药疹、瘙痒、灼痛及肠炎、出血倾向等。

【药物相互作用】

本品如与碳酸氢钠及氧化镁等碱性药合用,能引起粪便变色。

(2)比沙可啶(bisacodyl)

本品为刺激性缓泻药,主要作用于大肠。口服后经肠内细菌分解的产物及药物本身对肠壁均有较强的刺激作用,可引起肠反射性蠕动而导致排便。还可抑制结肠内钠、氯及水分的吸收,使肠内容积增大,引起反射性排便。

【药动学】

餐后口服后 10～12 h 起效,直肠给药 15～60 min 内起效。口服后仅少量被吸收,经肝脏与葡萄糖醛酸结合后,38% 由肾脏排出,3% 经胆汁排泄,未吸收的药物由粪便排出。

【适应证】

用于急、慢性便秘和习惯性便秘的治疗;用于腹部 X 线检查或内镜检查前清洁和排空肠道;用于手术前后、分娩前清洁肠道。

【用法与剂量】

每次 5～10 mg,1 次/日,整片吞服。

【不良反应及注意事项】

腹泻伴严重的功能性肠病、水及电解质异常伴低血钾,并可产生对比沙可啶的依赖性,以致必须增加药物剂量及在戒断情况下出现严重的便秘。

【药物相互作用】

可导致低血钾,诱发尖端扭转,不宜与可产生尖端扭转的药物(如胺碘酮、溴苄胺、丙吡胺、奎尼丁类、索他洛尔、阿司咪唑、苄普地尔、舒托必利、特非那定)合用;与洋地黄类药物合用时,因可诱发洋地黄药物的毒性作用,故用药期间应监测血钾。

(五)止泻药

主要用于严重腹泻的治疗,可以有效缓解 IBS 腹泻症状。临床上常用的止泻药包括:阿片受体激动剂类止泻药(如地芬诺酯、洛哌丁胺)和吸附剂(如蒙脱石散等)。

1.复方地芬诺酯(compound diphenoxylate)

直接作用于肠平滑肌,通过抑制肠黏膜感受器,消除局部黏膜的蠕动反射而减弱蠕动,同时可增加肠的节段性收缩,延长肠内容物与肠黏膜的接触时间,促进肠内水分的回吸收。

【药动学】

口服吸收迅速,血药浓度达峰时间约2 h。在体内主要代谢产物为地芬诺辛,其止泻作用比母体强5倍。$t_{1/2}$为2.5 h,地芬诺辛为12~24 h。

【适应证】

用于急慢性功能性腹泻及慢性肠炎。

【用法与剂量】

口服,每次1~2片(每片含盐酸地芬诺酯2.5 mg,硫酸阿托品25 mg),2~3次/日,首剂加倍,饭后服。至腹泻控制时,即可减少剂量。

【不良反应及注意事项】

偶见口干、恶心、呕吐、头痛、嗜睡、抑郁、烦躁、失眠、皮疹、腹胀及肠梗阻等,减量或停药后消失。长期服用可产生依赖性。

【药物相互作用】

地芬诺酯具有中枢神经系统抑制作用,故不宜与巴比妥类、阿片类、水合氯醛、乙醇、格鲁米特或其他中枢神经系统抑制药合用;与单胺氧化酶抑制剂合用可能有发生高血压危象的潜在危险;与呋喃妥因合用,可使后者的吸收量加倍。

2.洛哌丁胺(loperamide)

可抑制肠道平滑肌的收缩,减少肠蠕动;还可延长食物在小肠的停留时间,促进水、电解质及葡萄糖的吸收,对前列腺素、霍乱毒素和其他肠毒素引起的肠过度分泌有显著抑制作用。能够增加肛门括约肌的张力,抑制大便失禁和便急。

【药动学】

口服后易被肠壁吸收,原形药血浓度很低,作用持续24 h以上。$t_{1/2}$约为10 h,经胆汁和粪便排泄,其中尿中排泄约占5%~10%。

【适应证】

用于各种病因引起的急慢性腹泻,特别适于慢性腹泻的长期治疗。

【用法与剂量】

口服:急性腹泻起始剂量为每天4 mg,总量不超过16 mg/d;慢性腹泻起始剂量为4 mg。一般维持治疗剂量为2~12 mg/d。至大便正常后,必须逐渐减少剂量。

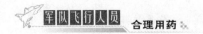

【不良反应及注意事项】

一般耐受良好,偶见口干、胃肠痉挛、便秘、恶心和皮肤过敏。

【药物相互作用】

尚未发现本品与其他药物同时服用时有相互作用。

3. 蒙脱石散(montmorillonite powder)

蒙脱石散是一种硅铝酸盐,其主要成分为八面体蒙脱石微粒,能抑制各种消化道病毒、病菌及其产生的毒素,对消化道黏膜具有很强的覆盖能力,并通过与黏液糖蛋白相互作用,提高黏膜屏障的防御功能。

【药动学】

本品不进入血液循环系统,主要通过消化道自身蠕动排出体外。不影响X线检查,不改变正常的肠蠕动和大便颜色。

【适应证】

成人及儿童急、慢性腹泻。用于食管、胃、十二指肠疾病引起的相关疼痛症状的辅助治疗,但本品不作为解痉剂使用。

【用法与剂量】

口服:成人每次3 g,3次/日。急性腹泻服用本品治疗时,首次剂量加倍。

【不良反应及注意事项】

偶见便秘,大便干结。

【药物相互作用】

如需服用其他药物,建议与本品间隔一段时间。

(六)助消化药和微生态制剂

助消化药和微生态制剂指能促进胃肠消化过程的药物,主要通过补充消化酶制剂、促进消化液分泌、增强消化酶活性或抑制肠道过度发酵而发挥作用。临床上常用的微生态制剂为益生菌如双歧杆菌、地衣芽孢杆菌、嗜酸乳杆菌等。

1. 助消化药

(1)胰酶肠溶片(pancreatin enteric-coated tablets)

本品是三种酶的混合物,包括胰蛋白酶、胰淀粉酶、胰脂肪酶。在中性或弱碱性条件下活性较强。胰蛋白酶能使蛋白质转化为蛋白胨,胰淀粉酶能使淀粉转化为糖,胰脂肪酶则能使脂肪分解为甘油及脂肪酸,从而促进消化、促进食欲。

【药动学】

本品在肠部发挥消化作用后,其自身被消化,因此无吸收及其他药代动力学数据。

【适应证】

用于消化不良。

【用法与剂量】

口服:每次 0.3 ~ 0.6 g,3 次/日,餐前整片吞服。

【不良反应及注意事项】

与药物相关的不良反应发生率很低。接受胰酶替代治疗的患者中,偶有腹泻、便秘、胃部不适、恶心和皮肤反应的报道。

【药物相互作用】

不宜与酸性药物同服;与等量碳酸氢钠同服,可增强疗效。

(2)复方消化酶(compound digestive enzyme)

为复方制剂,含胃蛋白酶、木瓜酶、淀粉酶、熊去氧胆酸、纤维素酶、胰蛋白酶、胰淀粉酶、胰脂肪酶。蛋白酶能使蛋白质分解成胨和多肽,淀粉酶能直接使淀粉分解为易于吸收的糊精与麦芽糖,熊去氧胆酸能促进胆汁酸分泌,提高胰酶活性,促进食物中脂肪乳化,从而促进食物消化,驱除肠内气体,消除腹部胀满。

【药动学】

同胰酶肠溶片。

【适应证】

用于食欲缺乏、消化不良,包括腹部不适、嗳气、早饱、餐后腹胀、恶心、排气过多、脂肪便,也可用于胆囊炎和胆结石以及胆囊切除患者的消化不良。

【用法与剂量】

口服:每次 1 ~ 2 粒,3 次/日,饭后服。

【不良反应及注意事项】

有呕吐、泄泻、软便;可能出现口内不快感。

【药物相互作用】

铝制剂可能影响本品疗效。

(3)复方阿嗪米特(compound azimtamide)

本品为复方制剂,含有阿嗪米特、胰酶、纤维素酶和二钾硅油。其中阿嗪米特可增加胆汁的液体量和固体成分的分泌;胰酶可改善碳水化合物、脂肪、蛋白质的消化与吸收;纤维素酶具有改善胀气和肠道中菌丛混乱而引起的酶失调作用;二甲硅油有减少气体作用,从而消除因胃肠道中气胀引起的胃痛。

【适应证】

用于因胆汁分泌不足或消化酶缺乏而引起的症状。

【用法与剂量】

成人:餐后服用,每次 1~2 片,3 次/日。

【不良反应及注意事项】

尚未见严重的不良反应。

2. 微生态制剂

微生态制剂是指能促进正常微生物群生长繁殖,并产生一定的生态效应的制剂。常用于辅助功能性胃肠病的治疗。

(1)枯草杆菌二联活菌肠溶胶囊(live combined bacillus subtilis & enterococcus faecium enteric-coated capsule)

本品含有屎肠球菌和枯草杆菌,这两种菌是健康肠道的正常菌群成员。服用本品可直接补充正常生理活菌,抑制肠道内有害细菌过度繁殖,调整肠道菌群。

【适应证】

治疗肠道菌群失调引起的腹泻、便秘、肠炎、腹胀、消化不良、食欲不振等。

【用法与剂量】

口服:每次 1~2 粒,2~3 次/日。

【不良反应及注意事项】

偶可见恶心、头痛、头晕、心慌。

【药物相互作用】

不应与抗生素同时服用。

(2)地衣芽孢杆菌活菌(live bacillus licheniformis)

本品以活菌进入肠道后,对葡萄球菌、酵母样菌等致病菌有拮抗作用,而对双歧杆菌、乳酸杆菌、拟杆菌、消化链球菌有促进生长作用,从而可调整菌群失调。

【适应证】

用于细菌或真菌引起的急、慢性肠炎,腹泻,也可用于其他原因引起的胃肠道菌群失调的防治。

【用法与剂量】

口服:每次 2 粒,3 次/日,餐后口服。

【不良反应及注意事项】

超剂量服用可见便秘。药物需低温保存。

【药物相互作用】

不应与抗生素同时服用。

（3）双歧杆菌、嗜酸乳杆菌、肠球菌三联活菌胶囊（triple viable capsule）

本品为双歧杆菌、嗜酸乳酸杆菌、粪球菌经适当配合而成的活菌制剂。三者组成了一个在不同条件下都能生长、作用快而持久的联合菌群，在整个肠道黏膜表面形成一道生物屏障，阻止致病菌对人体的侵袭，抑制有害菌产生内毒素，维持人体肠道正常的生理功能。

【适应证】

主治因肠道菌群失调引起的急、慢性腹泻，便秘，也可用于治疗中型急性腹泻，慢性腹泻及消化不良、腹胀。

【用法与剂量】

口服：成人每次2~4粒，2次/日。

【不良反应及注意事项】

超剂量服用可见便秘。药物需低温保存。

【药物相互作用】

抗酸药、抗菌药与该药品合用可减弱其疗效，应分开服用。铋剂、鞣酸、药用炭、酊剂等能抑制、吸附或杀灭活菌，不应合用。

第五节　消化性溃疡治疗药物的航空医学关注

调查数据显示，飞行人员消化性溃疡患病率为1.4%~3.3%，治疗后疾病复发率为23%，与一般人群复发率30%接近。飞行人员尤其是战斗机飞行员，由于职业特殊性及危险性较高，长期处于紧张、焦虑、恐惧的心理应激状态，承受巨大的精神压力，加之高空低气压及缺氧环境下，消化道黏膜再生能力下降，局部血液循环障碍，黏膜极易缺血缺氧，胃肠排空障碍，内脏敏感性增加，肠道微生态改变，引起脑-肠轴紊乱，造成胃肠功能失调。另外，应激时机体内糖皮质激素分泌增加，促进幽门螺杆菌在胃内定植，以上因素均是导致飞行人员相较于其他职业消化性溃疡患病率及复发率增加的主要原因。同时研究还发现，飞行人员经常吸烟、饮酒、熬夜等不良生活习惯，以及依从性较差、未按疗程服药、中间产生耐药等不良服药情况，同样是导致飞行人员疾病复发率较高的重要诱因。消化性溃疡时，腹痛或上腹不适症状可引起飞行人员注意力不集中。若出现慢性出血引起贫血，会使飞行人员乏力、疲劳、虚弱，甚至头晕眼花，导致飞行人员耐力降低和抗荷能力下降，若出现严重并发症如消化道大出血或穿孔，则可导致飞行人员空中突然失能,严重危及飞行人员的身体健康和飞行安全。因此,消化性溃疡是航空临床医学鉴定的重点内容。

根据《中国人民解放军空军飞行人员体格检查标准》的规定,飞行人员存在消化性溃疡报警症状时,应立即行消化内镜检查以明确诊断。飞行人员若确诊患有消化性溃疡,均应积极进行治疗,鉴定时应做暂时飞行不合格结论。飞行人员胃、十二指肠溃疡治愈后,经半年左右的疗养和地面观察,病情稳定,飞行合格。由于飞行人员治疗消化性溃疡时处于暂时停飞状态,且治愈后仍有较长时间的地面观察时间,所以所用药物不会对飞行安全造成影响,此时患病飞行人员均可采用临床成熟的抗消化性溃疡方案进行治疗。

对于消化性溃疡的治疗,在进行药物治疗的同时,应去除吸烟、饮酒、熬夜、精神紧张等诱因。因为 Hp 感染是造成消化性溃疡的重要致病因素,对于确诊患者,应明确是否存在 Hp 感染,阳性者应积极进行抗 Hp 治疗。使用 PPI 制剂时,在排除了潜在的特殊反应后,可申请医学特许。对于存在消化道大出血、穿孔等严重并发症或者复合性难治性溃疡患者,可适当延长疗养及地面观察时间。

有调查显示,飞行人员消化性溃疡临床治愈后地面观察 3 个月和 6 个月后恢复飞行与溃疡复发率无明显关系。对于飞行人员患病临床治愈后的地面观察时间的长短,既要考虑让飞行人员充分休息,避免溃疡复发,保证飞行安全,同时还要考虑地面观察时间不能太长,否则会影响飞行人员的训练进度,若间断飞行时间过长,则难以恢复飞行,甚至容易造成停飞。因此,地面观察时间的长短应取决于消化性溃疡的类型、合并症、溃疡复发的情况、患病期间的治疗方法、临床治愈后能否避免幽门螺杆菌重复感染以及精神紧张等综合因素进行判断。一般情况下,飞行人员消化性溃疡经临床治愈后,建议进行 3 个月的疗养和地面观察,对复合性溃疡及病情较重者的地面观察时间可适当延长,以减少复发。治愈后若病情稳定,临床症状消失,无复发,全身情况良好,即可恢复飞行工作。

(刘震雄　郭长存　窦维佳　臧克海)

参考文献

[1]陈英,杨春敏,范勤,等.飞行人员消化性溃疡患病特点分析.胃肠病学和肝病学杂志,2014,5(23):544 – 546

[2]叶佳波,钟方虎,张霞,等.空军飞行人员医学停飞疾病谱调查与分析,2018,12(29):195 – 199

［3］Department of the Air Force. Air Force waiver guide. Washington：USAF School of Aerospace Medicine,2017

［4］王广云,孔德文,王佳,等. 中美军事飞行人员疾病谱主要疾病荟萃分析,2018,8(34):228－233

［5］梁家林,董惠,金洁,等. 2009—2018 年某中心疗养军事飞行人员疾病谱分析. 华南国防医学杂志,2019,33(6):415－418

［6］王秀明,谢爱国,刘德宝,等. 中国东北地区 2006—2015 年住院军事飞行人员常见疾病分布. 空军医学杂志,2017,33(04):223－224

［7］张丹,段付军,张宁玲,等. 2003－2012 年本院飞行人员住院疾病谱分析. 解放军医学院学报,2014,35(4): 322－325

［8］刘玉华,郑军,翟丽红,等. 2007－2012 年度三代机军事飞行人员疾病谱分析. 解放军医学院学报,2013,34(9): 945－947

［9］付兆君,徐先荣,王勇,等. 三代歼击机飞行员消化系统疾病谱分析. 空军总医院学报,2008,24(2):76－77

［10］沈江洁,马罕,王红. 飞行人员消化系统疾病调查及鉴定. 中华航空航天医学杂志,2011,1:39－40

［11］徐先荣,付兆君,尹欣,等. 歼击机飞行员住院疾病谱分析. 中华航空航天医学杂志,2005,2:135－138

［12］徐蜀宣,郑军,王学娟,等.飞行人员消化性溃疡发病特点及医学鉴定.空军总医院学报,2003,4:25－27

［13］郭旭,彭丽华,孙刚,王等. 空军某部官兵功能性胃肠病患病对生活质量的影响. 华南国防医学杂志,2015,29(4):278－282

［14］于洪波,戴林,周琳,等. 空军基层部队官兵肠易激综合征流行病学调查. 胃肠病学和肝病学杂志,2015,24(11):1393－1396

［15］WenmingWu, Xu Guo, Yunsheng Yang, *et al*. The Prevalence of functional gastrointestinal disorders in the Chinese air force population. Gastroenterol Res Pract. 2013,497585

［16］Wang WF, Guo XX, Yang YS. Gastrointestinal problems in modern wars：clinical features and possible mechanisms. Mil Med Res. 2015,2: 15

［17］中华医学会消化病学分会胃肠动力学组. 中国功能性消化不良专家共识意见. 中华消化杂志,2016,36(04):217－229

［18］中华医学会消化病学分会. 中国肠易激综合征专家共识意见. 中华消化杂志,2016,36(05):299－312

第六章 代谢和内分泌疾病合理用药

第一节 概 述

代谢疾病是指中间代谢某个环节障碍所引起的疾病,主要包括蛋白质代谢障碍、糖代谢障碍、脂类代谢障碍、其他代谢障碍(如痛风、血卟啉病)等。代谢性疾病的诊断可根据其具有的特殊临床症状和体征、实验室检查结果确诊。内分泌疾病通常根据腺体的功能分类,如甲状腺功能亢进症(甲亢)、甲状腺功能减退症(甲减)等。亚临床的内分泌疾病,如亚临床甲减、亚临床 Cushing 综合征,诊断依赖激素生化指标,临床上缺乏特异性症状。临床型疾病有特异性的临床表现和体征,易于诊断。

一、军事飞行人员代谢和内分泌疾病流行病学

代谢和内分泌疾病在普通人群的发病率呈现出逐年上升的趋势,据 2013 年我国第五次国家卫生服务现场调查,15 岁及以上居民慢性病患病率达 330.70‰,患病率前两位分别是循环系统疾病,内分泌、营养和代谢疾病。2003 年内分泌、营养和代谢疾病患病率仅为 9.4‰,2013 年增长至 39.1‰,十年间患病率增长了3.16 倍。

我军飞行人员代谢和内分泌系统疾病近年来的发病率也呈现增高的趋势。目前,高尿酸血症、甲状腺疾病和糖代谢紊乱已成为飞行人员常见的代谢内分泌疾病,糖尿病、痛风和甲状腺功能紊乱等慢性疾病严重威胁飞行人员的身心健康和飞行安全,也是导致飞行人员停飞的常见疾病。

二、代谢和内分泌疾病治疗原则

建议所有代谢和内分泌疾病患者保持健康的生活方式:包括控制体重、规律运动、限制酒精及可导致病情加重的食品摄入、鼓励奶制品和新鲜蔬菜的摄入及适量饮水。建议患者知晓并终生关注病情的影响因素,始终将病情控制在理想范围,建议患者了解疾病可能出现的危害,定期筛查与监测靶器官损害,并控制相关

合并症。

内分泌功能亢进时,可手术切除导致功能亢进的肿瘤或增生组织。此外,甲状腺功能亢进症可采用^{131}I治疗,利用放射性碘破坏部分甲状腺组织。药物治疗主要包括针对内分泌腺的药物治疗和针对激素受体的药物治疗,比如甲状腺功能亢进症治疗时采用咪唑类和硫脲类抗甲状腺药物。内分泌功能减退时,最常用的方法是外源激素的替代治疗或补充治疗,原则是"缺什么,补什么;缺多少,补多少;不多不少,一直到老",比如甲状腺功能减退症的治疗。

三、军事飞行人员代谢和内分泌疾病常用药物及应用原则

飞行人员在进行糖尿病治疗时不得擅自服药。飞行人员应为自己的飞行事业负责,时刻牢记擅自治疗所导致的结果或状况都可能导致停飞,如果有疑问应及时咨询医护人员。航空医师针对飞行人员糖尿病用药应选择有效而安全的药物,患有糖尿病的飞行人员,只能服用如二甲双胍或单独使用的α-葡萄糖苷酶抑制剂。飞行人员糖尿病用药应该规律用药,按医嘱规律服药。所有明确诊断的糖尿病飞行人员以及糖尿病前期的飞行人员都应该进行非药物治疗,即饮食控制和体育锻炼,部分患者可以达到降糖的理想效果。如果血糖控制不理想,需药物治疗,必须在专科医师提出具体方案和航空医师的指导下进行。常用药物有二甲双胍、DPP-4抑制剂(西格列汀、利格列汀片)、磺酰脲类(格列美脲、格列喹酮)、噻唑烷二酮类(吡格列酮)、格列奈类(瑞格列奈)、α-葡萄糖苷酶抑制剂(阿卡波糖)、SGLT-2抑制剂(达格列净)等。

对于甲状腺功能亢进患者,首先应该抑制甲状腺激素的合成和释放,缓解症状。抗甲状腺药物(ATD)的作用是抑制甲状腺激素的合成,临床上常用的ATD分为硫脲类和咪唑类。由于甲亢会严重影响飞行人员的飞行耐力,应在专科医师的方案指导和航空军医监管下治疗。在甲亢症状未得到控制时,飞行人员不应参加飞行。在应用抗甲状腺药物治疗效果不佳时,可考虑采取^{131}I治疗。

第二节　糖尿病

糖尿病(diabetes mellitus,DM)是一组以慢性高血糖为特征的代谢性疾病,由胰岛素分泌缺陷和(或)作用缺陷所引起。糖尿病患者长期存在碳水化合物、蛋白质、脂肪代谢紊乱,可导致眼、肾、心脏、血管、神经等组织器官慢性进行性病变、功能减退及衰竭。

根据国际上通用的 WHO 糖尿病专家委员会提出的分型标准（1999），糖尿病分为 1 型糖尿病、2 型糖尿病、其他特殊类型糖尿病和妊娠糖尿病。2 型糖尿病是主要类型，约占糖尿病患者人群的 90%。2 型糖尿病患者可以出现代谢紊乱症状群，典型症状有"三多一少"，即多饮、多尿、多食和体重减轻。可有皮肤瘙痒，尤其是外阴瘙痒。糖尿病患者容易并发各种感染，特别是血糖控制差者。随着病程的延长，糖尿病患者会出现多种慢性并发症，累及全身各重要器官，主要包括微血管病变、大血管病变、神经系统并发症、糖尿病足、牙周病和皮肤病等。在治疗不规范或应激下，患者也可以出现急性严重代谢紊乱，如糖尿病酮症酸中毒和高渗高血糖综合征。静脉血浆血糖是诊断糖尿病的主要依据。当血糖高于正常范围而又未达到糖尿病诊断标准时，需要进行口服糖耐量实验（OGTT）。糖尿病的治疗目前仍以对症治疗为主。糖尿病综合管理包括糖尿病教育、医学营养治疗、运动治疗、血糖监测和药物治疗。

一、军事飞行人员糖尿病流行病学

我国成人糖尿病的患病率已高达 10.9%，据此估算中国至少已有超过 1.1 亿的糖尿病患者人群。其中男性高于女性（11.1% 比 9.6%）。各民族间的糖尿病患病率存在较大差异。经济发达地区的糖尿病患病率明显高于不发达地区，城市高于农村（12.0% 比 8.9%）。肥胖和超重人群糖尿病患病率显著增加，肥胖人群糖尿病患病率升高了 2 倍。我国糖尿病流行的主要可能影响因素有城市化、老龄化、超重肥胖患病率增加和中国人的遗传易感性。

飞行人员糖尿病常常隐匿发病，以 2 型糖尿病多见。可仅仅表现为餐后血糖升高，容易漏诊。随着病情发展可合并视网膜病变、心肾疾病等多种并发症，严重危及飞行安全。有研究显示，糖代谢紊乱（包括糖尿病、糖耐量异常）发病率总体呈增加趋势，这可能和飞行人员的饮食结构、生活习惯及工作环境有关。

二、糖尿病药物治疗原则

生活方式干预是糖尿病治疗的基础。若通过生活方式干预，血糖控制不达标，即糖化血红蛋白（HbA1c）≥7.0%，则进入药物治疗。二甲双胍、α-葡萄糖苷酶抑制剂或胰岛素促泌剂可作为单药治疗的选择，其中首选二甲双胍。对于合并 ASCVD 或有 ASCVD 高危因素的 2 型糖尿病患者，首选 GLP-1 受体激动剂或 SGLT2 抑制剂。在单药疗效欠佳时，可开始二联治疗、三联治疗或采用胰岛素治疗。在降糖的同时，需要注意降压、降脂及应用阿司匹林，预防心血管疾病和糖尿病微血管病变的发生。1 型糖尿病一经诊断则开始胰岛素替代治疗。血糖调控的目标应个体化,根据患者的年龄、病程、并发症或合并症、病情严重程度等综合考虑。对已接受降糖药物治疗而血糖控制不佳或血糖水平过高的初诊糖尿病患者建议在内分泌专科医生指导下制定安全有效的降糖方案。做好糖尿病的三级预防,延缓并发症发生及减轻并发症,提高患者的生活质量。

三、常用糖尿病药物

1. 二甲双胍(metformin)

二甲双胍可减少肝脏葡萄糖的输出,改善外周组织对胰岛素的敏感性,增加对葡萄糖的摄取和利用。单独使用二甲双胍不导致低血糖,二甲双胍疗效呈现剂量依赖效应,目前主要有单一成分的二甲双胍普通片、二甲双胍缓释片或胶囊、二甲双胍肠溶片或胶囊以及与其他口服降糖药组成的复方制剂。二甲双胍是获准用于美国空军飞行员的降糖药物,该药物服用需相关部门审核,服药 30 天后需再次评估。

【药动学】

口服后绝对生物利用度为 50% ~60%,达峰时间约为 2.5 h。二甲双胍肠溶胶囊口服后的达峰时间较普通片延迟 1~2 h,缓释片和缓释胶囊平均达峰时间为 7 h。几乎不与血浆蛋白结合,以原形的形式随尿液排出。

【适应证】

首选用于单纯饮食及体育锻炼控制血糖无效的 2 型糖尿病,特别是肥胖的 2 型糖尿病。1 型糖尿病患者在胰岛素治疗基础上加用二甲双胍可以减少胰岛素用量和血糖波动。

【用法与用量】

口服,推荐剂量如下:①初始剂量为一次 0.25 g,2~3 次/日,10~15 日后根据疗效逐渐增量,推荐最大日剂量为 2 g。②初始剂量为一次 0.5 g,2 次/日;或一次 0.85 g,1 次/日。随后每周增加 0.5 g 或每 2 周增加 0.85 g,直至 2 g/d(分次服用)。需进一步控制血糖剂量可增至 2.55 g/d。

【不良反应及注意事项】

最常见的不良反应有恶心、呕吐、腹泻、腹痛和食欲不振,大多可自行缓解。为避免此不良反应,可调整为随餐或餐后服用,缓慢增加剂量可提高胃肠道耐受性。二甲双胍可导致味觉障碍。长期服用可能影响维生素 B_{12} 的吸收。建议用药期间每隔 2~3 年检查一次血清维生素 B_{12}。糖尿病酮症、长期禁食、过量饮酒、失代偿性心力衰竭、急性心肌梗死等相关危险因素存在时避免服用二甲双胍,以免诱发乳酸酸中毒。

【药物相互作用】

与碳酸酐酶抑制药(如托吡酯、唑尼沙胺、乙酰唑胺、双氯非那胺)合用可增加发生代谢性酸中毒的风险。与西咪替丁合用增加本药的生物利用度,减少肾清除率。与磺酰脲类药物、胰岛素合用可引起低血糖。与抗凝血药合用可增强抗凝血作用。与可导致高血糖的药物(吩噻嗪或其他利尿药、皮质类固醇、吩噻嗪类药物、甲状腺制剂、雌激素、口服避孕药、苯妥英、烟酸、拟交感神经药、钙离子通道阻滞药、异烟肼)合用可能影响降糖效果。

2. DPP-4 抑制剂

通过减少体内 GLP-1 的分解、增加 GLP-1 浓度,促进胰岛 β 细胞分泌胰岛素。

(1)西格列汀(sitagliptin) 西格列汀片是除二甲双胍外唯一获准用于美国空军飞行员的降糖药物,该药物服用需相关部门审核,服药 30 天后需再次评估。

【药动学】

本药的血浆蛋白结合率较低,少量经 CYP3A4 和 CYP2C8 代谢,主要以原形随尿液排出。

【适应证】

辅助治疗改善 2 型糖尿病患者的血糖控制,可单药或联合其他降糖药物治疗。

【用法及剂量】

口服,单药治疗或与二甲双胍、磺酰脲类药或胰岛素联合治疗:一次 100 mg,1 次/日。

【不良反应及注意事项】

可见鼻咽炎、上呼吸道感染、头痛、腹痛、恶心、腹泻等副作用。如果出现持续、剧烈的腹痛,可能是胰腺炎的前兆,请立即就诊。

【药物相互作用】

与磺酰脲类药物、格列奈类药物、胰岛素合用,增加低血糖发生风险。与 P-糖蛋白抑制药(环孢素、酮康唑)或地高辛合用可增加本药的曲线下面积和血药峰浓度。

（2）利格列汀（linagliptin）

【药动学】

口服后血浆蛋白结合率呈浓度依赖性,肝肾功能损害不影响血浆蛋白结合。大部分(约90%)以原形药物排泄,小部分代谢为无药理活性的代谢产物。

【适应证】

辅助治疗改善 2 型糖尿病患者的血糖控制,可单药或联合其他降糖药物治疗。

【用法及剂量】

口服,推荐剂量为一次 5 mg,1 次/日。

【不良反应及注意事项】

可见鼻咽炎、腹泻、咳嗽等。用药期间注意是否出现急性胰腺炎症状,如出现持续剧烈腹痛(有时蔓延至背部,或伴有呕吐)及时就诊。

【药物相互作用】

与促胰岛素分泌药(磺酰脲类)、胰岛素合用可增加发生低血糖的风险。与强效 P – 糖蛋白、CYP3A4 诱导药(利福平)合用可能减弱本药的疗效。

3. 磺酰脲类

（1）格列美脲（glimepiride）　能够刺激胰岛 β 细胞分泌胰岛素。

【药动学】

口服后吸收迅速完全,服后 2 ~ 3 h 达血药峰值,$t_{1/2}$约 5 ~ 8 h。本品经肝脏代谢后 60% 经尿排泄,40% 经粪便排泄。

【适应证】

仅适用于控制饮食、运动疗法及减轻体重均不能满意控制血糖的 2 型糖尿病患者。

【用法与剂量】

格列美脲的起始剂量为 1 ~ 2 mg,最大初始剂量不超过 2 mg,1 次/日,早餐时或第一次主餐时给药。通常每日剂量为 1 ~ 4 mg,可逐渐增加每日剂量至 6 mg。

【不良反应及注意事项】

过量服用可导致低血糖。在用格列美脲片治疗期间,需定期进行肝功能和血液学检查(尤其是白细胞和血小板)。应激情况下(如事故后、急诊手术、感染发热等)可能需要临时改用胰岛素治疗。

【药物相互作用】

与下列药物合用可导致低血糖发生:保泰松、阿扎丙宗、羟布宗、胰岛素和口服降糖药物、二甲双胍、水杨酸、对氨基水杨酸、类固醇及雄性激素、氯霉素、香豆素抗凝剂、芬氟拉明、氯贝特、ACE 抑制剂、氟西汀、别嘌呤醇、抗交感神经药、环磷酰胺、异环磷酰胺、磺吡酮、长效磺胺类、四环素族、单胺氧化酶抑制剂、喹诺酮类抗生素、丙磺舒、咪康唑、己酮可可碱(胃肠外高剂量给药)、曲托喹啉、氟康唑。服用下列药物可能会升高血糖水平:雌激素和孕激素、噻嗪利尿药、促甲状腺激素、糖皮质激素、吩噻嗪及其衍生物、氯丙嗪、肾上腺素和其他拟交感神经药物、烟酸(高剂量)及其衍生物、轻泻药(长期使用时)、苯妥英、二氮嗪、高血糖素、巴比妥类、利福平、乙酰唑胺。

(2)格列喹酮(gliquidone)

【药动学】

口服后 1 h 即产生降糖作用,2 ~ 2.5 h 血药浓度达最高水平,$t_{1/2}$ 为 1.5 h,作用持续 2 ~ 3 h。药物在体内代谢后,大部分代谢产物经肠道消化系统排泄。

【适应证】

仅适用于控制饮食、运动疗法及减轻体重均不能满意控制血糖的 2 型糖尿病患者。

【用法与剂量】

一般日剂量为 15 ~ 120 mg。通常日剂量为 30 mg 以内者可于早餐前一次服用,更大剂量应分 3 次,分别于餐前服用。日最大剂量不得超过 180 mg。

【不良反应及注意事项】

糖尿病患者合并肾脏疾病,当肾功能轻度异常时尚可使用;严重肾功能不全应改用胰岛素治疗。治疗中若有不适,如低血糖、发热、皮疹、恶心等立即就医。服用本品如未按时进食或过量用药都可以引起低血糖。胃肠道反应一般为暂时性的,随着治疗继续而消失。一旦有皮肤过敏应停用本品,代之以其他降糖药或胰岛素。

【药物相互作用】

与水杨酸类药物、磺胺类药物、保泰松类药物、抗结核病药、四环素类药物、单胺氧化酶抑制剂、β 受体阻滞剂、氯霉素、双香豆素类药物和环磷酰胺等合用可增强本品作用。氯丙嗪、拟交感神经药、糖皮质激素类药物、甲状腺激素、口服避孕药和烟酸制剂等可降低本品降血糖作用,本品可以减弱病人对酒精的耐受力,而酒精亦可能加强药物的降血糖作用。

4. 吡格列酮(piolitazone)

通过激活过氧化物酶体增殖物激活受体 γ(PPARγ),改善靶组织对胰岛素的敏感性。

【药动学】

口服后与人血白蛋白结合率高(>99%),大部分以原形或代谢产物的形式排泄入胆汁,随粪便清除。

【适应证】

配合饮食和运动,改善2型糖尿病患者的血糖控制。

【用法及剂量】

起始剂量为一次15 mg或30 mg,1次/日。若治疗反应欠佳,可增至一次45 mg,1次/日。

【不良反应及注意事项】

可出现或加重心力衰竭,服用期间应密切观察。单独使用不导致低血糖,但与胰岛素或胰岛素促泌剂联合使用时可增加低血糖发生的风险。体重增加和水肿是的常见不良反应,与胰岛素联合使用时表现更加明显。罕见有肝功能障碍或黄疸、黄斑水肿、视力下降等。可引起心电图异常,用药期间建议定期检查心电图。

【药物相互作用】

与CYP2C8抑制药(如吉非贝齐)合用可能增加本药的AUC;与CYP2C8诱导药(如利福平)合用可能减少本药的AUC;与托吡酯合用可减少本药及其活性代谢产物的暴露量。

5. 瑞格列奈(repaglinide)

属于非磺酰脲类短效口服促胰岛素分泌降糖药,能够刺激胰腺释放胰岛素快速降低血糖,此作用依赖于胰岛中有功能的β细胞。

【药动学】

口服后快速吸收,服药后1 h内血浆药物浓度到达峰值,4~6 h内被清除,$t_{1/2}$约为1 h。血药浓度个体差异较大,应根据临床反应调整剂量。

【适应证】

用于饮食控制及运动锻炼不能有效控制血糖的2型糖尿病。

【用法与剂量】

通常在餐前15分钟内服用本药,推荐起始剂量为0.5 mg,根据血糖调整用量。接受其他口服降糖药治疗的患者转用瑞格列奈治疗的推荐起始剂量为1 mg。最大单次剂量为4 mg,最大日剂量不应超过16 mg。

【不良反应及注意事项】

单独服用或联合其他降糖药有发生低血糖的风险。当患者发生应激反应时，如发烧、外伤、感染或手术，需要停用瑞格列奈改为短期胰岛素治疗以达到良好的血糖控制。

【药物相互作用】

可增强和(或)延长瑞格列奈的降血糖作用的药物：吉非贝齐、克拉霉素、伊曲康唑、酮康唑、其他类型抗糖尿病药物、单胺氧化酶抑制剂(MAOI)、非选择性β-受体阻滞剂。ACE抑制剂、非甾体抗炎药、水杨酸盐、奥曲肽、酒精以及促合成代谢的激素。可减弱瑞格列奈降血糖作用的药物：口服避孕药、噻嗪类药物、糖皮质激素、达那唑、甲状腺激素和拟交感神经药。

6. 阿卡波糖(acarbose)

为α-葡萄糖苷酶抑制剂，能够延缓碳水化合物在肠道内的消化吸收。

【药动学】

口服后很少被吸收，生物利用度仅为1%~2%。$t_{1/2}$为3.7 h，血浆蛋白结合率低，主要在肠道降解或以原形方式随粪便排泄。

【适应证】

主要用于2型糖尿病治疗，降低餐后血糖。1型糖尿病患者在胰岛素治疗基础上加用阿卡波糖有助于降低餐后血糖。

【用法与剂量】

与前几口食物一起咀嚼服用。起始剂量为每次0.05 g，3次/日。以后逐渐增加至每次0.1 g，3次/日。个别情况下，可增至每次0.2 g，3次/日。

【不良反应及注意事项】

常有胃肠胀气和肠鸣音，偶有腹泻，如果控制饮食后仍有严重不适的症状应调整剂量。可见肝功异常，但多为一过性，若肝酶指标超过正常3倍需考虑停药。个别病例可能出现诸如红斑、皮疹和荨麻疹等皮肤过敏反应。有腹部手术史或肠梗阻、溃疡性结肠炎、重疝等患者、伴有消化和吸收障碍的慢性肠道疾病患者禁用或慎用。

【药物相互作用】

本品联合其他降糖药物有发生低血糖的风险。避免同时服用抗酸剂、消胆胺、肠道吸附剂和消化酶类制剂。

7. 达格列净(dapagliflozin)

属于SGLT2抑制剂，可以减少肾小管对葡萄糖的重吸收，增加肾脏葡萄糖的排出。

【药动学】

口服后血浆达峰时间约 2 h,蛋白结合率约为 91%。主要经 GUT1A9 代谢为非活性代谢产物。$t_{1/2}$ 为 12.9 h,原形及代谢产物主要经肾排泄。

【适应证】

在饮食和运动基础上改善 2 型糖尿病患者的血糖控制。

【用法及剂量】

口服,推荐起始剂量为一次 5 mg,1 次/日。如可耐受且血糖控制欠佳,可将剂量增至一次 10 mg,1 次/日。

【不良反应及注意事项】

可减少血管内血容量,发生症状性低血压,开始治疗前需评估是否存在致急性肾损害因素,包括低血容量、慢性肾功能不全等。有出现酮症酸中毒可能,在使用前需充分评估患者可能导致酮症酸中毒的因素(如胰腺胰岛分泌功能不足、热量限制等)。

【药物相互作用】

与髓袢利尿药合用可增加出现症状性低血压的风险。与胰岛素、胰岛素促泌剂合用可增加发生低血糖的风险。

8. 胰岛素(insulin)

根据作用特点的差异,胰岛素可分为超短效胰岛素类似物、常规(短效)胰岛素、中效胰岛素(NPH)、长效胰岛素、长效胰岛素类似物、预混胰岛素和预混胰岛素类似物。

(1)门冬胰岛素注射液

本品是一种速效胰岛素类似物,比可溶性人胰岛素起效更快,作用持续时间更短,导致夜间低血糖发生的风险较低,用量因人而异。

【药动学】

皮下注射后 40 分钟达到峰值,注射后约 4~6 小时药物浓度回到基线值。达峰时间的个体变异性显著减小,但最高血药浓度的个体变异性较大。

【适应证】

需要胰岛素治疗的糖尿病。

【用法及剂量】

经皮下注射,部位可选择腹壁、大腿前外侧、上臂的三角肌下外侧或臀部,也可经胰岛素泵给药,进行连续皮下胰岛素输注(CSII)治疗。一般应与至少每日一次的中效胰岛素或长效胰岛素联合使用。需要量因人而异,通常为每日每千克体重 0.5~1.0 U。由于快速起效,所以一般应紧邻餐前注射。必要时,可在餐后立即给药。

【不良反应】

如果使用剂量远高于需要量可能发生低血糖。低血糖症状通常为突然发生,主要表现包括冒冷汗、皮肤苍白湿冷、疲劳、紧张或震颤、焦虑、异常疲倦或虚弱、神志不清、注意力集中困难、嗜睡、过度饥饿、视力改变、头痛、恶心和心悸。注射部位可能会发生脂肪代谢障碍。较为少见,通常因未在注射区域轮换注射点所致。局部超敏反应,如荨麻疹、皮疹、瘙痒等较为少见;全身性过敏反应(症状包括全身性皮疹、瘙痒、出汗、胃肠道不适、血管神经性水肿、呼吸困难、心悸和血压下降)非常罕见,但有可能危及生命。

【药物相互作用】

可能会减少胰岛素需要量的药物:口服降糖药、单胺氧化酶抑制剂(OHAs)、β受体阻滞剂、血管紧张素转换酶(ACE)抑制剂、水杨酸盐、合成代谢类固醇和硫胺类制剂。可能会增加胰岛素需要量的药物:口服避孕药、噻嗪类利尿剂、糖皮质激素、甲状腺激素、拟交感神经药、生长激素和达那唑。β受体阻滞剂可能会掩盖低血糖症状。奥曲肽/兰瑞肽可增加或减少胰岛素需要量。酒精可以加剧和延长胰岛素引起的低血糖。

(2)甘精胰岛素注射液(insulin glargine injection)

本品是具有长效作用的胰岛素类似物。

【药动学】

皮下注射后吸收远比人 NPH 胰岛素慢而长,而且无峰值。

【适应证】

需用胰岛素治疗的糖尿病。

【用法及剂量】

皮下注射给药,1 次/日。①当仅使用基础胰岛素治疗时,保留原有各种口服降糖药物,不必停用胰岛素促泌剂。②使用方法:继续口服降糖药治疗,联合长效胰岛素类似物睡前注射。起始剂量为 0.1~0.3U/(kg·d)。根据患者空腹血糖水平调整胰岛素用量,通常每 3~5 天调整 1 次,根据血糖水平每次调整 1~4 U直至空腹血糖达标。③如 3 个月后空腹血糖控制理想但 HbA1c 不达标,应考虑调整胰岛素治疗方案。

【不良反应】

低血糖是最常见的不良反应。对胰岛素或辅料的速发型变态反应罕见,包括全身性的皮肤反应、血管性水肿、支气管痉挛、低血压和休克,有可能危及生命。可能诱发胰岛素抗体的产生,应调整胰岛素的剂量以纠正高或低血糖的趋势。糖尿病视网膜病变有可能暂时性恶化。在注射部位可能发生脂肪营养不良,而延缓局部胰岛素的吸收,在某一注射区内经常轮换注射部位可能有助于减少或预防发生上述改变。注射部位反应包括发红、疼痛、瘙痒、荨麻疹、肿胀或炎症。多数胰岛素注射部位的轻微反应,通常在数天或数周内恢复。

【药物相互作用】

可能增加低血糖发作的药物有:口服降糖药物、ACE 抑制剂、丙吡胺、贝特类、氟西汀、单胺氧化酶(MAO)抑制剂、己酮可可碱、丙氧芬、水杨酸以及磺胺类抗生素。可能减弱降糖作用的药物有:糖皮质激素、丹那唑、二氮嗪、利尿剂、拟交感药(如肾上腺素、沙丁胺醇、特布他林)、胰高血糖素、异烟肼、吩噻嗪类衍生物、生长激素、甲状腺激素、雌激素和孕激素(口服避孕药),蛋白酶抑制剂和非典型抗精神病药(如奥氮平和氯氮平)。β 受体阻滞剂、可乐定、锂盐或酒精可能加强或减弱胰岛素的降血糖作用。喷他脒可能引起低血糖,有时伴继发高血糖。

(3)地特胰岛素注射液(insulin detemir injection)

本品是长效可溶性的基础胰岛素类似物,其作用持续时间长达 24 h。

【药动学】

注射后血药浓度达峰时间约 6 ~ 8 h。当每日注射 2 次时,注射 2 ~ 3 次后达到血药稳态浓度。终末 $t_{1/2}$ 是由皮下组织的吸收速率决定的。本品的降解与人胰岛素类似,所有代谢产物都没有活性。

【适应证】

需用胰岛素治疗的糖尿病。

【用法及剂量】

可以作为基础胰岛素单独使用或者与餐时胰岛素联合使用,还可以与口服抗糖尿病药物联合使用。与口服抗糖尿病药物联合治疗时,推荐起始剂量为 10 U 或 0.1 ~ 0.2U/kg,1 次/日。剂量应根据患者的个体化需要进行调整,剂量调整方式同甘精胰岛素注射液。

【不良反应】

同甘精胰岛素注射液。

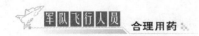

【药物相互作用】

同甘精胰岛素注射液。

第三节　甲状腺疾病

甲状腺疾病主要有甲状腺功能亢进症、甲状腺功能减退症、甲状腺炎症、甲状腺肿大和肿瘤等。本节主要介绍甲状腺功能亢进症、甲状腺功能减退症和甲状腺肿瘤的药物治疗。

甲状腺功能亢进症简称甲亢，以代谢亢进和神经、循环、消化等系统兴奋性增高为主要临床表现。典型症状有易激动、烦躁失眠、心悸、乏力、怕热、多汗、消瘦、食欲亢进、大便次数增多或腹泻等。眼部表现分为单纯性突眼和浸润性突眼，少数患者为单侧突眼，可见眼睑肿胀、结膜充血水肿、眼球活动受限、复视等。细震颤和腱反射活跃。碘营养状况、遗传因素、种族、性别、吸烟状况、饮酒、存在其他自身免疫性疾病等都会影响甲亢的发生。按照发病部位和病因，甲亢可分为原发性甲亢和中枢性甲亢；按甲亢程度可分为临床甲亢和亚临床甲亢。临床甲亢的甲状腺功能特点是血清 TSH 水平降低，总甲状腺素（TT_4）、游离甲状腺素（FT_4）、总三碘甲状腺原氨酸（TT_3）、游离三碘甲状腺原氨酸（FT_3）水平升高。亚临床甲亢仅血清 TSH 水平降低，甲状腺激素水平正常。

甲状腺功能减退症简称甲减，是由各种原因导致的低甲状腺激素血症或甲状腺激素抵抗引起的全身低代谢综合征。根据甲状腺功能减退的程度，甲减可以分为亚临床甲状腺功能减退症和临床甲状腺功能减退症。根据病变发生的部位可以分为原发性甲状腺功能减退症、继发性甲状腺功能减退症和甲状腺激素抵抗综合征。甲减的病因复杂，以原发性甲减多见。其中自身免疫性甲状腺炎（如桥本甲状腺炎等）和甲状腺破坏（包括甲状腺手术和甲亢[131]I 治疗）占了 90% 以上。碘过量（服用胺碘酮等）会引起具有潜在性甲状腺疾病者发生甲减，也可诱发和加重自身免疫性甲状腺炎。还有部分患者的甲减与服用抗甲状腺药物（如甲巯咪唑、丙硫氧嘧啶）有关。典型临床表现有畏寒、乏力、手足肿胀、嗜睡、记忆力减退、少汗、关节痛、体重增加、便秘，女性可以有月经紊乱。典型患者的体格检查可见：表情呆滞、反应迟钝、声音嘶哑、听力障碍、颜面和（或）眼睑水肿、唇厚舌大、有齿痕、皮肤干燥粗糙、脱皮屑、头发稀疏/脱落、皮温低、手脚掌皮肤呈姜黄色、跟腱反射时间延长、脉率缓慢。少数病例可出现黏液性水肿。血清 TSH 和游离 T_4（FT_4）、总 T_4（TT_4）是诊断原发性甲减的一线指标。注意排除其他非甲状腺疾病导致的 TSH 水平异常。

　　甲状腺癌是一种起源于甲状腺滤泡上皮或滤泡旁上皮细胞的恶性肿瘤,是头颈部最为常见的恶性肿瘤。根据肿瘤起源及分化差异,甲状腺癌又分为甲状腺乳头状癌(PTC)、甲状腺滤泡癌(FTC)、甲状腺髓样癌(MTC)和甲状腺未分化癌(ATC)。PTC 和 FTC 又合称分化型甲状腺癌(DTC)。不同病理类型的甲状腺癌,在发病机制、组织学形态、临床表现、治疗方法以及预后等方面均有明显不同。DTC 的预后较好,ATC 的恶性程度极高,中位生存时间仅 7 ~ 10 个月,MTC 介于两者之间。大多数患者没有临床症状,通常在体检或其他检查时发现甲状腺肿大或结节,结节形状不规则、质地硬、边界不清、活动度差。晚期可有局部肿块疼痛,并出现压迫症状,使气管、食管移位。严重时出现声音嘶哑、吞咽困难或出现耳、枕、肩等多处疼痛。如伴颈部淋巴结转移,可触诊颈部淋巴结肿大。合并甲状腺功能异常时会出现相应的临床表现。大部分甲状腺癌生长缓慢,并发症较少。MTC 因分泌降钙素和 5 - 羟色胺,可引起患者心悸、面色潮红和顽固性腹泻,发生电解质紊乱。未分化癌生长迅速,可引起重度呼吸困难等并发症。甲状腺癌也可有局部侵犯和区域淋巴结转移。大部分 PTC 患者确诊时已存在颈淋巴转移,且以多区转移为主。肺部是甲状腺癌常见的远处转移器官,其次为骨转移和颅内转移。未分化甲状腺癌或分化差的甲状腺癌容易出现远处转移。本病术前诊断最准确的手段是细针穿刺活检联合分子标志物检测,同时必须做颈部超声,评估有无颈部淋巴结转移。实验室检查包括甲状腺激素、甲状腺自身抗体及肿瘤标志物检查。甲状腺癌肿瘤标志物包括甲状腺球蛋白(Tg)、降钙素(Ct)和癌胚抗原(CEA)。血清 Tg 主要用于监测 DTC 术后的复发和转移,CT、MRI 多用于评估甲状腺外组织器官受累情况。

一、军事飞行人员甲状腺疾病流行病学

　　根据中华医学会内分泌学会针对 31 个省市自治区的调查结果显示,中国人临床甲亢的总体患病率为 0.78%,女性高于男性。某康复医疗中心曾调查 2018 年 12 月至 2019 年 9 月在该中心执行特勤疗养任务的 609 名飞行人员的甲状腺疾病谱,结果显示,飞行人员甲状腺疾病患病率 20.2%,甲状腺结节 13.96%,甲状腺囊肿 4.93%,甲状腺炎 0.66%,甲状腺功能减退 0.33%,甲状腺功能亢进 0.16%,甲状腺肿瘤 0.16%。近年来,甲状腺功能亢进症的患病率呈现上升趋势,飞行人员甲亢多为青壮年,且治疗时间长、易复发,逐渐成为医学停飞的主要原因之一。除遗传因素的影响外,飞行人员的年龄、职业、生活习惯以及工作压力大、

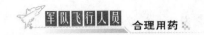

精神紧张都可能是诱发甲亢的危险因素。

国外报告甲减的患病率约 5%～10%，亚临床甲减患病率高于临床甲减。根据 2010 年我国十城市甲状腺疾病患病率调查，以 TSH＞4.2 mIU/L 为诊断切点，甲减的患病率为 17.8%，其中亚临床甲减患病率为 16.7%，临床甲减患病率为 1.1%。女性患病率高于男性，随年龄增长患病率升高，我国甲减年发病率为 2.9‰。

近三十年来，全球范围内甲状腺癌的发病率增长迅速。1990—2013 年，全球年龄标化的甲状腺癌发病率增长了 20%。甲状腺癌的发病率迅速增加和过度筛查有一定关系，超声、影像技术的普遍使用、甲状腺手术频率增加以及对组织病理学标本的详细检查，都显著增加了微小肿瘤的检出率。2009—2018 年某中心疗养院军事飞行人员疾病谱分析发现，内分泌系统疾病的发病率呈增长趋势，已成为飞行人员的主要疾病之一。其中最主要的病种是甲状腺结节，在不同机种不同年度飞行人员体检疾病谱已位居前 10 位。甲状腺癌是恶性甲状腺结节，在各年龄段可见，对存在高危因素者需密切监测。

二、甲状腺疾病药物治疗原则

甲亢可以导致多系统病变，使飞行员应激能力、判断能力和飞行耐力下降。飞行人员患甲亢时要及时治疗，否则将威胁飞行安全。甲亢的治疗方式主要有三种：应用抗甲状腺药物（ATD）、^{131}I 治疗和手术治疗。依据患者的具体情况综合考虑采取何种治疗措施，目前尚无针对病因的治疗手段。美国治疗甲亢首选 ^{131}I 治疗，约占 59.7%；我国则以抗甲状腺药物治疗为主。

抗甲状腺药物的作用是抑制甲状腺合成甲状腺激素。临床上常用的有硫脲类和咪唑类，硫脲类包括丙硫氧嘧啶（PTU）和甲硫氧嘧啶（MTU），咪唑类包括甲巯咪唑（MMI）和卡比马唑（CMZ）。它们的作用机制是抑制碘的有机化和甲状腺酪氨酸偶联，减少甲状腺激素的合成，但对已经合成的激素没有抑制作用。PTU 还能够抑制 5'脱碘酶活性减少 T_4 在外周组织向 T_3 转化，故而控制甲亢症状快。但由于 PTU 的肝毒性大于 MMI，故仅在严重病例、甲状腺危象、孕早期（T1 期）或对 MMI 过敏者首选 PTU，其他情况均首选 MMI。

除肝毒性外，PTU 和 MMI 还可以引起粒细胞缺乏症、皮疹、血管炎和致胎儿皮肤发育不良等畸形。当用一种药物发生粒细胞缺乏症时，不建议换用另一种 ATD，因为它们之间存在交叉反应。轻度皮疹可以换用另一种 ATD，但严重皮疹需要停药，不建议换用另一种 ATD。亚洲患者还可见 PTU 导致的 ANCA 相关性血管炎。

ATD 的治疗过程较长,分为 3 个阶段:初始阶段、减量阶段和维持阶段。甲状腺内存储的甲状腺激素需要 4 ~ 6 周排空,循环内 T_4 的 $t_{1/2}$ 也在 7 天以上,因此一般在初始服药 2 ~ 3 周后才出现临床症状缓解,4 ~ 6 周后甲功恢复正常。当症状好转可逐步减少药量,不宜减量过快以免复发,每 2 ~ 4 周随访一次保持甲功稳定,此阶段大约需 2 ~ 3 个月。进入维持期后每 2 个月复查一次甲功,调整药物剂量,为期 1 ~ 2 年。在初始及减量阶段不建议联用左甲状腺素($L-T_4$),维持期可联用。甲状腺功能正常、TSH 受体抗体(TRAb)阴性者可以考虑停药。停药后密切监测甲状腺激素水平。ATD 治疗的复发率约为 50% ,75% 的患者在停药后 3 个月内复发。

除 ATD 外,对于静息心率超过 90 次/分或合并心血管疾病的患者也可联用 β 受体阻滞剂。β 受体阻滞剂不仅能够阻断甲状腺激素对心脏的兴奋作用,还能够阻断外周组织 T_4 向 T_3 的转化。首选 $β_1$、$β_2$ 受体阻滞剂盐酸普萘洛尔,支气管哮喘或喘息型支气管炎患者可用选择性 $β_1$ 受体阻滞剂,如酒石酸美托洛尔。

左甲状腺素($L-T_4$)是原发性临床甲状腺功能减退症的主要替代治疗药物,即使患者的症状、体征消失,也要把血清 TSH、FT_4 和 TT_4 维持在正常范围,一般需要终身替代治疗。药物治疗方案应个体化,对于年轻患者,无心脏病史者可尽快达到替代剂量;年龄 >50 岁者需要缓慢增加药物剂量,特别是缺血性心脏病者起始剂量小,缓慢加量以防诱发和加重心脏病。

补充甲状腺激素,重新建立下丘脑 – 垂体 – 甲状腺轴的平衡一般需要 4 ~ 6 周的时间,所以在治疗初期应每间隔 4 ~ 6 周测定血清 TSH 及 FT_4,调整 $L-T_4$ 剂量直至达到治疗目标。达标后,至少需要每半年至一年复查一次上述指标。TSH ≥10 mIU/L 的亚临床甲减患者主张给予 $L-T_4$ 替代治疗;TSH < 10 mIU/L 的亚临床甲减患者,如果伴甲减症状,TPO 抗体阳性,血脂异常或动脉粥样硬化,应给予 $L-T_4$ 替代治疗。治疗目标和方法与临床甲减一致。

甲状腺癌的治疗主要包括手术治疗、术后[131]I 治疗和 TSH 抑制治疗。患者术后可能会出现甲状腺功能减退、甲状旁腺功能减退和喉返神经损伤。患者出现甲状腺功能减退需要甲状腺激素(左甲状腺素)替代治疗。同时术后也要接受长期甲状腺激素抑制 TSH 治疗,不仅满足机体对甲状腺激素的生理需求,还能够抑制血清 TSH 水平,减少肿瘤复发风险。每次调整口服左甲状腺素的剂量后,4 ~ 6 周随访复查甲状腺功能,待达到目标值后可酌情延长随访间隔,3 ~ 6 个月复查 1 次,如有不适可随时检测甲状腺功能。通常根据术后复发危险程度决定 TSH 抑制治疗的程度,对于高危患者,初始 TSH 应控制在 <0.1mU/L;对于中危患者,初始 TSH 应控制在 0.1~0.5 mU/L;对于未检出血清 Tg 的低危患者,不论是否已行^{131}I 清甲治疗,TSH 应控制在 0.5~2 mU/L;对于已行^{131}I 清甲治疗并且低水平 Tg 的低危患者,或未行^{131}I 清甲治疗、Tg 水平稍高的低危患者,TSH 应控制在 0.1~0.5mU/L。随着病程的延长,结合患者的病情做出个体化调整。

三、常用抗甲状腺疾病药物

1. 甲巯咪唑(methimazole)

甲巯咪唑通过抑制甲状腺内过氧化物酶,阻碍甲状腺内碘化物的氧化及酪氨酸偶联,阻碍 T_3 和 T_4 的合成。可减弱心肌、骨骼肌的 β 受体作用,轻度抑制免疫球蛋白的生成,减少甲状腺刺激性免疫球蛋白水平。

【药动学】

口服后迅速吸收,吸收率约 70%~80%,集于甲状腺,在血液中不和蛋白质结合,$t_{1/2}$ 约 3 h,甲巯咪唑及代谢产物 75%~80% 经尿排泄,易通过胎盘并能经乳汁分泌。

【适应证】

用于治疗甲亢,尤其适用于不伴有或伴有轻度甲状腺增大(甲状腺肿)的年轻患者,以及用于各种类型甲亢的术前准备。对于必须使用碘照射的甲亢患者和功能自主性甲状腺瘤患者作为预防性用药。用于放射碘治疗后间歇期的治疗。

【用法与剂量】

口服,起始剂量为 20~40 mg/d,1~2 次/日。也可参照患者的 FT_4 水平:如超过正常值上限 1.0~1.5 倍时,5~10 mg/d;1.5~2.0 倍时,10~20 mg/d;2.0~3.0 倍时,30~40 mg/d。用药 4 周复查甲功。如果病情得到改善,可以按照需要逐步调整剂量。在减量过程中,每 2~4 周随访一次,每次减少大约 5 mg,不宜减量过快。

【不良反应】

较多见皮疹、瘙痒、脱发、罕见剥脱性皮炎、恶心、呕吐、厌食、上腹部不适、关节痛、肌痛、白细胞减少症及粒细胞减少症等。可致肝损害、碱性磷酸酶、丙氨酸氨基转移酶、门冬氨酸氨基转移酶、总胆红素、直接胆红素、间接胆红素等实验室指标升高。可见头晕、头痛、味觉紊乱、抗中性粒细胞胞浆抗体相关性小血管炎、红斑狼疮样综合征、间质性肺炎。过量给药可导致亚临床或临床甲状腺功能减退和甲状腺肿生长,一旦甲状腺功能接近正常,就应该下调甲巯咪唑的剂量,必要时应添加左旋甲状腺素。

【药物相互作用】

碘不足会增加甲状腺对甲巯咪唑的反应性,而过多的碘会降低甲状腺的反应性,目前尚没有发现与其他药物的直接相互作用。

2. 丙硫氧嘧啶(propylthiouracil,PTU)

丙硫氧嘧啶通过抑制甲状腺过氧化物酶,使氧化碘不能结合到甲状腺球蛋白上,从而抑制甲状腺激素的生物合成。同时还可抑制 5′-脱碘酶活性,阻断外周组织 T_4 向 T_3 转化,为甲亢危象的首选抗甲状腺药。

【药动学】

口服易吸收,$t_{1/2}$ 为 1.5~2 h。代谢速度快,在 24 h 内 35% 的药物从尿中排出。

【适应证】

用于各种类型的甲亢,尤其适用于病情较轻,甲状腺轻至中度肿大患者,以及甲状腺手术后复发且不适于 [131]I 治疗者、手术前准备、作为 [131]I 治疗的辅助治疗和治疗甲亢危象。

【用法与剂量】

口服,开始剂量视病情轻重介于 150~400 mg,一日最大量 600 mg。病情控制后逐渐减量,维持每天 50~150 mg 的剂量,视病情调整。甲亢危象治疗:首次口服或经胃管注入 500~1000 mg,以后每次 250 mg,每 4 小时口服 1 次。

【不良反应】

严重不良反应可见粒细胞缺乏,易见于年龄较大者,多发生在用药后的 2~6 周,如有发热咽痛应引起重视,立即检查血象。由于 PTU 在体内形成的活性代谢产物具有肝细胞毒性,可引起不同程度的肝细胞坏死,主要表现为转氨酶升高,偶可引起肝坏死。中性粒细胞胞浆抗体(ANCA)相关小血管炎主要以肾脏受累多见,导致严重蛋白尿和进行性肾功能损害。其他表现有发热、关节痛、肌痛、咳嗽、痰中带血或咯血。

【药物相互作用】

与甲状腺激素同时服用需要加大本品剂量。含碘药物和 X 线造影剂会降低本品的甲状腺抑制作用,明显延迟甲状腺机能恢复。

3. 普萘洛尔(propranolol)

普萘洛尔为非选择性肾上腺素 β 受体阻滞剂。在甲亢治疗方面,可阻断 β

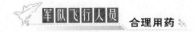

受体改善甲亢所致的心率加快、心收缩力增强等交感神经激活症状,同时可抑制外周 T_4 向 T_3 转化。

【药动学】

口服后吸收较完全,服药后 1 ~ 1.5 h 达血药浓度峰值,血浆蛋白结合率 90% ~95% ,广泛地在肝内代谢,生物利用度约30% ,$t_{1/2}$ 为 2 ~ 3 h,主要以代谢产物的形式经肾脏排泄。

【适应证】

常用于控制甲亢心率过快,也可用于治疗甲状腺危象。大剂量 β 受体阻断药不会致腺体增大变脆,常与硫脲类合用术前准备。

【用法及剂量】

首次用本品时需从小剂量开始,逐渐增加剂量并密切观察反应以免发生意外,长期用本品者撤药须逐渐递减剂量,至少经过 3 天,一般为 2 周。治疗甲亢危象时,60 ~ 80 mg/d,每 4 小时一次。

【不良反应】

可出现眩晕、神志模糊、精神抑郁、反应迟钝等中枢神经系统不良反应;可见低血压、心率过慢、支气管痉挛及呼吸困难、发热和咽痛、皮疹、出血倾向等,可引起糖尿病患者血糖降低,应定期检查血糖。

【药物相互作用】

与利血平合用,可导致直立性低血压、心动过缓、头晕、晕厥。与单胺氧化酶抑制剂合用,可致极度低血压。与洋地黄合用,可发生房室传导阻滞而使心率减慢,需严密观察。与钙拮抗剂合用,特别是静脉注射维拉帕米,要十分警惕本品对心肌和传导系统的抑制。

4. 左甲状腺素钠(levothyroxine sodium)

【药动学】

口服后平均吸收50% ,绝大部分与血浆蛋白结合,约80% 与甲状腺素结合球蛋白结合。主要在肝中代谢,$t_{1/2}$约 7 d,每日给药 1 次,大部分经尿排泄。

【适应证】

适用于甲减的长期替代治疗。也可用于单纯性甲状腺肿、自身免疫性甲状腺炎、甲状腺癌手术后的抑制(及替代)治疗。

【用法与剂量】

口服,首选早饭前 1 小时,一般最初每日用25 ~50 μg,最大量不超过100 μg,

可每隔 2～4 周增加 25～50 μg,直至甲功正常。替代剂量为每日 50～200 μg。用药后应密切观察患者有否心率加快。甲状腺癌术后的患者需要剂量约每日每千克体重 2.2 μg,以抑制 TSH 到防止肿瘤复发需要的水平。

【不良反应及注意事项】

有心绞痛、心律失常、心悸、腹泻、呕吐、震颤、兴奋、头痛、不安、失眠、多汗、潮红、体重减轻、骨骼肌痉挛等,通常在减少用量或停药数日后,上述表现消失;有心血管疾病、心肌缺血或糖尿病者慎重用药。

【药物相互作用】

左甲状腺素钠会增加抗凝剂和拟交感性药物作用,会升高血中苯妥英钠水平。抗惊厥药如卡马西平和苯妥英钠加快左甲状腺素钠代谢,可将甲状腺素从血浆蛋白中置换出来。本品与强心苷一起使用,须相应调整强心苷用量。可增加儿茶酚胺受体敏感性,因此会增强三环抗抑郁药作用。消胆胺减少左甲状腺素钠吸收,同时用口服避孕药,需增加本品用量。

第四节　高尿酸血症和痛风

高尿酸血症是嘌呤代谢紊乱引起的代谢异常综合征,非同日两次空腹血尿酸水平大于 420 μmol/L,即可诊断高尿酸血症。血尿酸超过其在血液或组织液中的饱和度,在关节局部形成尿酸钠晶体并沉积,诱发局部炎症反应和组织破坏,即痛风。除关节破坏外,痛风还常伴发肾脏病变、高脂血症、高血压、糖尿病和冠心病等。

高尿酸血症的形成原因包括尿酸生成增多和尿酸排泄减少,二者也可并存。大约 90% 持续高尿酸血症患者存在尿酸排泄减少。一些药物也会影响尿酸排泄。比如噻嗪类利尿剂、复方降压片、小剂量阿司匹林(75～300 mg/d)、维生素 B_{12}、烟草酸、细胞毒性化疗药物、免疫抑制剂(他克莫司、环孢素 A、硫唑嘌呤)等。高尿酸血症是痛风发作的重要基础。临床上大约 5%～15% 高尿酸血症患者会发展为痛风。

高尿酸血症与痛风是一个连续、慢性的病理生理过程,其临床表型具有显著的异质性。其临床病程经典分期常分为以下 4 个阶段:无症状的高尿酸血症、急性痛风性关节炎、间歇期、慢性痛风石及慢性痛风性关节炎。痛风也可累及肾脏,出现肾脏损害,甚至发展为终末期肾病。

关节穿刺液镜检或在痛风石中发现尿酸钠结晶(MSU)是痛风诊断的金标准。

在无条件开展关节镜检穿刺的情况下,参照 2015 年 ACR/EULAR 痛风分类标准评分。若出现以下典型临床表现也可临床诊断痛风:足或踝关节的单关节炎(尤其是第一跖趾关节);既往曾有类似急性关节炎发作;关节肿痛症状出现急剧(24 h 内达峰);关节局部红斑;男性并存在心血管疾病和高尿酸血症。

一、军事飞行人员高尿酸血症和痛风的流行病学

高尿酸血症和痛风属于全球性疾病,不同国家的患病率有所差异,但总体呈现增长趋势。我国尚无全国范围的流行病学调查资料,根据不同时期、不同地区报告,目前我国高尿酸血症患者约占总人口的 13.3%,痛风的患病率为 1%～3%,并呈逐年上升趋势。男女比例大约为 15:1,女性多在绝经后。平均患病年龄 48.28 岁,近年来呈现出年轻化趋势。

近年来,高尿酸血症的患病率始终稳居飞行人员疾病谱前 10 位,且有逐步上升趋势。患痛风的飞行人员比例也逐年增大。一项民航飞行人员 2017 年高尿酸血症的调查表明高尿酸血症的患病率为 25.1%。痛风与高尿酸血症关系密切,但目前相关资料较少。

二、高尿酸血症和痛风的治疗原则

痛风患者,血尿酸≥480 μmol/L,或血尿酸≥420 μmol/L 且合并下列任何情况之一时起始降尿酸药物治疗:痛风发作次数≥2 次/年、痛风石、慢性痛风性关节炎、肾结石、慢性肾脏疾病、高血压、糖尿病、血脂异常、脑卒中、缺血性心脏病、心力衰竭和发病年龄 <40 岁。

急性期治疗原则是快速缓解关节炎的症状,尽早使用控制急性炎症的药物。秋水仙碱和 NSAIDs 是一线治疗药物,当存在治疗禁忌或治疗效果不佳时,也可考虑短期应用糖皮质激素〔口服强的松 0.5 mg/(kg·d),3～5 d 停药,或关节腔注射〕。若单药治疗效果不佳,可选择上述药物联合治疗,但不建议口服 NSAIDs 和全身糖皮质激素联用。对上述药物不耐受或有禁忌时,也可考虑白细胞介素-1(IL-1)受体拮抗剂作为痛风急性发作期的二线治疗。

痛风急性发作期不进行降尿酸治疗,在痛风发作缓解 2～4 周后起始降尿酸药物治疗,治疗过程中出现痛风发作,不建议停药。对于高尿酸血症患者而言,无合并症,血尿酸≥540 μmol/L 建议起始降尿酸药物治疗,控制目标 <420 μmol/L。有下列合并症之一,血尿酸≥480 μmol/L 建议起始降尿酸药物治疗:高血压、脂代谢异常、糖尿病、肥胖、脑卒中、冠心病、心功能不全、尿酸性肾石病、肾功能损害

（≥CKD2 期），建议控制目标 < 360 μmol/L。对于急性痛风关节炎频繁发作
（>2 次/年）、有慢性痛风关节炎或痛风石的病人，均应行降尿酸治疗，治疗目标
是血尿酸 < 300 μmol/L，但不低于 180 μmol/L。在单药足量、足疗程治疗，血尿酸
仍未达标的患者，可考虑联合应用两种不同作用机制的降尿酸药物。

　　由于某些药物兼具降尿酸的作用，因而高尿酸血症与痛风患者合并高血压
时，降压药物首选氯沙坦或氨氯地平；合并高脂血症时，调脂药首选非诺贝特或阿
托伐他汀钙；合并糖尿病时，建议首选兼有降尿酸作用的降糖药物，如 α - 糖苷酶
抑制剂、胰岛素增敏剂、DPP - 4 抑制剂、SGLT - 2 抑制剂和二甲双胍等，次选不升
高血尿酸的药物，如利拉鲁肽和艾塞那肽。胰岛素有一定的升高血尿酸水平的作
用，而排钾利尿剂、β 受体阻滞剂、血管紧张素转换酶抑制剂和非氯沙坦血管紧张
素 II 受体阻滞剂均明显增加痛风发生风险。

三、高尿酸血症和痛风治疗药物

（一）解热镇痛类

1. NSAIDs

　　非甾体抗炎药详见本书第二章，是痛风急性期一线用药，建议早期足量服用。
首选起效快、胃肠道不良反应少的药物。痛风急性发作时，选择性 COX - 2 抑制
剂（依托考昔）治疗 2 ~ 5 天时疼痛缓解程度与非选择性 NSAIDs（吲哚美辛和双氯
芬酸）相当，但胃肠道不良反应和头晕的发生率明显减低。对于痛风合并肾功能
不全患者，建议慎用或禁用 NSAIDs，GFR < 60 ml/（min · 1.73m²）时不建议长程
使用，GFR < 30 ml/（min · 1.73 m²）时禁用。

2. 秋水仙碱（colchicine）

【药动学】

　　口服后吸收迅速，血浆蛋白结合率低，仅为 10% ~ 34%，血药浓度达峰时间
0.5 ~ 2 h。在肝内代谢，从胆汁及肾脏（10% ~ 20%）排出，停药后药物排泄持续
约 10 d。

【适应证】

　　治疗痛风性关节炎的急性发作，预防复发性痛风性关节炎的急性发作。

【用法与剂量】

　　口服，最宜在痛风急性发作 12 小时内开始用药。急性痛风发作时，起始负荷

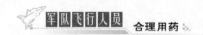

剂量为 1 mg,1 小时后追加 0.5 mg,12 小时后改为 0.5 mg,1 ~ 2 次/日,24 小时内不宜超过6 mg。预防:一日 0.5 ~ 1 mg,分次服用。

【不良反应及注意事项】

腹痛、腹泻、呕吐及食欲不振为常见的早期不良反应。长期服用者可出现严重的出血性胃肠炎或吸收不良综合征。有近端肌无力和(或)血清肌酸磷酸激酶增高。在肌细胞受损同时可出现周围神经轴突性多神经病变,表现为麻木、刺痛和无力。骨髓抑制时出现血小板减少,中性粒细胞下降,甚至发生再生障碍性贫血,有时可危及生命。其他不良反应如脱发、皮疹、发热及肝损害等。

【药物相互作用】

秋水仙碱可导致可逆性的维生素 B_{12} 吸收不良、中枢神经系统抑制药增效、拟交感神经药的反应性加强。秋水仙碱是 CYP3A4 和 P - 糖蛋白的底物,因此正在使用 P - 糖蛋白或强效 CYP3A4 抑制剂(如酮康唑、红霉素、克拉霉素、环孢素、那非那韦、利托那韦、地尔硫䓬、硝苯地平、维拉帕米等)及经 CYP3A4 代谢的药物(如他汀类降脂药)的患者,慎用秋水仙碱或减量使用。

3. 糖皮质激素(glucocorticoid)

本品主要用于急性痛风发作伴有全身症状、秋水仙碱和 NSAIDs 无效、使用禁忌或肾功能不全的患者。一般推荐泼尼松 0.5 mg/(kg·d),连续用药 3 ~ 5 天停药,或用药 3 ~ 5 天后逐渐减量,总疗程 7 ~ 10 天,不宜长期使用。若痛风急性发作累及大关节时,或口服治疗效果差,可给予关节腔内或肌内注射糖皮质激素,如复方倍他米松和曲安奈德,但需排除关节感染,并避免短期内反复注射。应用糖皮质激素注意高血压、高血糖、高血脂、水钠潴留、感染、胃肠道风险、骨质疏松等不良反应。

(二)降尿酸药物

1. 别嘌醇(allopurinol)

【药动学】

口服易吸收,血药浓度达峰时间约 2 ~ 6 h,约 70% 在肝内代谢为具有活性的氧嘌呤醇。$t_{1/2}$ 为 2 ~ 8 h,生物利用度约80%,由肾脏排泄,约 10% 以原形、70% 以代谢产物的形式随尿排出。

【适应证】

用于原发性和继发性高尿酸血症,尤其是尿酸生成过多而引起的高尿酸血症。用于反复发作或慢性痛风者、痛风石、尿酸性肾结石和（或）尿酸性肾病、有肾功能不全的高尿酸血症。

【用法与剂量】

推荐初始剂量一次 50 mg,1 ~ 2 次/日,每次递增 50 ~ 100 mg,一般剂量 200 ~ 300 mg/d,分 2 ~ 3 次服,每日最大剂量 600 mg。

【不良反应及注意事项】

可见瘙痒性丘疹或荨麻疹等皮疹、腹泻、恶心、呕吐和腹痛等。白细胞减少、血小板减少、贫血、骨髓抑制,均应考虑停药。可有脱发、发热、淋巴结肿大、肝毒性、间质性肾炎及过敏性血管炎等。可导致剥脱性皮炎、中毒性表皮坏死松解症、重症多形红斑型药疹、药物超敏综合征、肝功能损伤、肾功能损伤等。

【药物相互作用】

饮酒、氯噻酮、依他尼酸、呋塞米、美托拉宗、吡嗪酰胺或噻嗪类利尿剂均可增加血清中尿酸含量。别嘌醇与氨苄西林同用时,皮疹的发生率增多,尤其在高尿酸血症患者。与抗凝药如双香豆素等合用时,抗凝药的效应可加强。与硫唑嘌呤或巯嘌呤合用时,后者的用量一般要减少 1/4 ~ 1/3。与环磷酰胺同用时,对骨髓的抑制可更明显。

2. 非布司他(febuxost)

【药动学】

口服后主要在肝脏代谢,$t_{1/2}$ 约为 5 ~ 8 h,每 24 小时给予治疗剂量时体内无蓄积。经肾脏和肠道双通道排泄。

【适应证】

适用于痛风患者高尿酸血症的长期治疗。不推荐用于无临床症状的高尿酸血症。

【用法与剂量】

口服推荐起始剂量为 20 mg/d,2 ~ 4 周后血尿酸水平仍未达标,可增加 20 mg/d,最大剂量为 80 mg/d。

【不良反应】

可出现黄疸、横纹肌溶解症、精神异常、肾小管间质性肾炎、全身性皮疹、Stevens Johnson 综合征、皮肤过敏反应等。此外,由于治疗初期血尿酸浓度降低,导致组织中沉积的尿酸盐动员,经常出现痛风发作频率增加,建议同时服用非甾体抗炎药或秋水仙碱。

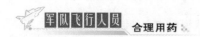

【药物相互作用】

非布司他是一种黄嘌呤氧化酶（XO）抑制剂，因此与通过 XO 代谢的药物（如茶碱、硫唑嘌呤、巯嘌呤）联用时应谨慎。

3. 苯溴马隆（benzbromarone）

【药动学】

口服后血药浓度达峰约为 6 h，在肝脏脱卤成溴苯塞隆和苯塞隆，部分与葡萄糖醛酸结合。给药后 12 h，吸收药物的 75% 转化为具有促尿酸排泄作用的活性代谢产物苯塞隆。通过胆汁、尿和粪便清除。

【适应证】

治疗原发性高尿酸血症，以及痛风性关节炎间歇期。

【用法与剂量】

建议起始剂量为 25 mg/d，2～4 周后血尿酸水平仍未达标，可增加 25 mg/d，最大剂量为 100 mg/d。在轻中度肾功能不全患者，具有良好的降尿酸作用且不导致药物蓄积和肾脏进一步损害，对 CKD 4～5 期〔eGFR <30 ml/（min·1.73 m^2）〕患者不推荐使用。

【不良反应及注意事项】

不良反应较轻，偶有腹泻、胃部不适、恶心等消化系统症状；风团、斑疹、潮红、瘙痒等皮肤过敏症；GOT、GPT 及碱性磷酸酶升高。出现持续性腹泻应停药。急性痛风发作期不建议用药。建议在使用过程中密切监测肝功能。泌尿系结石患者和肾功能不全的患者属于相对禁忌。治疗期间需大量饮水以增加尿量（治疗初期饮水量不得少于 1.5～2 L）。定期测量尿液的酸碱度，为促进尿液碱化，可酌情给予碳酸氢钠或枸橼酸合剂，并注意酸碱平衡。病人尿液 pH 值应调节在 6.2～6.8 之间。

【药物相互作用】

不宜与阿司匹林和其他水杨酸制剂合用；不宜与抗凝血剂合用。

4. 丙磺舒（probencid）

【药动学】

口服后吸收迅速完全，蛋白结合率达 65%～90%，$t_{1/2}$ 为 6～12 h，代谢产物主要经肾排出，有 5%～10% 以原形药物的形式排出。

【适应证】

用于高尿酸血症伴慢性痛风性关节炎及痛风石治疗，但必须满足以下条件：

①肾小球滤过滤大于 50～60 ml/min;②无肾结石;③非酸性尿;④不服用水杨酸类药物者。

【用法与剂量】

一次 0.25 g,2 次/日,一周后可增至一次 0.5 g,2 次/日。

【不良反应及注意事项】

可见恶心、呕吐、食欲减退和头痛,还可出现尿酸结石、尿频、面部潮红、牙龈疼痛、呼吸困难、皮肤瘙痒,发热、皮疹、过敏反应等。极个别患者有出血、粒细胞减少、再生性障碍性贫血、肾病综合征、肝坏死等。给药期间注意血象变化,应大量饮水。

【药物相互作用】

丙磺舒能抑制青霉素类药物和对氨水杨酸的排泄,加强其疗效和毒性。因而不宜与水杨酸、依他尼酸、氢氯噻嗪、醋唑酰胺、保泰松、吲哚美辛及口服降糖药等同服。与磺胺有交叉过敏反应。丙磺舒不可与氨甲蝶呤配伍,与氯噻酮、利尿酸、速尿、吡嗪酰胺及噻嗪类药物同时给药,要注意调整剂量,以防高尿酸血症。

(三)碱化尿液药物

碱化尿液是预防和溶解尿酸性肾结石的主要方法。常用药物为碳酸氢钠和枸橼酸制剂。

1. **碳酸氢钠片**(sodium bicarbonate tablet)

【药动学】

碳酸氢钠可以碳酸氢根形式由肾脏排出,也可以二氧化碳形式由肺排出体外。

【适应证】

用于碱化尿液及酸血症,也可用于胃酸过多。

【用法与剂量】

口服,一次 0.25～1 g,3 次/日。

【不良反应及注意事项】

所产生的二氧化碳可能引起嗳气、继发性胃酸分泌增加、胀气、胃肠道不适。下列情况慎用:①少尿或无尿,因能增加钠负荷;②钠潴留并有水肿时,如肝硬化、充血性心力衰竭、肾功能不全、妊娠高血压综合征;③高血压,因钠负荷增加可能加重病情。

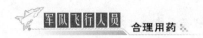

【药物相互作用】

加速阿司匹林等酸性药物的排泄。可降低胃蛋白酶、维生素 E 的疗效。可增强氨基糖苷类抗生素等药物的疗效。

2. 枸橼酸氢钾钠(potassium sodium hydrogen citrate)

【药动学】

枸橼酸盐降解较完全,仅有 1.5% 至 2% 的原型药物在尿液中出现。长期给药后,钠和钾的日排泄量与日摄入量平衡。

【适应证】

用于溶解尿酸结石和防止新结石的形成,并用于胱氨酸结石及低枸橼酸尿患者。

【用法与剂量】

日剂量为 4 标准量匙(每量匙为 2.5 g,共 10 g 颗粒),分三次饭后服用。早晨、中午各一量匙,晚上服两量匙。颗粒可以用水冲服。

【不良反应及注意事项】

可见轻微的胃或腹部疼痛,偶尔出现轻微的腹泻和恶心。首次服用本药物前应测定血清电解质并检查肾功能。此外,当怀疑肾小管性酸中毒(RTA)时应检查酸碱状态。

【药物相互作用】

枸橼酸氢钾钠含有着色剂橙黄 S(E110),该成分可能诱发包括哮喘在内的过敏反应。醛固酮的拮抗剂、保钾利尿剂、ACE 抑制剂、非甾体抗炎药和外周止痛剂能够减少肾脏钾的排泄。含有枸橼酸的药物与含铝的药物同时给药时会增加铝的吸收。

第五节　代谢和内分泌疾病治疗药物的航空医学关注

一、糖尿病药物的航空医学关注

所有明确诊断的糖尿病飞行人员以及糖尿病前期的飞行人员都应该进行非药物治疗,即饮食控制和体育锻炼,部分患者可以达到降糖的理想效果。若血糖控制不理想,需药物治疗,药物治疗必须在专科医师的处方和航空医师的指导下进行。飞行人员糖尿病的安全用药原则:①飞行人员在进行糖尿病治疗时不得擅自服药。②飞行人员糖尿病用药应选择安全有效的药物。③飞行人员糖尿病用药应该规律用药,飞行人员按医嘱规律服药。飞行人员糖尿病医学鉴定时主要是基于考虑其发生低血糖的可能性大小,糖尿病对飞行安全的主要影响来自低血糖反应,因此使用胰岛素治疗的糖尿病均不允许特许飞行。对于非单座机患糖尿病的飞行人员,要求按时按量进食,服用不会导致低血糖发生的降糖药物如二甲双胍或 α - 葡萄糖苷酶抑制剂,其发生飞行安全风险可降至最低,则可以进行特许飞行鉴定。

根据美军特许飞行指南,患糖尿病者需经评定委员会进行医学评估。1 型糖尿病不允许特许飞行。飞行学员患 2 型糖尿病不允许特许飞行。患 2 型糖尿病的 Ⅱ 级、Ⅲ 级飞行员及空中交通管制、地面控制人员,如果经单纯饮食管理或口服二甲双胍、西格列汀即可良好控制血糖,经评定委员会评估后可以继续既往工作。血糖控制良好的定义如下:空腹血糖 < 126 mg/dl(7 mmol/L);HbA1c < 7%。依据 ADA 或 ACC/AHA 指南,指导 40 岁以上患者的治疗。对于 40 岁以下,尽管有生活方式干预但 LDL 水平仍超过 100 mg/dl 或有多重心血管危险因素的患者,ADA 建议给予他汀类药物治疗。空腹血糖受损或糖耐量异常者可飞行合格,如果需要服用二甲双胍或西格列汀时,则需经相关部门评估确定是否合格。美军只有二甲双胍和西格列汀获准用于空军飞行员的降糖治疗。

糖尿病常合并多种慢性并发症,如视网膜病变、肾脏病变、神经系统病变、心血管病变等,同时用药期间不良反应较多,如低血糖、食欲减退、腹胀等均可能造成飞行安全隐患。建议我军飞行人员及相关岗位人员定期筛查血糖。发现血糖异常者及时上报,并提请航空医师及相关部门明确诊断,评估是否需要启动药物治疗。

在评估患者病情是否稳定,能否复岗时应主要了解以下问题,定期复查,专科医师及时调整治疗方案:①完整的病史,包括发病时间、临床症状、治疗方案、治疗时间等;②既往史、吸烟史、家族史等;③血糖监测、体重、血脂、血压管理情况;④目前的糖化血红蛋白、眼底检查、血管、心脏超声、心电图、肾脏功能、肌电图等;⑤评估是否存在会干扰飞行/任务安全的糖尿病相关并发症及所合并的临床表现,如视力下降等。

二、甲状腺疾病治疗药物的航空医学关注

由于甲亢时可导致甲状腺毒症表现,引起飞行人员高代谢综合征、神经精神系统、心血管系统、肌肉骨骼系统等异常,其中疲乏无力、怕热多汗、紧张焦虑、震颤、易兴奋、思想不集中、记忆力减退、心悸、心律失常等都可严重降低飞行人员飞行能力。亚临床甲亢也有导致心房颤动的风险，甲亢治疗过程漫长，且易复发，治疗后发生甲状腺机能减退时又可导致飞行人员兴趣低下、反应迟钝、嗜睡等，均严重影响飞行能力。因此，飞行员一经确诊甲亢，均判为飞行不合格。

美国空军规定，所有等级飞行员患甲亢时均飞行不合格，治疗后均需进行特许医学鉴定。美国空军 AIMWTS 数据库显示，美军共有 79 例确诊为甲亢的飞行员，经治疗后特许医学鉴定，其中 7 例鉴定为飞行不合格（FC Ⅰ 2，FC Ⅱ 3，FC Ⅲ 1，ATC/GBC - 1）。由于抗甲状腺药物治疗甲亢的周期长，且复发率高，而且甲亢的临床症状如怕热、烦躁、震颤、突眼等都会造成飞行隐患，因此该类药物尚未入选美军官方批准的飞行人员用药。通常美军首选 ^{131}I 治疗或联合激素替代，病情稳定通过相关部门评估后恢复飞行。

我军飞行人员体格检查标准分别与外军不同，甲亢临床治愈后，甲状腺功能稳定，全身情况良好者，可飞行合格。在选用抗甲状腺药物时也存在着治疗周期长、复发率高的问题，将对飞行人员的飞行技术维持和飞行信心产生较大的影响。因此，在飞行人员甲亢治疗过程中，应用常规抗甲状腺药物疗效不佳时，可选择 ^{131}I 治疗。^{131}I 治疗甲亢的疗效可达 90% 以上。约在服后 3 ~ 4 周奏效，随后症状逐渐减轻。远期并发症中最常见的是甲状腺功能减退，当出现甲状腺功能减退时，可给予左甲状腺素治疗，待甲状腺功能稳定后进行医学鉴定。在评估患者病情是否稳定，能否复岗时应主要了解以下问题，定期复查，及时调整治疗方案：①完整的病史，发病时间、临床症状、治疗方案、治疗时间等；②既往史、吸烟史、家族史等；③目前的甲功检查结果、甲状腺超声、心脏超声、心电图等，必要时行甲状腺核素扫描；④专科医生评估双眼有无甲状腺眼病表现。

由于甲减的隐匿性和临床症状的不典型性，我军飞行人员需定期检查甲功，及时发现临床甲减或亚临床甲减，以免延迟诊断，导致症状明显对飞行安全构成潜在威胁。如在体检中发现飞行人员的甲功异常，应立即上报，经相关部门检验复核后评估甲功异常人员是否需要启动激素替代治疗，继续现有工作是否足够安全。特别是对于亚临床甲减患者，需要仔细评估患者是否具有甲减症状以及发展为临床甲减的可能性。如果考虑继发性甲减，应积极寻找其他导致甲减的原因并给予相应治疗。在启动激素替代治疗后应定期复查，直至甲功恢复正常，激素替代剂量相对稳定。在调整至维持剂量前应由医师给出治疗建议。患者达到维持剂量，病情稳定后可 3 ~ 6 个月复查 1 次。航空医师需追踪患者的甲功水平和用药情况,评估患者的身体状况是否满足工作需要。评估患者病情时应注意了解以下情况:①患者目前的症状;②既往史及治疗史;③激素替代治疗前后的甲功水平,包括相应的抗体;④甲状腺超声,必要时给予核素扫描、细针穿刺细胞学等;⑤内分泌专科医师的建议。

飞行人员有定期体检制度,且超声和CT已成为常规检查手段,均有利于早期发现飞行人员甲状腺病变。飞行人员患恶性肿瘤通常要做停飞处理,但甲状腺癌多数情况下恶性程度不高,早期发现和规范诊治有望恢复飞行。前提是患者术后没有出现甲状腺功能低下、低血钙或喉返神经损伤。如果他们存在上述并发症,必须经过有效对症处理包括服用相关药物纠正异常方可考虑恢复飞行。根据美军指南,有甲状腺癌病史的飞行员恢复飞行均需通过相关部门的审批。对甲状腺癌术后患者进行评估时建议获取以下信息:①甲状腺癌病史,临床症状、术后病理、分期、有无淋巴转移、手术日期、手术方式、是否联合清甲治疗,是否定期复查、是否服用左甲状腺素、药物剂量、目前存在的并发症;②颈部检查、甲功检查、甲状腺相关抗体、甲状腺超声,如果是髓样癌,需要包括甲状腺球蛋白、球蛋白抗体、降钙素和CEA;③内分泌专科医生和甲状腺手术医生的建议。飞行结论应当由医疗机构的飞行人员医学鉴定委员会综合以上鉴定做出。

三、降尿酸药物和痛风治疗药物的航空医学关注

急性痛风发作引起的关节疼痛,可严重影响飞行人员操纵飞机的能力,也会导致飞行人员的注意力偏移而影响其认知能力,从而对飞行安全造成威胁。因此,我军飞行人员体格检查标准中规定痛风不合格。美国空军建议痛风频繁急性发作,或伴有严重的骨骼、关节、肾脏疾病者,不再适合从事飞行、空中交通管制、地面控制和导弹操作。仅有痛风病史的飞行人员,或者服用别嘌醇、丙磺舒、布洛芬、萘普生的飞行人员均需通过专业评估后才能恢复飞行。如果使用了上述药物之外的其他药物控制痛风,也需提请相关部门核定。所有人员均不允许使用秋水仙碱。

防治高尿酸血症是预防痛风的关键措施,我军飞行人员需定期检查血尿酸、尿尿酸和肾功。对于诊断明确者需加强生活方式指导,必要时启动降尿酸药物治疗。参照我国新版高尿酸血症和痛风的相关指南,推荐别嘌呤醇、苯溴马隆为痛风患者和无症状高尿酸血症患者的一线用药,并就特别需要注意的药物加以说明。

别嘌呤醇常见的不良反应为过敏、肝功能损伤和血象抑制。重度过敏(迟发

性血管炎、剥脱性皮炎、中毒性表皮坏死松解症等）常致死,建议用药前筛查HLA-B * 5801基因。如无法进行基因筛查,应仔细询问过敏史,从 50 mg/d 甚至更小剂量开始使用,仔细观察,一旦出现皮疹立即停药。

苯溴马隆特别适用于肾尿酸排泄减少的高尿酸血症和痛风患者。对于尿酸合成增多或有肾结石高危风险的患者不推荐使用。服用苯溴马隆时应注意大量饮水及碱化尿液。由于苯溴马隆在白种人有引起爆发性肝坏死报道,欧洲指南多作为二线药物推荐,但在我国应用广泛,这可能和亚裔人群 CYP2C9 基因多态性不同有关。非布司他由于其心血管安全性的研究结果尚不明确,建议用药前充分评估,特别是合并心脑血管疾病的患者应谨慎使用,密切关注心血管事件,不建议用于无症状的高尿酸血症患者。秋水仙碱是痛风急性发作期的特效药,最宜在急性发作 12 h 内用药,超过 36 h 疗效明显下降。小剂量秋水仙碱治疗急性痛风有效且不良反应明显减少。

对于诊断明确的患者需经专科评估患者有无药物不良反应,有无疼痛发作,病情是否稳定,是否可继续从事飞行或相关工作。在复查时应注意了解以下情况:①痛风的相关情况,发作部位、时间、是否用药、对药物的反应性、有无不良反应、是否有高危因素(肥胖、家族史、吸烟)和诱发因素(运动损伤、受凉、饮酒、甜饮料等);②既往其他病史,重点了解肾病、心血管疾病史;③实验室检查,血尿酸、尿尿酸、肾功;④辅助检查,X 线检查、超声、双源 CT 等。

（周 洁 孙 飞 张 颖 方 超）

参考文献

[1]蔡江敏,水克冬.中国 15 岁及以上居民慢性病患病情况分析.医学信息,2019,32(11):127 - 129

[2]谢颖坤,宋平,郑晓慧,等.甲状腺彩色超声检查在飞行员健康体检中的临床价值.中华航空航天医学杂志,2014,25(01):6 - 9

[3]梁家林,董慧,金洁,等.2009 - 2018 年某中心疗养军事飞行人员疾病谱分析.华南国防医学杂志,2019,33(6):415 - 418.

[4]于东睿,王学娟,王广云,等.2010 - 2015 年飞行不合格人员疾病谱分析.空军医学杂志,2016,32(5):292 - 294

[5]Wang L, Gao P, Zhang M, et al. Prevalence and Ethnic Pattern of Diabetes and Prediabetes in China in 2013. JAMA, 2017,317(24):2515 - 2523

［6］贾伟平. 中国 2 型糖尿病防治指南(2017 年版). 中华医学会糖尿病学分会,2017

［7］Drucker DJ,Nauck MA. The incretin system：glucagon – like peptide – 1 receptor agonists and dipeptidyl peptidase – 4 inhibitors in type 2 diabetes. Lancet, 2006,368(9548)：1696 – 1705

［8］Patel A,MacMahon S, Chalmers J, et al. Intensive blood glucose control and vascular outcomes in patients with type 2 diabetes. N Engl J Med, 2008,358(24)：2560 – 2572

［9］《改善心血管和肾脏结局的新型抗高血糖药物临床应用中国专家建议》工作组,改善心血管和肾脏结局的新型抗高血糖药物临床应用中国专家建议. 中国循环杂志,2020,35(3)：231 – 238

［10］United States Air Force. Official Air Force approved aircrew medications. Washington：Department of the Air Force, 2011

［11］Ji L, Han P, Wang X,et al. Randomized clinical trial of the safety and efficacy of sitagliptin and metformin co – administered to Chinese patients with type 2 diabetes mellitus. J Diabetes Investig, 2016,7(5)：727 – 736

［12］纪立农, 陆菊明, 朱大龙,等. 成人 2 型糖尿病基础胰岛素临床应用中国专家指导建议. 中国糖尿病杂志,2017, 25(1)：2 – 8

［13］中华医学会. 甲状腺功能亢进症基层诊疗指南(2019 年). 中华全科医师杂志,2019,18(12)：1118 – 1128

［14］Peter NTaylor,Diana Albrecht,Anna Scholz,et al. Global epidemiology ofhyperthyroidism and hypothyroidism. Nat Rev Endocrinol. 2018,14(5)：301 – 316

［15］中华医学会内分泌学分会.成人甲状腺功能减退症诊治指南.中华内分泌代谢杂志,2017,33(02)：167 – 180

［16］中华医学会. 甲状腺功能减退症基层诊疗指南(2019 年). 中华全科医师杂志,2019,18(11)： 1022 – 1028

［17］田卫卫,康晓曦,汤亚忻,等.住院军事飞行人员甲状腺疾病患病情况及分析.西南国防医药,2018,28(8)：799 – 800

［18］徐蜀宣,张宁玲,梁谷米,等.飞行员甲状腺功能亢进症的诊治及医学鉴定.中华航空航天医学杂志,2003,4：43 – 46

［19］Jina Kim, Jessica E Gosnell, Sanziana A Roman. Geographic Influences in the Global Rise of Thyroid Cancer. Nat Rev Endocrinol. 2020；16(1)：17 – 29

［20］张绿圃,曹小勇.某医院 2014 – 2016 年军事飞行人员体检疾病谱分析.空军医学杂志,2018,34(1)：19 – 20

［21］刘伟,李圣贤.男性低雄激素血症睾酮补充治疗的困境及其原因分析. 中华内分泌代谢杂志,2019,35(2)：93 – 98

［22］徐东,朱小霞,曾学军,等.痛风诊疗规范.中华内科杂志,2020,59(06)：421 – 426

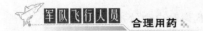

[23]中华医学会内分泌学分会.中国高尿酸血症与痛风诊疗指南.中华内分泌代谢杂志,2020,36(01):1-13

[24]中华医学会.痛风及高尿酸血症基层诊疗指南.中华全科医师杂志,2020,19(04):293-303

[25]徐卓佳,初荣,梁艳闯,等.民航男性飞行员高尿酸血症及其肾脏功能早期损伤的调查.环境与职业医学,2015,32(4):343-346

[26]吴海洋,周杰,闫彩,等.某军队疗养院疗养飞行人员2012-2016年高尿酸血症调查与分析.人民军医,2018,61(8):712-714

[27]郑晓艳.民航飞行人员2017年高尿酸血症的调查.中华航空航天医学杂志,2017,28(1):23-28

第七章　皮肤疾病合理用药

第一节　概　述

一、定义和分类

皮肤疾病(dermatosis)是指发生在皮肤和皮肤附属器官的疾病总称。其高发病率与外界环境和心理因素密切相关。皮肤病的种类繁多,如感染性疾病有细菌感染引起的痤疮、疖、痈、丹毒等,病毒感染引起的扁平疣、风疹、带状疱疹、水痘等,真菌感染引起的手足癣、股癣、甲癣等;自身免疫性因素引起的皮肤病,比如荨麻疹、接触性皮炎、湿疹、药物性皮炎、银屑病、白癜风、系统性红斑狼疮等;遗传导致的鱼鳞病、毛周角化症等;物理因素引起的日光性皮炎、痱子、褥疮等;神经功能异常引起的神经性皮炎、瘙痒症等;有色素性皮肤病,比如黑色素痣、雀斑、黄褐斑等;皮肤肿瘤,癌前期皮肤病如黏膜白斑、日光性角化病等,恶性皮肤肿瘤如基底细胞癌、鳞状细胞癌、恶性黑素瘤等;以及性传播疾病,如尖锐湿疣、淋病、梅毒、软下疳、淋巴肉芽肿等。

二、军事飞行人员皮肤疾病流行病学

无论是在战时还是和平年代,皮肤病在军人中的发病率都很高。有研究显示在第二次世界大战期间,太平洋地区有20%的就诊士兵患有皮肤病;在越南战争期间,门诊病人中患有皮肤病的比例约为12.2%。挪威奥斯陆的一个军事诊所观察研究后得出,皮肤病是继上呼吸道疾病和肌肉骨骼系统疾病之后,士兵就诊的第三大常见原因。军人与普通民众的皮肤病谱相似。其中,皮肤真菌感染、浅表细菌性感染和湿疹是最常见的。

航空医疗咨询服务(Aeromedical Consultation Service,ACS)是美国空军的三级转诊服务,负责评估具有复杂医疗问题的飞行员,并为他们的航空医疗处置提出建议。采用回顾性调查研究方法,对1975年1月1日至1997年9月17日这22年间ACS处理的有关7166名飞行员的13 914次评估(包含二次评估)进行分析,

结果显示 11.3%（1568 项评估）的飞行员患有某种皮肤疾病，5.9%（825 项评估）的飞行员患有可能影响其飞行能力的皮肤疾病。表 7 - 1 列出了这项研究中新确诊的 1382 名飞行员皮肤病病例。

表 7 - 1　ACS 皮肤疾病统计结果（1975.1.1—1997.9.17）

诊断	新确诊	百分比（%）
真菌感染 *	200	14.5
湿疹性皮炎 *	167	12.1
非黑素瘤皮肤癌和癌前病变	132	9.6
过敏性荨麻疹	126	9.1
痤疮及相关疾病 *	112	8.1
良性肿瘤/错构瘤	96	6.9
炎症性皮肤病 *	71	5.1
滤泡漏斗状囊肿	65	4.7
所有的非过敏性荨麻疹 *	48	3.5
色素障碍性疾病	48	3.5
药物/食物反应	39	2.8
恶性黑色素瘤 *	37	2.7
细菌感染	36	2.6
指甲和头发病损	26	1.9
生殖器疱疹 *	24	1.7
盘状红斑狼疮 *	8	0.6
其他皮肤病——可能影响航空医疗处置 *	28	2.0
其他皮肤病——对飞行医疗处置无明显影响	119	8.6
合　计	1382	100.0

*指无论战时与否可能直接影响飞行员航空医疗处置的皮肤病诊断,包括银屑病和扁平苔藓

飞行人员作为一个特殊工种的群体,在执行飞行任务期间因受到气候、环境变化、生物节律干扰及紧张心理等因素的影响,心身性皮肤病和感染性皮肤病的发病率较正常人高。

目前为止,还没有关于军人常见皮肤病及其相关因素的确切患病率研究的相关英文文献,但是工作训练时的心理状态、装备负荷、出汗量、卫生条件、饮食习惯等因素均与皮肤病的发病率有一定相关性。应针对军事飞行人员的皮肤病发病

特点制定防治措施,加强科普宣讲和健康教育,提高飞行员心理素质,控制皮肤病发病以确保飞行安全。

第二节 变态反应性疾病

据世界变态反应组织(World Allergy Organization,WAO)统计表明,近几十年间变态反应性疾病的发病率至少增长了3倍,发达国家患病率高达40%。我国过敏性疾病的发病率也已高达20%。变态反应性皮肤病包括特应性皮炎、接触性皮炎、荨麻疹、光敏性皮肤病等。变态反应性疾病的治疗原则主要是纠正免疫失调和抑制变态反应引起的炎症反应。临床上常用的抗变态反应药物主要分为抗组胺药、抗白三烯及其他介质药、肥大细胞膜稳定剂、免疫抑制剂和钙剂。

一、抗组胺药

抗组胺药又称组胺受体阻断药,对组胺引起的毛细血管扩张和通透性增加、局部渗出水肿及支气管、胃肠道平滑肌收缩有很强的抑制作用。第一代 H_1 受体阻断药又称镇静性抗组胺药,以苯海拉明和异丙嗪为代表,易透过血脑屏障,并与位于中枢神经系统的组胺能神经元突触后膜上的 H_1 受体相结合,止吐防晕作用较强。第二代 H_1 受体阻断药又称非镇静抗组胺药,不易透过血脑屏障,故无中枢抑制作用,其抗组胺作用强,维持时间长。H_1 受体阻断药的药理作用主要包括以下方面:有一项研究对美国1990年至2012年间所有导致飞行员死亡的民用航空事故的毒理学数据进行了分析。研究对象包括6677名在事故中受到致命性伤害的飞行员,共涉及这23年间发生的6597起事故。在整个研究中,镇静性抗组胺药是导致致命飞行事故最常见的一类药物,其检出率占样本的7.5%,并且在飞行员中检测到的比率逐年升高。抗组胺药物通常用于治疗荨麻疹、瘙痒等过敏症状;其中一些具有镇静作用的成分也用于非处方安眠药。研究中提到的具有镇静作用的抗组胺药有溴苯那敏、西替利嗪、氯苯那敏、苯海拉明、抗敏安、羟嗪、邻甲苯海明、非尼拉敏、苯丙醇胺、苯托沙敏、曲普利啶。

1. 苯海拉明(diphenhydramine)

目前有盐酸苯海拉明片、盐酸苯海拉明注射剂、苯海拉明乳膏等剂型。苯海拉明能产生显著的镇静作用,能够显著降低驾驶性能,基于苯海拉明带来的安全隐患,可选择氯雷他定、非索非那定等无明显中枢抑制的药物作为替代品。

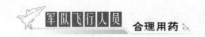

【药动学】

口服或注射给药,吸收快而完全,血浆蛋白结合率为98%,1~4 h血药浓度达到高峰,$t_{1/2}$为4~7 h,1次给药后可维持3~6 h。广泛分布于体内各组织,并可透过血脑屏障与胎盘。

【适应证】

用于皮肤黏膜的变态反应性疾病,如各种皮炎、湿疹、荨麻疹、药疹、过敏性鼻炎等。也可用于预防和治疗晕动病。静脉用药用于急性重症变态反应,可减轻输血或血浆所致的变态反应;帕金森病和锥体外系症状;1%苯海拉明液可作为牙科局麻药,用于对常用局麻药高度过敏者。乳膏外用,可用于治疗虫咬、神经性皮炎、瘙痒症等。

【用法与剂量】

口服:25~50 mg,3~4次/日。宜饭后服用。肌内注射:深部肌内注射,10~50 mg,1~2次/日。静脉注射:用于严重过敏,10~20 mg,1~2次/日。外用:2次/日。

【不良反应及注意事项】

常见不良反应有中枢神经抑制作用、共济失调、恶心、呕吐、食欲不振等。少见气急、胸闷、咳嗽、肌张力障碍等。偶可引起皮疹、粒细胞减少,贫血及心律失常。驾驶人员、高空作业者、精密仪器操纵者及对本类药物过敏者禁忌使用。

【药物相互作用】

可短暂影响巴比妥类药和磺胺醋酰钠等的吸收,与对氨基水杨酸钠合用可降低后者血药浓度,可增强中枢神经抑制药的作用。

2. 氯苯那敏(chlorphenamine)

商品名为扑尔敏,有马来酸氯苯那敏片和马来酸氯苯那敏注射液两种剂型,抗组胺 H_1 受体的作用较强,还有抗胆碱 M 受体作用以及中枢抑制作用。

【药动学】

口服和肌注后起效时间分别为5~10 min和10~30 min,药效可持续3~6 h。吸收后与血浆蛋白结合率约为72%,$t_{1/2}$为12~15 h,主要经肝脏代谢为无活性代谢产物,与未代谢药物同时经肾脏排出。

【适应证】

用于皮肤黏膜变态反应性疾病,如荨麻疹、湿疹、皮炎、药疹、皮肤瘙痒症等。与解热镇痛药组成复方制剂,用于控制感冒引起的鼻塞、流涕、咳嗽等过敏症状。

【用法与剂量】

口服,每次4 mg,3次/日。肌内注射或皮下注射,每次10 mg,3次/日。静脉注射,每次 10 mg,1 次/日。

【不良反应及注意事项】

可有轻微的口干、眩晕、恶心等反应,嗜睡作用轻微。驾驶人员、高空作业者、精密仪器操纵者及对本类药物过敏者禁忌使用。膀胱颈梗阻、幽门梗阻、十二指肠梗阻、甲状腺功能亢进、青光眼、消化性溃疡、高血压和前列腺肥大者慎用。

【药物相互作用】

同时饮酒或服用中枢神经系统抑制药,可使抗组胺药药效增强。可增强金刚烷胺、抗胆碱药、氟哌啶醇、吩噻嗪类以及拟交感神经药的作用。与解热镇痛药物配伍,可增强其镇痛和缓解感冒症状的作用。本品可增强抗抑郁药的作用,不宜同服。

3. 异丙嗪(promethazine)

为吩噻嗪类抗组胺药,还可用于抗晕眩、止呕、抗晕动症以及镇静催眠,能拮抗组胺对胃肠道、气管、支气管或细支气管平滑肌的收缩或痉挛,缓解支气管平滑肌的痉挛和充血。其抗组胺作用较苯海拉明持久。

【药动学】

口服或注射给药后吸收迅速、完全,蛋白结合率高。抗组胺作用一般持续时间为 6 ~ 12 h,镇静作用可持续 2 ~ 8 h。主要在肝内代谢,无活性的代谢产物主要经尿液排出。

【适应证】

各种皮肤黏膜的变态反应,包括长期的、季节性过敏性鼻炎、荨麻疹、血管神经性水肿、皮肤划痕症等;常用于急性血管性水肿、过敏性休克的抢救;晕动病;麻醉和手术前后的辅助治疗,包括镇静、催眠、镇痛、止吐;与氯丙嗪等配制成冬眠合剂用于人工冬眠。

【用法与剂量】

口服。抗过敏:每次 12.5 mg,4 次/日,饭后及睡前服用,必要时睡前服用25 mg。止吐:开始时每次 25 mg,必要时可每 4 ~ 6 h 服 12.5 ~ 25 mg。抗眩晕:每次 25 mg,必要时 2 次/日。镇静催眠:每次 25 ~ 50 mg,必要时增倍。

肌内注射,抗过敏,每次 25 mg,必要时 2 小时后重复;严重过敏时可肌注 25 ~ 50 mg,最高量不得超过 100 mg。在特殊紧急情况下,可用灭菌注射用水稀释至0.25%,缓慢静脉注射。止吐,每次 12.5 ~ 25 mg,必要时每 4 小时重复一次。镇静催眠,每次 25 ~ 50 mg。

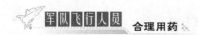

【不良反应及注意事项】

小剂量时无明显副作用,但大量和长时间应用时可引起困倦、嗜睡,增加皮肤对光的敏感性,噩梦多,易兴奋激动,出现幻觉、中毒性谵妄。驾驶人员、高空作业者、精密仪器操纵者及对本类药物过敏者禁忌使用。

【药物相互作用】

与乙醇或其他中枢神经系统抑制药,特别是麻醉药、巴比妥类、单胺氧化酶抑制剂或三环类抗抑郁药合用时,可增强中枢抑制效应。与抗胆碱类药物,尤其是阿托品类药物合用时,异丙嗪的抗毒蕈碱样效应增加。与降压药合用时,后者的降压效应增强。与顺铂、巴龙霉素及其他氨基糖苷类抗生素、水杨酸制剂和万古霉素等耳毒性药物合用时,其耳毒性症状可被掩盖。不宜与氨茶碱配伍注射。

4. 羟嗪(hydroxyzine)

为哌嗪类抗组胺药,具有中枢镇静、抗组胺、弱抗焦虑及肌肉松弛作用。

【药动学】

在体内呈二室模型特征,达峰时间为 2.5 h,$t_{1/2}$ 为 24.7 h,表观分布容积为 420.5 L。

【适应证】

镇静作用明显,还有抗焦虑、止吐、止痒作用,可用于过敏性皮肤病及瘙痒症。

【用法与剂量】

口服:每次 25~50 mg,2~3 次/日。

【不良反应及注意事项】

偶见皮疹、骨髓抑制,可诱发癫痫。用药期间不宜驾驶飞机、车辆,操作机械或高空作业。应定期检查肝功能和白细胞计数。久服可产生耐受性。

【药物相互作用】

与巴比妥类、阿片类或其他中枢神经系统抑制药合用时,能增强其他中枢神经系统抑制药的作用,增强阿片类的镇痛和镇静作用,但不增加呼吸抑制作用。术前使用本品可延长麻醉药氯胺酮的麻醉恢复时间。

5. 去氯羟嗪(decloxizine)

去氯羟嗪属于中长效的抗组胺药物,有较强的 H_1 受体选择性阻断作用,也有镇静、镇咳及抗胆碱作用。

【药动学】

口服后约 30~60 min 起效,2 h 达到血浆浓度峰值,可维持药效 6~12 h,经肝脏代谢降解,由尿、大便及汗液排出。

【适应证】

用于过敏性疾病,如急、慢性荨麻疹,皮肤划痕症,血管性水肿等。

【用法与剂量】

口服,每次 25 ~ 50 mg,3 次/日。

【不良反应及注意事项】

偶有嗜睡、口干、痰液变稠,停药后消失。用药期间不宜驾驶飞机、车辆,操作机械或高空作业。长期用药易产生耐药性。在治疗皮肤、呼吸道变态反应时,应在早期用药。

【药物相互作用】

与中枢神经抑制药合用能互相增强中枢抑制作用。与 β 受体兴奋剂、麻黄碱或氨茶碱等合用能增强平喘作用。

6. 西替利嗪(cetirizine)

西替利嗪是第二代 H_1 受体拮抗剂,存在左旋西替利嗪和右旋西替利嗪对映体,左旋西替利嗪对 H_1 受体的亲和力是右旋西替利嗪的 30 倍,作用时间更长。右旋西替利嗪无抗组胺作用。

【药动学】

口服吸收迅速,血药浓度达峰时间为 30 ~ 60 min,血浆蛋白结合率为 93% 左右。$t_{1/2}$ 约为 10 h。代谢无须经过肝脏,无首过效应,约 70% 以原型随尿液排出,少量从粪便排泄。

【适应证】

主要用于季节性鼻炎、常年性过敏性鼻炎、过敏性结膜炎及过敏引起的瘙痒和荨麻疹的对症治疗。

【用法与剂量】

口服,每次 5 mg 或 10 mg,1 次/日,左旋制剂用量减半。

【不良反应及注意事项】

常见有嗜睡、口干、头痛、乏力等。服用西替利嗪期间不得驾驶机、车、船,从事高空作业,机械作业及操作精密仪器。但左西替利嗪在推荐剂量下不会削弱病人的警戒性、反应和驾驶的能力。如果患者需要驾驶、从事有潜在危险性活动或操作机械时,切勿过量服用并考虑其对本品的反应;肾功能低下者宜减量使用。

【药物相互作用】

合并服用酒精或其他中枢神经系统抑制药可能导致其警戒性降低和操作能

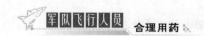

力削弱。

7. 氯雷他定(loratadine)

氯雷他定对外周组胺 H_1 受体具有高度的选择性,而对中枢 H_1 受体的亲和力低,故很少引起中枢抑制作用。

【药动学】

口服吸收迅速,1.5 h 血药浓度达峰值。$t_{1/2}$ 为 8 ~ 14 h。其活性代谢产物去羧基乙氧基氯雷他定(DCL)的 $t_{1/2}$ 则达 17 ~ 24 h。血浆蛋白的结合率为 97% ~ 99%,大部分在肝中被代谢,大部分经粪便排泄、小部分经尿液排泄。乳汁中分泌极少,因此可以在哺乳期用药。

【适应证】

用于缓解过敏性鼻炎、急性或慢性荨麻疹、瘙痒性皮肤病及其他过敏性皮肤病的症状及体征。

【用法与剂量】

口服,每次 10 mg,1 次/日。

【不良反应及注意事项】

常见有乏力、头痛、嗜睡、口干、胃肠道不适(包括恶心、胃炎)以及皮疹等。偶见健忘及晨起面部肢端水肿。罕见不良反应有视觉模糊、血压降低或升高、晕厥、癫痫发作、乳房肿大、脱发、过敏反应、肝功能异常等。做皮试前约 48 小时应停止使用氯雷他定,因为抗组胺药能清除或减轻皮肤对所有变应原的阳性反应。

【药物相互作用】

与酮康唑合用,会提高氯雷他定及 DCL 在血浆中的浓度。大环内酯类抗生素、西咪替丁、茶碱等药物可抑制氯雷他定的代谢,应慎用。

8. 地氯雷他定(desloratadine)

地氯雷他定是第 3 代抗组胺药物,可选择性地阻断外周组胺 H_1 受体,抗过敏效果强,起效快且持久。

【药动学】

口服后约 30 min 起效,3 h 血药浓度达峰值,$t_{1/2}$ 约为 27 h。生物利用度在 5 mg ~ 20 mg 范围内与剂量成正比。血浆蛋白的结合率为 83% ~ 87%。食物(高脂肪、高热量早餐)对地氯雷他定的分布无影响。

【适应证】

用于快速缓解季节性和常年过敏性鼻炎的相关症状,如打喷嚏、流涕和鼻痒、鼻黏膜充血;以及过敏性结膜炎;还用于缓解慢性特发性荨麻疹的相关症状。

【用法与剂量】

口服,每次 5 mg,1 次/日。

【不良反应及注意事项】

常见有疲倦、口干、头痛;罕见幻觉,癫痫发作,心动过速,心悸,肝酶升高,胆红素升高等。未见地氯雷他定对驾驶及操作机器的能力造成影响。地氯雷他定可经乳汁排泄,因此不建议哺乳期妇女服用地氯雷他定。

【药物相互作用】

与其他抗交感神经或有中枢神经系统镇静作用的药合用会增强睡眠。

9. 依巴斯汀(ebastine)

依巴斯汀与在体内的活性代谢产物卡巴斯汀为外周选择性组胺 H_1 受体拮抗剂,均不能通过血脑屏障,因此无明显的中枢抑制作用。

【药动学】

口服吸收较完全迅速,1 ~ 2 h 起效,具有广泛的首过效应,不蓄积。口服后 2.6 ~ 5.7 h 卡巴斯汀血浆药物浓度达峰值,可维持 24 h,血浆蛋白结合率为 95%,$t_{1/2}$ 为 13.8 ~ 15.3 h。代谢产物经尿和粪便排出。

【适应证】

用于季节性和常年性过敏性鼻炎、过敏性结膜炎及特发性慢性荨麻疹等。

【用法与剂量】

口服,每次 10 mg,1 次/日,效果不佳可加量至 40 mg。

【不良反应及注意事项】

偶见头痛、头昏、口干、胃不适、肝功能异常、嗜酸性细胞增多;罕见心动过速、皮疹、浮肿等。驾驶飞机、车辆、船只,操作机械或高空作业者慎用。有肝功能障碍者慎用。

【药物相互作用】

与酮康唑或红霉素合用能使卡巴斯汀的血浆浓度上升 2 倍,引起 Q - T 间期延长 18 ~ 19 ms(4.7% ~ 5%)。

10. 奥洛他定(olopatadine)

奥洛他定是第二代组胺 H_1 受体阻断剂,具有抑制组胺释放及选择性拮抗 H_1 受体的双重作用,且无中枢神经抑制作用和心脏毒副作用。常用剂型有片剂、胶囊剂、滴眼剂等。对于轻至中度症状的过敏性鼻结膜炎的局部药物治疗,目前仅批准飞行人员使用奥洛他鼻喷雾,飞行等级Ⅰ级者不需提交特许申请。飞行等级Ⅱ/Ⅲ者需要参考特许指南。

【药动学】

口服吸收迅速,服药后 1 h 达血药浓度峰值, $t_{1/2}$ 约 7~8 h。与血浆蛋白的结合率约为55%。主要经肾脏排泄,给药后 48 h 可见尿中原型排出。

【适应证】

用于过敏性鼻炎、荨麻疹、瘙痒性皮肤病(湿疹、皮炎、皮肤瘙痒症、寻常型银屑病、渗出性多性红斑)。

【用法与剂量】

口服,每次 5 mg,2 次/日,早晨和晚上睡前各服 1 次。

【不良反应及注意事项】

主要为嗜睡、有倦怠感、丙氨酸氨基转移酶升高、天门冬氨酸氨基转移酶升高、口渴等。偶见血尿、尿蛋白、血清胆固醇增加等。用药期间不宜驾驶飞机、车辆,操作机械或高空作业。

【药物相互作用】

奥洛他定鼻喷剂不可与酒精或其他神经系统抑制药合用。

11. 咪唑斯汀(mizolastine)

咪唑斯汀是一种强效、高选择性的组胺 H_1 受体拮抗剂,具有独特的抗组胺和抑制过敏反应炎症介质释放的双重作用。

【药动学】

口服吸收迅速,口服 1.5 h 后血药浓度达峰值,生物利用度约为65%, $t_{1/2}$ 为13 h,血浆蛋白结合率约为98.4%。主要在肝脏经葡萄糖醛酸化和硫酸化代谢,也通过 CYP4503A4 酶形成无药理活性的羟基化代谢产物。

【适应证】

用于慢性特发性荨麻疹、常年性和季节性过敏性鼻炎等。

【用法与剂量】

口服,每次 10 mg,1 次/日。

【不良反应及注意事项】

常见腹泻、腹痛、口干、头痛、头晕、恶心、困意和乏力、食欲增加并伴有体重增加。偶见低血压、心动过速、心悸、焦虑、抑郁、肝酶升高、关节痛、肌痛。极个别病例会出现迷走神经异常(可能引起晕厥)、白细胞计数降低。

【药物相互作用】

与 CYP3A4 的强效抑制剂或底物(如西咪替丁、环孢菌素、硝苯地平等)合用,应谨慎。避免与全身给药的咪唑类抗真菌药(如酮康唑)或大环内酯类抗生素(如红霉素、醋竹桃霉素、克拉霉素或交沙霉素)合用。

12. **特非那定**(terfenadine)

特非那定具有特异的外周 H_1 受体拮抗作用,以及抗 5 - 羟色胺、抗乙酰胆碱和抗肾上腺素的作用。因特非那定及其代谢产物不能通过血脑屏障,所以不会产生中枢系统的镇静作用。飞行和神经心理测试数据表明特非那定对整体飞行性能没有可检测到的影响。

【药动学】

口服吸收迅速而完全,约 30 min 至 1 h 起效,2 ~ 3 h 血浆药物浓度达峰值,$t_{1/2}$ 为 16 ~ 23 h,血浆蛋白结合率为 97%。约 99% 的药物生成羧酸代谢产物和无活性的去羟基产物。羧酸代谢产物具有抗组胺活性,随尿和粪便排出。

【适应证】

用于治疗季节性过敏性鼻炎,常年性过敏性鼻炎、荨麻疹、花粉症(枯草热)等。

【用法与剂量】

口服,每次 60 mg,2 次/日。

【不良反应及注意事项】

偶见头痛、恶心、呕吐、咽干、皮疹等。有明显肝功能损害者禁用。驾驶员、高空作业者及机器操作者慎用。有心血管疾病和电解质异常(如低钙、低钾、低镁)及甲状腺功能低下者慎用。

【药物相互作用】

禁忌与某些唑类抗真菌药(如酮康唑、伊曲康唑等)和某些大环内脂类抗生素(如红霉素、克拉霉素、竹桃霉素等)合用。避免同抗心律失常药物(如奎尼丁)、钙离子拮抗剂(如普尼拉明)、镇静催眠药(如水合氯醛)等合用。

13. **氢化可的松**(hydrocortisone)

氢化可的松属于短效糖皮质激素,具有抗炎、抗病毒、抗过敏、抗休克等作用,同时具有保钠排钾的作用。

【药动学】

软膏剂可经皮肤吸收,尤其在皮肤破损处吸收更快。本品在肝脏代谢,大多

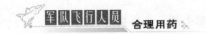

数代谢产物与葡萄糖醛酸结合成水溶性化合物,极少量以原型随尿排泄。

【适应证】

外用于过敏性、非感染性皮肤病和一些增生性皮肤疾患,如皮炎、湿疹、神经性皮炎、脂溢性皮炎及瘙痒症。

【用法与剂量】

软膏外用,2~4 次/日,涂于患处,并轻揉片刻。

【不良反应及注意事项】

长期外用本品可引起局部皮肤萎缩,毛细血管扩张、色素沉着、毛囊炎、口周皮炎以及继发感染。偶见过敏反应。外用膏剂时应注意不得用于皮肤破溃处;避免接触眼、鼻、口和其他黏膜处;不宜大面积、长期使用。

【药物相互作用】

与蛋白质同化激素合用,可增加水肿的发生率,使痤疮加重。与维生素 A 合用可消除本类药物所致创面愈合延迟的现象,但也影响本类药物的抗炎作用。

14. 泼尼松(zopiclone)

泼尼松又名强的松,属于中效糖皮质激素类药,具有抗炎及抗过敏作用,能抑制结缔组织的增生,降低毛细血管壁和细胞膜的通透性,减少炎性渗出,并能抑制组胺及其他毒性物质的形成与释放。

【药动学】

口服后吸收迅速而完全,在肝内转化为泼尼松龙而发挥生物效应,$t_{1/2}$ 约为 2.9~3.5 h,其血浆蛋白结合率为70%,少量随尿排出。

【适应证】

主要用于各种过敏性与自身免疫性炎症性疾病、剥脱性皮炎、天疱疮、神经性皮炎、荨麻疹、湿疹等。

【用法与剂量】

口服,每次 5~15 mg,3~4 次/日,需用时可用到 60 mg,疗程可达 3~4 个月。醋酸泼尼松乳膏:局部外用。取适量涂于患处,2~3 次/日。

【不良反应及注意事项】

不良反应与氢化可的松相似,但因其盐皮质激素活性小,电解质紊乱的不良反应较少。一般外科患者尽量不要使用本品,以免影响伤口愈合。

【药物相互作用】

与制酸剂合用,可减少泼尼松的吸收,其余同氢化可的松。

15. 曲安西龙(triamcinolone)

曲安西龙又名曲安奈德,属于中效糖皮质激素,水钠潴留作用较轻。

【药动学】

口服吸收迅速,$t_{1/2}$为 2~5 h。注射作用缓慢而持久,一般可维持疗效达 2~3 周以上。

【适应证】

用于系统性红斑狼疮等结缔组织病;特发性血小板减少性紫癜等免疫性病;过敏性皮炎、神经性皮炎、湿疹等。

【用法与剂量】

口服,初始量 4 mg,2~4 次/日。维持剂量为每日 4~8 mg。肌内注射:每 1~4周 1 次,每次 40~80 mg。

【不良反应及注意事项】

不良反应同氢化可的松,结核病、溃疡病、糖尿病患者在使用本品时一定要严密观察病情,注意有无结核扩散,溃疡出血、穿孔,血糖升高等。

【药物相互作用】

同氢化可的松。

16. 糠酸莫米松(mometasone furoate)

糠酸莫米松是不含氟的新型糖皮质激素衍生物,能在局部皮肤保留高度活性而极少被全身吸收,故全身不良反应大为减少。且因其良好的亲脂性及抗炎活性,可强化局部疗效,降低不良反应的风险。

【药动学】

静脉给药后,$t_{1/2}$为 5.8 h,吸收的药物大部分作为代谢产物通过胆汁排泄,少数通过尿液排泄。

【适应证】

主要用于使用皮质激素有效的皮肤病,如湿疹、神经性皮炎等,以解除炎症和瘙痒等症状。

【用法与剂量】

糠酸莫米松软膏局部外用,涂于患处,1 次/日。

【不良反应及注意事项】

可见刺激反应、皮肤萎缩、多毛症、口周围皮炎、皮肤浸润、继发感染、皮肤条纹状色素沉着等。皮肤破损者、对本品和其他皮质激素成分过敏者禁用。

【药物相互作用】

发挥局部抗炎作用的剂量未发现药物间的相互作用。

二、抗白三烯受体药物

白三烯(Leukotriens,LTs)是花生四烯酸经 5 - 脂氧酶代谢途径生成的一组具有广泛生物活性的脂类介质,可使支气管平滑肌强烈收缩及毛细血管和微静脉通透性增加,造成局部水肿。白三烯受体拮抗剂通过竞争性阻断半胱氨酰白三烯的生物学作用,进而发挥治疗效应。

孟鲁司特钠(montelukast sodium)

可与白三烯受体高选择性地结合,具有抗炎、抗过敏和抗渗出的作用。根据美国官方批准的空军飞行人员用药清单,孟鲁司特在治疗过敏性鼻炎、荨麻疹、哮喘时,使用药物不需要提出特许申请。但是当症状缓解时,需要提交特许申请说明相关的身体情况。

【药动学】

口服吸收迅速而完全,生物利用度为 64%,血浆蛋白结合率达 99% 以上,几乎被完全代谢,CYP4503A4 和 2C9 与孟鲁司特钠的代谢有关。

【适应证】

与抗组胺药物(如盐酸左西替利嗪、依巴斯汀、地氯雷他定)联合应用治疗慢性荨麻疹、特应性皮炎、湿疹。

【用法与剂量】

口服,每次 10 mg,1 次/日。

【不良反应及注意事项】

不良反应轻微,通常不需要终止治疗。有上呼吸道感染、出血倾向增加、超敏反应、焦虑、抑郁、眩晕、嗜睡、心悸、关节痛、水肿、发热等报道。驾驶员、高空作业者及机器操作者慎用。

【药物相互作用】

与苯巴比妥合用时,孟鲁司特的药时曲线下面积减少大约 40%,但不推荐调整本品的使用剂量。避免与藤黄果合用,藤黄果中的某些成分可能和孟鲁司特钠之间存在肝毒性的协同作用。

三、稳定肥大细胞膜药物

肥大细胞膜稳定剂可稳定肥大细胞膜,抑制其裂解、脱粒,阻止肥大细胞释放过敏物质,达到预防哮喘及其他过敏性疾病的作用。

1. **酮替芬**(ketotifen)

酮替芬具有苯并环庚噻吩结构,组胺 H_1 受体拮抗作用和抑制变态反应介质释放的作用强,有一定的中枢抑制作用。

【药动学】

口服吸收迅速完全,$t_{1/2}$ 为 $0.5 \sim 1$ h,$3 \sim 4$ h 达血浆浓度峰值,与血浆蛋白结合率为 75%,由尿液、粪便及汗液排泄出体外。

【适应证】

用于治疗急性或慢性荨麻疹、异位性皮炎、药物变态反应、瘙痒症、皮肤划痕症等。

【用法与剂量】

口服,每次 1 mg,2 次／日,早晚服。

【不良反应及注意事项】

常见有嗜睡、倦怠、口干、恶心等胃肠道反应,偶见头痛、头晕、迟钝以及体重增加。服药期间不得驾驶机、车、船,从事高空作业、机械作业及操作精密仪器。

【药物相互作用】

与多种中枢神经抑制药(如镇静药、催眠药)或酒精、抗组胺药合用时,可以增强本品的镇静作用;与安眠药合用时,后者应适当减量;不得与口服降血糖药并用,可导致可逆性血小板减少。

2. **色甘酸钠**(sodium cromoglycate)

色甘酸钠可稳定肥大细胞的细胞膜,抑制其裂解、脱粒,阻止肥大细胞释放组胺、5 - 羟色胺、慢反应物质等过敏物质。根据美国官方批准的空军飞行人员用药清单,色甘酸钠通过鼻腔吸入治疗轻度过敏性、非过敏性和血管舒缩性鼻炎时,不需要提出特许申请。停飞时长取决于症状完全好转的时间。

【药动学】

口服难吸收,主要采用吸入给药,吸入后 15 min 达血药峰浓度,$t_{1/2}$ 约为 80 min。生物利用度为 10%,血浆蛋白结合率为 60% ~ 75%。单次吸入后药效可维持 6 h。其在体内不被代谢,均以原型由胆汁和肾脏排泄。

【适应证】

用于慢性过敏性湿疹及某些皮肤瘙痒症等。

【用法与剂量】

软膏外用(用于过敏性湿疹、瘙痒症等):涂抹于患处,2 次/日。

【不良反应及注意事项】

少数患者因吸入的干粉刺激,出现口干、咽喉干痒、呛咳、胸部紧迫感,甚至诱发哮喘。

【药物相互作用】

与异丙肾上腺素合用,较单用时有效率显著提高。

3. **曲尼司特**(tranilast)

曲尼司特能稳定肥大细胞和嗜碱性粒细胞的细胞膜,阻止其脱颗粒,抑制组胺、5 - 羟色胺等过敏物质的释放,对 IgE 抗体引起的皮肤变态反应和哮喘有显著的抑制作用。

【药动学】

口服吸收迅速,给药后 2~3 h 血药浓度达峰值,体内代谢产物主要是曲尼司特的 4 位脱甲基与硫酸及葡萄糖醛酸的结合物。$t_{1/2}$ 约为 8.6 h,主要从尿中排出。

【适应证】

可用于治疗特应性皮炎、荨麻疹、瘢痕疙瘩、增生性瘢痕等。

【用法与剂量】

口服,每次 100 mg,3 次/日。

【不良反应及注意事项】

可有红细胞数和血色素量下降,偶可出现血尿素氮、肌酐的增高等。偶见膀胱刺激症状、黄疸、肝功能障碍或发生肝炎,需注意观察,可采取减量、停药并适当处理等措施。

【药物相互作用】

与抗凝血药物华法林合用时,可增强其作用,故合用时应注意观察凝血功能的变化。

第三节 痤 疮

痤疮是一种多因素的疾病,其发病主要与性激素水平、皮脂腺大量分泌、痤疮丙酸杆菌增殖,毛囊皮脂腺导管的角化异常及炎症等因素相关。维 A 酸类药物是痤疮的常用治疗药物,该类药物与天然维生素 A 结构类似,可调节胚胎发育、免疫和炎症过程、上皮细胞和其他细胞的生长分化。根据分子结构的不同,维 A 酸类药物可分为三代:第一代是维 A 酸的天然代谢产物,主要包括全反式维 A 酸、异维 A 酸和维胺酯。第二代为单芳香族维 A 酸,主要包括阿维 A 酸、阿维 A 酯及阿维 A 酸乙酰胺的芳香族衍生物。第三代为多芳香族维 A 酸。外用制剂的代表药物为阿达帕林和他扎罗汀。

1. 异维 A 酸(isotretinoin)

异维 A 酸是第一代维 A 酸类药物,可以抑制皮脂腺活性,减少皮脂分泌,减轻上皮细胞角化及毛囊皮脂腺口的角质栓塞,并抑制痤疮丙酸杆菌数的生长繁殖。近来研究还表明本药可调控与痤疮发病机制有关的炎症免疫介质以及选择性地结合维 A 酸核受体而发挥治疗作用。根据美国官方批准的空军飞行人员用药清单,由于异维 A 酸服用后可发生神经精神系统的不良反应,如焦虑、易怒、抑郁等,因此无法进行特许申请。

【药动学】

口服吸收迅速,生物利用度接近 25%,口服 2~4 h 后达到血药浓度峰值,$t_{1/2}$ 为 10~20 h。血浆蛋白结合率为 99.9% 以上。主要在肝脏或肠壁代谢,代谢产物主要在尿和胆汁中以结合的形式排出。

【适应证】

用于重度痤疮,尤其适用于结节囊肿型痤疮,亦可用于脂溢性皮炎、酒渣鼻、汗腺炎、角化异常性疾病等。

【用法与剂量】

口服,严重痤疮建议起始剂量为 0.5 mg/(kg·d),分两次与食物同时服用,6~8 周为一疗程。脂溢性皮炎建议 0.1 mg/(kg·d),4 周后可抑制皮脂生成的 75%。酒渣鼻常用剂量为 0.4~1.0 mg/(kg·d)。

【不良反应及注意事项】

可引起皮肤和黏膜干燥(结膜炎、唇炎、尿道炎、干皮病等)、皮肤脆性或黏性增加、掌跖脱皮、瘀斑,还可出现继发感染等。可发生血清三酰甘油和(或)胆固醇升高。涂药部位尽量避免照光。避免与维生素 A 及四环素类药物同服。勿外用于皮肤较薄的褶皱部位及黏膜部位。用药期间及停药后三月内不得献血。

【药物相互作用】

与四环素类抗生素合用,可引起良性脑压升高。与维生素 A 同时使用,可产

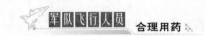

生与维生素 A 超剂量时相似的症状。与卡马西平同时应用,可导致卡马西平的血药浓度下降。与华法林同时使用,可增强华法林的治疗效果。和氨甲蝶呤合用,可因氨甲蝶呤的血药浓度增加而增加对肝脏的损害。

2. 维胺酯(viaminate)

维胺酯是 20 世纪 80 年代由我国科学家自行研发的第一代维 A 酸类药物,其化学结构式与全反式维 A 酸类似,但亲脂性明显增加。具有调控上皮细胞分化与生长,抑制角化,减少皮脂分泌,抑制角质形成细胞的角化过程,使角化异常恢复正常,抑制痤疮丙酸菌的生长,并有调节免疫及抗炎作用。

【药动学】

口服后大部分经肠道吸收,达峰时间为 2.6 h,$t_{1/2}$ 为 2.4 h,经肝代谢后由尿、便排出。

【适应证】

用于治疗重、中度痤疮,脂溢性皮炎,对鱼鳞病、银屑病、苔藓类皮肤病及某些角化异常性皮肤病也有一定疗效。

【用法与剂量】

口服,按 1 ~ 2 mg/(kg · d)计算,每次 25 ~ 50 mg,3/d。痤疮治疗疗程为 6 周,脂溢性皮炎为 4 周。

【不良反应及注意事项】

副作用与异维 A 酸引起的副作用相似,但相对较轻,停药后可逐渐恢复。

【药物相互作用】

与异维 A 酸类似。

3. 阿达帕林(adapalene)

阿达帕林属于第三代维 A 酸类药物,具有抗增生作用和抗炎作用。相比于其他维 A 酸类药物,阿达帕林有更好的耐受性和更低的毒副作用。根据美国官方批准的空军飞行人员用药清单,阿达帕林在局部外用治疗寻常痤疮时,不需要进行停飞,除非身体状况或药物对生命支持设备或飞行任务造成了影响。

【药动学】

透皮吸收率很低,在体内主要是通过氧 – 脱甲基、羟基化和结合反应而代谢,主要通过胆汁排泄。

【适应证】

用于粉刺、丘疹和脓疱为主要表现的寻常型痤疮的皮肤治疗,亦可用于治疗面部、胸和背部的痤疮。

【用法与剂量】

外用,睡前清洁患处待干燥后使用,1 次/日。

【不良反应及注意事项】

治疗早期常见轻、中度红斑、干燥、鳞屑、瘙痒、灼伤或刺痛,少见晒伤、皮肤刺激,极少见痤疮红肿、皮炎和接触性皮炎、眼浮肿、结膜炎等。用药期间应避免过量日晒和紫外线照射,避免接触眼、唇、口腔、鼻黏膜、内眦和黏膜组织。避免用于皮肤损伤处(割伤、摩擦伤等)或患有湿疹的皮肤。如出现过敏或严重刺激反应,应停止用药。

【药物相互作用】

避免与其他有相似作用机制的维生素 A 酸类药物合用。

第四节　银屑病

银屑病是一种常见的具有特征性皮损的慢性易于复发的炎症性皮肤病,以青壮年为主,对患者的身体健康和精神状况影响较大。白色鳞屑、发亮薄膜和点状出血是诊断银屑病的重要特征,称为三联征。根据临床特征分为寻常型银屑病以及关节型银屑病,以及比较少见的脓疱型银屑病和红皮型银屑病。银屑病为轻度皮肤损害时(不足体表面积 3%),一般单独使用外用药物,如糖皮质激素软膏或维 A 酸制剂,当病情严重时需要结合物理治疗或口服药物。

1. 阿维 A 酸(acitretin)

阿维 A 酸属于第二代单芳香族维 A 酸,具有调节表皮细胞及其他细胞分化和增殖等作用,不良反应较阿维 A 酯轻,容易耐受。

【药动学】

口服后约 2 ~ 5 h 血药浓度达到高峰,血浆蛋白的结合率在 98% 以上。因其为高度脂溶性物质,与食物同服,吸收效果更佳。生物利用度约为 60%。$t_{1/2}$约为 50 h,其主要代谢产物 13 - 顺阿维 A 酸的 $t_{1/2}$约为 60 h。

【适应证】

用于严重的银屑病,包括红皮病型银屑病、脓疱型银屑病;也用于其他角化性皮肤病。

【用法与剂量】

口服:对脓疱型银屑病患者所用初始量偏大,0.5 ~ 0.6 mg/(kg·d),逐渐减量至维持量。对红皮病型银屑病患者从小剂量开始,$0.3 \sim 0.5$ mg/(kg·d),当患者对阿维 A 酸的耐受能力增强时,加量至 $0.5 \sim 0.6$ mg/(kg·d),或用较长的时间控制病情后,逐渐减量至维持量。对于角质化疾患通常需要持续治疗,维持剂量为 10 mg/d,每天不超过 50 mg。

【不良反应及注意事项】

可引起皮肤和黏膜干燥(结膜炎、唇炎、尿道炎、干皮病等)、皮肤脆性或黏性增加、掌跖脱皮、瘀斑,还可出现继发感染等。可发生血清三酰甘油和(或)胆固醇升高。妊娠期妇女、哺乳期妇女、肝肾功能不全、高脂血症患者禁用。

【药物相互作用】

与异维 A 酸类似。

2. 他扎罗汀(tazarotene)

他扎罗汀属于第三代维 A 酸类药物。其具有高度的受体选择性,通过调节细胞分化、抗增殖、抗炎症等作用对抗银屑病。根据美国官方批准的空军飞行人员用药清单,他扎罗汀(0.1% 凝胶)在局部外用治疗寻常痤疮时,不需要进行停飞,除非身体状况或药物对生命支持设备或飞行任务造成了影响。

【药动学】

透皮吸收率很低,药物及其代谢产物低于 1% 被吸入血液,大部分药物存留在皮肤产生作用。与血浆蛋白的结合率大于 99%,$t_{1/2}$ 约为 $17 \sim 18$ h。排泄迅速,用药后 $2 \sim 3$ d 尿检阴性,粪便清除高峰为 $2 \sim 5$ d,7 天药物已全部清除体外。

【适应证】

用于治疗寻常性斑块型银屑病、寻常痤疮、角化异常性疾病、日光性损伤等。

【用法与剂量】

外用:每晚临睡前 30 分钟将适量本品涂于患处。

【不良反应及注意事项】

主要为瘙痒、红斑和灼热,少数患者有皮肤刺痛、干燥和水肿,有时出现皮炎、湿疹和银屑病恶化。孕妇、哺乳期妇女及近期有生育意愿的妇女禁用。不宜用于急性湿疹类皮肤病。避免与眼睛、口腔、黏膜及正常皮肤接触。用药期间应避免过量日晒和紫外线照射。

【药物相互作用】

避免与具有光敏性的药物(例如四环素、氟喹诺酮、吩噻嗪、磺胺)合用,因为该类药物可增加光敏性。

第五节　皮肤疾病治疗药物航空医学关注

一、皮炎

皮炎(dermatitis)并非独立疾病,而是由感染或非感染性因素导致的皮肤炎症性疾患的泛称,其病因和临床表现复杂多样,且反复发作,临床治疗较为困难。皮炎可以呈急性或慢性病程,病史和体格检查往往是作出这些诊断的必要条件。国际疾病分类对皮炎的分类包括接触性皮炎、特应性皮炎、神经性皮炎等20多种疾病。美国AIMWITS在2014年7月的调查显示,共有297名成员的AMS包含了湿疹性皮炎或脂溢性皮炎的诊断。共有59人取消资格。其中67例FCⅠ/ⅠA(19例不合格),114例FCⅡ(9例不合格),101例FCⅢ(29例不合格),13例ATC/GBC(2例不合格),2例MOD(0例不合格)。湿疹患者取消进入美国空军的资格,因此这些患者也没有资格在任何职业领域接受初步培训,包括FCⅠ/ⅠA、Ⅱ、Ⅲ、ATC/GBC和MOD。以下情况可以特许飞行:①无临床症状且再发的可能性较小;②病情已得到控制且局部治疗的区域不影响飞行。

皮炎需要系统治疗,包括皮肤清洁、补水、消除加重因素和可能的药物治疗。对于接触性皮炎和特应性皮炎等来说,一线治疗是局部皮质类固醇治疗。对于重症病例而言,可能需要全身皮质类固醇治疗。根据美国官方批准的空军飞行人员用药清单,类固醇局部使用治疗皮疹等皮肤病(急性使用,少于4周)时,不需要提出特许申请,待特异反应的可能性被排除以及身体状况不影响飞行时,停飞可终止;治疗慢性皮肤病时,对Ⅰ、Ⅱ或Ⅲ级飞行员均需要在特异反应的可能性被排除且症状控制后提出特许申请。类固醇口腔吸入用于哮喘的治疗时,对Ⅰ、Ⅱ或Ⅲ级飞行员均需要提出特许申请。

抗组胺药已用于治疗瘙痒,但支持这样使用的临床案例还不足。其他免疫调节药物,如环孢素、硫唑嘌呤、霉酚酸酯和干扰素γ已用于严重的特应性皮炎病例。紫外线(UVB或PUVA)光疗法通常用于严重的特应性皮炎病例,并作为二线或三线治疗。新的局部药物治疗特应性皮炎,如吡美莫司和他克莫司,可作为二线治疗,并可通过抑制钙调磷酸酶而作为皮肤免疫抑制剂使用。吡美莫司被批准用于治疗机组人员、ATC/GBC和SMOD的AD。他克莫司由于其局部治疗时的血浆水平与系统治疗相近,因此未被批准使用。虽然目前有证据表明局部治疗时产生的毒性很大程度上与病人全身临床症状有关,但亚临床的神经毒性尚未得到解决。头皮脂溢性皮炎,每天用抗增殖剂(焦油、硫化硒、锌吡硫酮)等洗发水或抗菌剂(酮康唑、环丙唑)等洗发水治疗。非头皮脂溢性皮炎除了用皮质类固醇,还可用外用抗真菌药物治疗。

关于皮炎的航空医学关注点包括患病飞行人员飞行时注意力不集中的风险,以及由于军事航空环境而导致的病情发展。瘙痒或疼痛会引起明显的不适,由此导致的注意力不集中可能危及飞行安全或影响飞行人员的操作。特应性皮炎与过敏性鼻炎和哮喘有关,因此空勤人员需要彻底评估这些条件,以判定其是否符合执行飞行任务的条件。其并发症可能累及眼睛,目前认为圆锥角膜(角膜表面伸长和突起)更常见于特应性患者。病变部位若长期受到航空设备(头盔、手套、面罩、线束和座椅)挤压或摩擦,会导致病情加重,而影响飞行员的操作。使用全身类固醇皮质激素、高效力局部类固醇激素和抗组胺药物可能会产生副作用,而危及飞行安全。在短期内,PUVA 光疗的副作用包括恶心、头晕、头痛和光敏感。长期副作用包括瘙痒,皮肤损伤,增加患皮肤癌的风险。紫外线治疗可能每周需要几次,在部署状态下无法使用,因而会耽搁过多执行飞行任务的时间。如果无法识别和避免诱发或加重因素,其不断地复发会导致患者一直没办法满足飞行条件。总之,皮炎的严重程度和所使用的治疗方式决定了是否能够特许。

二、痤疮

痤疮是一种滤泡性疾病,主要病变为毛囊皮脂腺单位的堵塞和扩张。痤疮皮损分为炎症性皮损和非炎症性皮损。常用的分类系统将痤疮分为三个级别:轻度、中度和重度。痤疮通常出现在青春期,就诊的平均年龄是 24 岁。青春期的痤疮病人以男性为主,但青春期后主要以女性为主。有报道显示痤疮所产生的社会、心理和情绪的危害程度与癫痫、哮喘、糖尿病和关节炎相当。痤疮主要的航空医学关注主要有以下五个方面:①干扰航空防护装备的穿戴;②由于摩擦、压力和(或)暴露在炎热潮湿的环境中而加剧痤疮;③心理因素;④使用与飞行任务不相容的痤疮药物;⑤由于治疗过程困难或延长而延长停飞时间。面部的损伤可能会影响面罩或呼吸器的密封和头盔的佩戴(下巴带)。当佩戴安全带或降落伞安全带或长时间坐着时,肩部、胸部和背部的损伤可能会导致不适和分心。反复或长时间的摩擦或压迫皮肤会产生或加剧皮疹(机械性痤疮),并伴有明显的炎症。

2016 年 1 月美军的一项调查发现,共有 819 名空军飞行员被诊断为痤疮。有70 个 FC Ⅰ / Ⅰ A 病例,331 例 FC Ⅱ,330 例 FC Ⅲ,67 例(ATC/GBC)和 21 例 MOD。共有 28 例取消资格;其中 8 例是 FC Ⅰ / Ⅰ A,3 例是 FC Ⅱ,16 例是 FC Ⅲ,1 例是

ATC/GBC,但其不合格的病例均不是由痤疮引起的。医疗标准目录(MSD)指出,严重的痤疮是指治疗无效,且影响飞行任务、穿着制服或使用军事装备的痤疮,对于患有严重痤疮的飞行员,需要对其病情进行评估,再决定是否停飞。而对于轻度至中度痤疮来说,如果它满足以下条件也应考虑停飞:①慢性病程;②经常需要专业医疗护理;③影响飞行任务的完成,包括因病情不得不反复终止飞行任务的情况。在航医确认使用药物没有不良影响,且疾病本身不干扰航空设备使用或任务完成的情况下,使用这些经过批准的局部药物治疗不需要停飞。系统药物治疗如口服红霉素、四环素和甲氧苄啶-磺胺甲恶唑需要特许。在痤疮不影响生命支持设备的使用的情况下,多西环素治疗不需要特许。异维甲酸用于严重结节性痤疮,但可引起夜间视力突然下降,并可导致角膜混浊、炎症性肠病,血脂升高,肝毒性,肌肉骨骼症状,瘙痒,鼻出血,以及皮肤、鼻子和口腔干燥。因此,当使用异维甲酸治疗时,临床证据表明飞行员不符合飞行条件时,可延长停飞时间(通常为20周)。在罕见的情况下,严重的结节性痤疮或瘢痕可能需要明确对其进行特许考虑,以避免飞行员在使用头盔或面具过程中造成病情恶化。

三、银屑病

银屑病是一种过度增殖和免疫调节障碍的疾病,治疗药物包括局部使用类固醇激素、焦油、维生素 D_3、他扎罗汀、钙调磷酸酶抑制剂(匹美克莫司和他克里木)、光疗,以及全身药物治疗,如氨甲蝶呤、西他汀,或最新的生物免疫反应调节剂,如依那西普和英利昔单抗,用于中度至重度银屑病。新免疫抑制剂,如乌斯他库单抗也可以考虑使用,但未被批准用于机组人员。治疗的目的是减少皮肤受累面积,减少红斑、鳞屑和斑块厚度,提高生活质量,避免不良反应的发生。

银屑病可妨碍航空防护设备的佩戴;瘙痒或疼痛导致分心;因为职业缘故导致皮肤反复损伤而诱发或加重疾病;使用的治疗药物不符合飞行要求;在部署的环境中无法进行治疗(紫外线治疗);因疾病而耽搁飞行任务的次数;以及心理因素。虽然银屑病通常不会发生于面部,也不会影响面罩的佩戴,但头皮可能会受累,这也可能干扰头盔的使用。手掌和足底的受累可能会妨碍飞行员对飞机的操控。对瘙痒或疼痛的不适可能造成严重的后果,由此引起飞行员的分心可能会危及飞行安全。反复摩擦或长期受压,包括戴头盔或长期坐在驾驶舱可能会诱发或加重疾病。

AIMWITS 在 2014 年 6 月的调查显示,共有 330 名成员被 AMS 诊断为银屑病或银屑病关节炎。其中 54 人被取消资格。其中:12 例 FC Ⅰ/ⅠA(6 例不合格),143 例 FC Ⅱ(7 例不合格),166 例 FC Ⅲ(39 例不合格),7 例 ATC/GBC(1 例不合格),2 例 MOD(1 例不合格)。在 FC Ⅲ 类中,15 例 DQ 被初步认定,有两例因使用 TNF - α 抑制剂而被取消了资格(1 例 FC Ⅱ 和 1 例 FC Ⅲ),其余的 DQ 病例是由于其他医学方面的原因而被取消资格。

美国空军规定,对于 ATC、GBC 和 MOD 的银屑病患者而言,以下 2 种情况没有特许资格:①在治疗后病情依旧未控制;②仅在使用全身药物治疗或 UV 光疗情况下才能控制病情。个人防护装备的使用也将是阻碍飞行员获得飞行资格的一个重要因素。虽然没有讨论银屑病关节炎会让空勤人员失去航空服务的资格,但任何类型的关节炎一旦可能妨碍空勤人员圆满完成飞行任务,空勤人员就会因此取消所有飞行课程以及 ATC、GBC 和 MOD 的资格。另外,如果银屑病病变范围广泛且没有得到有效控制,或是仅靠强效细胞毒性/系统性药物(氨甲蝶呤、环孢素、口服维甲酸、PUVA 和免疫调节药物,包括 TNF - α 抑制剂)治疗才能控制病情的话,就需要医学评估委员会(MEB)进行评估。

银屑病关节炎的治疗中,磺胺嘧啶、依那西普、阿达利莫单抗和英利昔单抗是可以申请特许的药物。在一项研究中,依那西普对 59% 和 37% 的患者分别有 20% 和 50% 的改善。尽管依那西普使用方式为每周二次,一次 25 mg,但每周一次 50 mg 的剂量与上一种疗法的疗效相同,且简化了治疗方案,特别是自动注射剂型。阿达利莫单抗对治疗银屑病关节炎也有一定的疗效,并得到了 FDA 批准。经典的用量是每隔一周皮下注射 40 mg。该药物的处理类似于依那西普,需冷藏保存。

虽然大多数局部治疗很少出现副作用,但有时也可能会引起刺激性的皮肤反应。局部使用钙调磷酸酶抑制剂他克莫司和吡美莫司,因其亚临床神经毒性,而未被批准用于空军飞行员。全身治疗可能引起一系列副作用,有些会使飞行员不符合飞行条件。此外,重症银屑病也没有资格特许。磺胺嘧啶的副作用包括剂量相关的不良反应,以及更严重的超敏反应。氨甲蝶呤,因其严重的副作用会累及多个器官(如肺、中枢神经系统等),使用后无特许资格。抗肿瘤坏死因子与免疫抑制有关的副作用一直是最令人关注的问题,它增加了发生脱髓鞘疾病的风险。抗肿瘤坏死因子(TNF)治疗的患者出现感染的风险更大,更容易导致细菌感染和肉芽肿性感染。抗 TNF 治疗不应在感染的情况下使用,在抗 TNF 治疗开始之前,需要使用中等强度 PPD 进行测试;若结核菌素反应为 10 mm 或以上的阳性反应,此时应开始预防性抗结核治疗。最好是在开始使用 TNF 抑制剂之前进行预防。

四、荨麻疹、血管性水肿和过敏反应

荨麻疹、血管性水肿和过敏反应是航空医学比较关注的疾病。首先,过敏反应可能会突然导致能力的丧失,因为它可能在短时间内因气道受损和/或心血管衰竭而危及生命。同样,血管性水肿和荨麻疹也有导致失能的危险。荨麻疹引起的瘙痒可能会分散飞行员的注意力,并可能破坏飞行任务,特别是在飞行的关键阶段。此外,尽管新一代抗组胺药的镇静作用要低得多,但大多数用于治疗该病的药物都具有镇静作用。血管性水肿可能有气道受损的风险,面部肿胀可能会严重影响生命支持设备(如飞行员面罩)或眼镜的佩戴。所有这些情况使飞行员在航空环境的压力下难以保持稳定飞行。此外,上述疾病存在进展和复发的可能。荨麻疹和/或血管性水肿的大多数病例都是突发的,其复发很难被预测,这种不确定性使这些飞行员的部署变得困难。此外,这些疾病的发作频率和严重程度可能要求飞行人员经常缺勤或放弃飞行任务。

2016 年 9 月,在 AIMWTS 调查中显示,共有 255 例符合慢性荨麻疹的诊断标准。其中 14 例为 FC Ⅰ/ⅠA(0 例不合格),118 例为 FC Ⅱ(9 例不合格),93 例为 FC Ⅲ(18 例不合格),17 例为 ATC/GBC(4 例不合格),5 例为 MOD(1 例不合格),3 例为 RPA 传感器操作员(1 例不合格),5 例代表各种 AFSCs(2 例不合格),因此 255 例中共有 35 例被取消资格。血管性水肿有 39 例。其中,3 例为 FC Ⅰ/ⅠA(2 例不合格),15 例为 FC Ⅱ(0 例不合格),13 例为 FC Ⅲ(1 例不合格),6 例为 ATC/GBC(1 例不合格),1 例为 RPA 传感器操作员(0 例不合格),1 例为 9C/物理疗法(0 例不合格),有 0 例 MOD,因此 39 例中共有 4 例被取消资格。过敏反应 114 例。其中 5 例为 FC Ⅰ/ⅠA(3 例不合格),41 例为 FC Ⅱ(6 例不合格),50 例为 FC Ⅲ(8 例不合格),13 例为 ATC/GBC(1 例不合格),4 例为 MOD(3 例不合格),1 例为 Comm(0 例不合格),因此 114 例中共有 21 例被取消资格。每个类别相互之间有很多重叠。其中绝大多数都是因为荨麻疹、血管性水肿或过敏反应导致不合格。

患有慢性荨麻疹、血管性水肿和过敏反应疾病的空勤人员将会被取消参与美国空军所有飞行课程的资格。严重荨麻疹不符合特许条件。尽管未提到血管性水肿会让空勤人员失去特许资格,但在过敏性的疾病中,血管性水肿是荨麻疹的一种严重表现,因此它也会取消特许资格。过敏反应也不具备特许资格。鉴于以上原因,ATC/GBC 和 MOD 患者需要通过 MEB/I - RILO 的评估,并得到特许资

格,才能继续执行飞行任务。在初发的荨麻疹和血管性水肿患者中,若致病原因明确,患者应当接受正规的治疗,并且停飞到疾病痊愈为止。如果疾病复发且发展为慢性病程(病程大于6周),则需要采取更加有效的治疗方法,并且在重新开始飞行任务之前,必须得到特许资格。过敏反应没有急、慢性之分,因此只要被诊断为过敏反应的飞行员都需要停飞,且在考虑特许资格之前,需进行彻底的评估。如果荨麻疹和血管性水肿一年以上没有再发,并且所有的慢性治疗都是使用已批准的药物,可认为本次疾病已治愈。如果使用免疫治疗,其药物必须具有很好的耐受性,且飞行员在稳定的剂量下治疗。若致病原因明确,且能够治疗或者能够避免触发的情况下,这种过敏反应是可以考虑特许的。若治疗药物不符合特许条件,那么飞行员需要得到上级的批准后,再提交特许申请。

根据美国官方批准的空军飞行人员用药清单,氯雷他定治疗过敏性疾病时,不需要提出特许申请。在治疗开始时进行的至少72 h地面试验以及有效控制鼻炎症状是必要的。每日最大剂量不得超过10 mg。有研究为了明确氯雷他定对飞行表现和警觉性的影响,设计了一个随机双盲实验。受试者包括18名男性,使用氯雷他定10 mg,盐酸曲瑞林5 mg和安慰剂。在低压条件下的完整驾驶舱内,针对空勤人员的具体任务而进行的客观(警戒性、复杂任务)和主观测试,研究结果显示氯雷他定和安慰剂在服药后1~6 h内在警觉性和飞行表现方面没有显著差异,这一结果对从事其他高技能工作的人员的过敏性疾病的治疗有指导意义。

对大多数慢性荨麻疹和血管性水肿的治疗,首先应去除已知会加剧病情的药物或活动。大多数有症状的患者的治疗首选抗组胺药。第一代抗组胺药是有效的,但其镇静副作用可能对许多活动有影响,因此通常推荐使用第二代药物,如氯雷他定和非索非那定,因为其常见的给药方案不会产生镇静副作用。这些药物的给药剂量通常为1次/日,但是在特定情况下2次/日给药也安全有效。半数荨麻疹将在3到12个月内消散,而40%会在1~5年内消散。如果过敏反应不能消退,应使用肾上腺素。过敏反应需要紧急治疗,早期肾上腺素的应用可以防止病情进展到危及生命的情况。

(李　强　池佼妮　王　涛　刘楠楠)

参考文献

［1］郭丽英,陈静.飞行人员常见皮肤科疾病的护理进展.解放军护理杂志,2011,28(5):43－45

［2］Selvaag E. Skin disease in military personnel. Mil Med. 2000,165(3):193－194

［3］Matz H, Orion E, Matz E, Wolf R. Skin diseases inwar. Clin Dermatol. 2002,20(4):435－438

［4］Vidmar DA, Harford RR, Beasley WJ,*et al*. The epidemiology of dermatologic and venereologic disease in a deployed operational setting. Mil Med. 1996,161(7):382－386

［5］王广云,孔德文,王佳,等.中美军事飞行人员疾病谱主要疾病荟萃分.空军医学杂志,2018, 34(04):228－233

［6］Gee MR. Dermatologic disease：twenty－two year experience at the USAF Aeromedical Consultation Service and review of other military and civilianexperiences. Aviat Space Environ Med. 2000, 71(3):230－237

［7］赵广,李菲,那爱华,等.军队飞行员皮肤病患病情况调查.解放军医学杂志,2009,34(11): 1376－1378

［8］杨志刚,李祥,陈建夏,等.空军某部飞行人员心身性皮肤病发病情况及影响因素调查分析. 解放军预防医学杂志,2017,35(09):1075－1077

［9］Bae JM, Ha B, Lee H,*et al*. Prevalence of common skin diseases and their associated factors among military personnel in Korea：a cross－sectional study. J Korean Med Sci. 2012,27(10): 1248－1254

［10］张力军,郑学文,单庆顺.军事飞行人员皮肤病发病特点及防治方向.中华航空航天医学杂 志,2017,28(4):306－310

［11］王侠生. 皮肤科用药及其药理. 上海:复旦大学出版社,2006

［12］张学军,郑捷,陆洪光等. 皮肤性病学. 北京:人民卫生出版社,2018

［13］Department of the Air Force. Air Force waiver guide. Washington：USAF School of Aerospace Medicine. 2017

［14］United States Air Force. Official Air Force approved aircrew medications. Washington：Department of the Air Force, 2011

［15］余辉,申国庆,龚春燕.盐酸奥洛他定在皮肤科的应用进展.药学与临床研究,2018,26 (05):368－370

［16］游弋,郝飞.维A酸类药物的分类及药理作用.皮肤病与性病,2018,40(01):25－26

［17］李邻峰.糠酸莫米松乳膏临床应用专家共识.中国中西医结合皮肤性病学杂志,2017,16 (01):88－90

［18］徐婧,张卓莉.环磷酰胺治疗自身免疫疾病中的不良反应及防治.中华临床医师杂志(电

子版),2012,6(15):4397 - 4399

[19]于瑞星,薛珂,崔勇.痤疮瘢痕流行病学、发病机制及治疗学研究进展.中日友好医院学报,2019,33(1):29 - 31

[20]Deflorin Carlina,Hohenauer Erich,Stoop Rahel,et al. Physical Management of Scar Tissue:A Systematic Review and Meta - Analysis. Journal of alternative and complementary medicine (New York, N. Y.),2020

[21]晋亮,李强,朱克顺,等.中美飞行学员医学选拔对照实证研究 - 皮肤疾病.军事医学,2016, 40(3):184 - 186

[22]邹志康,晋亮,厉晓杰.空军飞行学员医学选拔边缘问题航空医学鉴定专家共识(2019版).空军医学杂志,2019,35(04):277 - 282

第八章　眼科疾病合理用药

第一节　概　述

视觉器官是机体的重要感觉器官之一,治疗眼病时应有整体观念,全身系统性疾病或远离眼部的局限性病灶,有可能是造成眼科疾病(眼病)的因素,同样眼病的治疗也有可能影响到全身状况。由于眼部存在血-眼屏障(包括血-房水屏障和血-视网膜屏障)等特殊的组织解剖结构,大多数眼病的有效药物治疗采用局部给药。因此,眼科用药除了严格掌握适应证外,尚应系统了解药物在眼局部作用的药物动力学、药效学以及药物可能对执行飞行任务所需能力的影响,做到合理用药。

一、军事飞行人员眼科疾病概述

据文献报道,眼科疾病在美军飞行人员疾病谱中占首位,其中排前十位的眼病分别是:近视(29.15%)、深度觉/立体视觉减退(27.86%)、色觉减退(16.44%)、青光眼(含高眼压和生理性视杯扩大,5.06%)、视网膜格子样变性(4.33%)、散光(4.13%)、视网膜脱离(2.66%)、圆锥角膜(2.6%)、白内障(1.86%)和远视(1.6%)。我军飞行人员眼科疾病发生率在疾病谱中的排名与美军统计数据有所不同,总排名第七位,且以结膜炎、白内障、青光眼、角膜炎和老视为主。此外,干眼症也是飞行人员较为常见的眼科疾病。因此,本章重点介绍我军飞行人员上述常见眼科疾病治疗药物及其合理应用。

二、眼局部用药的药物动力学

药物要在眼局部作用部位达到有效浓度和发挥治疗作用,与以下因素有关:给药的剂型、药物吸收率、组织中的结合和分布、循环药量、组织之间的转运、生物转化和排泄等。药物由眼球表面进入眼球内组织的主要途径是经角膜转运,首先药物先分布到泪膜,由泪膜转运入角膜,再由角膜转运至眼球内。而角膜上皮细胞层和内皮细胞层的细胞之间均有紧密连接,药物不能经细胞外间隙进入,只能

201

由细胞膜转运。影响药物透过角膜的因素有药物的浓度、溶解度、黏滞性、脂溶性、表面活性等。药物浓度高,溶解度大,进入角膜的药量增加;黏滞性高,与角膜接触时间延长,可增强药物的吸收;由于角膜上皮和内皮细胞均有脂性屏障,泪液和角膜基质为水溶性,因此药物最好均具备脂溶性和水溶性,其中脂溶性对药物通透角膜更为重要;眼药中的表面活性物质能够影响角膜上皮细胞膜屏障作用而增加药物的通透性。此外,眼药的 pH 值和渗透压也很重要,如偏离眼局部生理值太大,可造成眼部刺激和引起反射泪,从而影响药物的吸收。

药物也可从眼表结构中的血管如角膜缘血管和结膜血管吸收通过血循环进入眼球内,或经结膜、筋膜和巩膜直接渗透到眼球内。药物到达眼内后主要通过房水弥散分布到眼前部各组织作用部位,少量可经玻璃体弥散到视网膜表面。有些前体药物在角膜吸收转运过程中经角膜组织内的酶作用后形成有活性的药物成分,可以大大降低药物的全身不良反应和提高药物的生物利用度。有些药物可经房水循环路径进入体循环再分布到眼内各组织结构。药物一般在作用部位代谢后经房水或直接入静脉回流排泄。

三、常用眼药剂型及给药方式

(一)滴眼液

滴眼液是最常用的眼药剂型,通常滴入下方结膜囊内。一般滴眼液每滴约为 $25 \sim 30\ \mu l$,而结膜囊泪液容量最多为 $10\ \mu l$,实际上只有较少的眼药保留在眼结膜囊内。因此,常规治疗每次只需滴一滴眼药即可。正常状况下泪液以每分钟约 16% 的速率更新,据此推测滴眼 4 分钟后只有50% 的药液仍留在泪液中,10 分钟后则只剩17%。为促进药液的眼部吸收又不被溢出眼外,需要嘱咐患者两次滴眼药的最短间隔时间应为 5 分钟。滴药后按压泪囊部以及轻轻闭睑数分钟可以减少药物从泪道的排泄、增加眼部吸收和减少全身不良反应。

(二)眼膏

眼膏可增加眼药与眼表结构的接触时间,通常以黄色的凡士林、白色的羊毛脂和无色的矿物油作为基质。上述物质脂溶性好,可以明显增加脂溶性药物在眼部的吸收。大多数水溶性药物在眼膏中以微晶粒形式存在,只有眼膏表面的药物可融入泪液中,降低了这类药物在泪液中的有效浓度。此外,在眼表病损如角膜上皮缺损时,眼膏还可起润滑和衬垫作用,减缓眼刺激症状,但可造成视物模糊。

(三)眼周注射

眼周注射即围绕眼球周围进行注射药物,包括球结膜下注射、球筋膜下注射(球旁注射)和球后注射等,其共同的特点是避开了角膜上皮对药物吸收的屏障作用,一次用药量较大(常为0.5~1.0 ml),可在眼局部达到较高的药物浓度,尤其适用于低脂溶性药物。球结膜下注射的药物主要是通过扩散到达角膜基质层和角膜缘组织进入眼球内,作用于眼前段病变;球筋膜下注射药物主要经巩膜渗入,适用于虹膜睫状体部位的病变;球后注射可使药物在晶状体虹膜隔以后部位达到治疗浓度,适用于眼后段以及视神经疾病。眼周注射存在眶内球外组织结构甚至眼球损伤的风险。

(四)眼内注射

眼内注射最大的优点在于可立即将有效浓度的药物送到作用部位,所需药物的剂量和浓度均很小且疗效较好,主要适用于眼内炎症、感染,视网膜黄斑疾病等治疗。给药方式包括前房内注射、经睫状体扁平部的玻璃体腔内注射,以及施行玻璃体切割术时的灌注液内给药。眼内注射尤其需注意将组织损伤减少到最低程度,且充分考虑眼球内组织对药物的耐受性,亦即药物对组织的毒性作用。

(五)眼药新剂型

为提高滴眼液的生物利用度,延长局部作用时间和减少全身吸收带来的不良反应,常在滴眼液中加入适量的黏性赋形剂如甲基纤维素、透明质酸钠、聚乙烯乙醇、聚羧乙烯等,制成胶样滴眼剂或原位凝胶滴眼液(液体状滴眼剂滴到眼部后变成胶样物)。由于滴眼剂在两次用药间的药物浓度呈周期性波动,往往在低谷时不能达到有效药物浓度,需要采用眼药缓释控制装置,可在眼局部持续缓释治疗药物,保持药物浓度长时间内较为稳定的治疗水平,明显减少用药量、用药次数和药物不良反应。用生物组织提炼制成的角膜接触镜样的胶原盾,可以按不同比例整合入药物、复水时浸吸入或佩戴后表面滴入药物来载释眼药,达到缓释效果。此外,采用磷酸酯分子形成疏水和亲水的双层脂膜,制成脂质体脂性微球,可根据需要作为水溶性或脂溶性药物的载体,缓释装置和脂质体更适用于眼内给药。上述眼药新剂型给眼科药物治疗提供了应用方便、疗效持续和不良反应少的眼科药物治疗方法,具有广阔的临床应用前景。

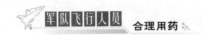

第二节 角结膜炎

结膜炎的病因可分为感染性和非感染性两大类,前者是由于病原微生物感染所致的结膜炎症,包括细菌性、病毒性、衣原体性和真菌性炎症等;后者是局部或全身的变态反应引起的过敏性炎症,光和各种化学物质等也可能成为致病因素。此外,翼状胬肉是一种向角膜表面生长的与结膜相连的纤维血管样组织,常发生于鼻侧的睑裂区。研究表明,翼状胬肉的发生与强烈的日光照射,特别是紫外线的照射密切相关。大部分结膜炎症性疾病,特别是急性炎症易于诊断,治疗效果较好,治愈或长期控制后无明显的视力影响。但是,某些严重或慢性结膜疾病可造成结膜瘢痕、眼睑变形、睑球粘连等永久性改变,严重危害视力,晚期沙眼瘢痕化可严重影响视力甚至致盲,导致飞行人员停飞。由于目前对轻度沙眼允许合格,故每年尚有部分沙眼患者被选拔成为飞行学员,但不可忽视其的预防和治疗。此外,翼状胬肉也是军事飞行人员常见的眼科疾病。随着年龄的增长,飞行人员患翼状胬肉的可能性加大,易造成视力下降、畏光、异物感、眼球运动受限等症状,进而影响飞行能力。

炎症、外伤、变性和遗传等因素均可引起角膜病,其中感染性角膜病是我国主要的致盲眼病之一,占角膜盲的首位。目前针对角结膜炎主要病因选用抗细菌、抗病毒、抗真菌眼药和抗变态反应药物,非甾体抗炎药和糖皮质激素类眼液也在角结膜炎的治疗中有所应用。

一、常用抗细菌眼药

抗细菌药物是指具有杀灭或抑制各种细菌作用的药物,用于眼科的抗细菌药物包括各种抗生素(氨基糖苷类、大环内酯类、氯霉素类和四环素类等)和化学合成的抗细菌药物(喹诺酮类和磺胺类)。由于抗菌药物的具体内容将于第十一章介绍,以下内容仅围绕眼科常用抗菌药物进行阐述。

氨基糖苷类抗菌谱广,对革兰氏阴性杆菌和革兰氏阳性球菌均有明显的抗菌后效应,在碱性条件下抗菌作用增强。作用机制为抑制细菌蛋白质合成,为静止期杀菌药。同类品种间有交叉耐药。临床上使用的滴眼剂有庆大霉素、妥布霉素及含新霉素的复方眼用制剂。氯霉素类主要通过抑制细菌蛋白质的合成来发挥抑菌作用,具有广泛的抗菌谱,对于多数革兰氏阳性细菌、阴性细菌、厌氧菌都有治疗效果。氯霉素类作为滴眼剂应用时,长期滴眼可致骨髓抑制,故临床使用较少。四环素类在治疗剂量下为抑菌剂,抗菌谱广,包括革兰氏阳性球菌、革兰氏阴性杆菌、需氧菌、衣原体、支原体、立克次体、螺旋体等。由于细菌耐药性的产生和发展,本类药物已逐渐减少用于细菌感染治疗,被其他抗菌作用更强的药物所取代,但对其他病原微生物的作用仍有其不可忽视的价值。抗菌作用机制是抑制细菌蛋白质合成。本类药物水溶液不稳定,故只有眼膏剂,如金霉素眼膏、四环素眼膏。大环内酯类药物以红霉素眼膏为代表,对革兰氏阴性细菌的抗菌作用弱,对革兰氏阳性细菌作用强。阿奇霉素滴眼液可提高组织与细胞内药物浓度,增加通透性,对军团菌、肺炎支原体、衣原体、空肠弯曲菌与幽门螺杆菌具有抗菌活性。抗菌作用机制为抑制细菌蛋白质的合成,为快速、有效的抑菌剂。对淋病奈瑟菌、衣原体引起的结膜炎有效。喹诺酮类第一、二代已少用,第三代喹诺酮类的抗菌谱进一步扩大,对葡萄球菌等革兰氏阳性菌也有抗菌作用,对革兰氏阴性菌的抗菌作用则进一步加强,第四代加强了抗厌氧菌活性。抗菌机制为抑制细菌 DNA解旋酶,从而使 DNA 不能保持高度卷紧状态,影响了 DNA 的正常形态与功能,阻断 DNA 的复制,产生杀菌作用。目前临床使用的喹诺酮药物主要是三代喹诺酮药物氧氟沙星、左氧氟沙星、诺氟沙星和四代喹诺酮药物加替沙星、莫西沙星、帕珠沙星。本类抗菌药抗菌谱广,有良好的眼内通透性,并对沙眼衣原体有效,故在眼科临床应用广泛。磺胺类为慢效抑菌剂,作用机制为磺胺药的化学结构与 PA-BA 类似,能与 PABA 竞争二氢叶酸合成酶,影响了二氢叶酸的合成,因而使细菌生长和繁殖受到抑制。能抑制大多数革兰氏阳性菌、沙眼衣原体以及部分革兰氏阴性菌。由于耐药性问题,现市场上只有磺胺醋酰钠滴眼液供临床使用。

大多数急性、浅层的眼部感染都可以采用局部治疗。眼睑炎和结膜炎经常是由葡萄球菌感染引起,而角膜炎可以由细菌、病毒或真菌感染引起。滴眼液一次 1滴,至少每 2 小时滴眼 1 次。感染控制后应减少使用频率,痊愈后持续用药 48 h。如果白天使用滴眼剂,则眼膏剂每晚涂 1 次。如果只使用眼膏剂,则 3~4 次/日,但眼膏剂白天涂用可致视物模糊。如只用眼用凝胶剂,滴眼 3~4 次/日。

1. 左氧氟沙星滴眼液 (levofloxacin eye drops)

左氧氟沙星为杀菌型药物,其 MIC 与最低杀菌浓度(MBC)无显著差异。

【适应证】

用于治疗敏感细菌所引起的下述眼科感染性疾病:眼睑炎、睑腺炎、泪囊炎、结膜炎、睑板腺炎、角膜炎、术后感染性疾病。

【用法与剂量】

每毫升滴眼液含左氧氟沙星 5 mg。每次 1 滴,3 次/日,根据症状可适当增减。对角膜炎的治疗在急性期每 15 ~ 30 分钟滴眼 1 次,对严重的病例在开始 30 分钟内每 5 分钟滴眼 1 次,病情控制后逐渐减少滴眼次数。治疗细菌性角膜溃疡推荐使用高浓度的抗生素滴眼制剂。

【不良反应及注意事项】

主要为眼刺激感、眼睑瘙痒感等,严重可引起休克、过敏样症状。使用后应密切观察,当发现红斑、皮疹、呼吸困难、血压降低、眼睑水肿等症状时应停止给药,予以妥善的处置。

2. 加替沙星滴眼液(gatifloxacin eye drops)

加替沙星为 8 - 甲氧氟喹诺酮类外消旋化合物,体外具有广谱抗菌活性,其 R - 和 S - 对映体抗菌活性相同。

【适应证】

适用于敏感菌所引起的急性细菌性结膜炎。

【用法与剂量】

每毫升滴眼液含加替沙星 3 mg。第 1 ~ 2 天:清醒状态下,每 2 小时 1 次,每次 1 滴,8 次/日;第 3 ~ 7 天:清醒状态下,4 次/日,每次 1 滴。

【不良反应及注意事项】

常见有结膜刺激、流泪、角膜炎和乳头状结膜炎,发生率为 5% ~ 10%。偶见球结膜水肿、结膜充血、眼干、流泪、眼部刺激、眼部疼痛、眼睑水肿、头痛、红眼、视力减退和味觉紊乱。此外还可引起血糖异常,包括症状性低血糖和高血糖。

3. 妥布霉素滴眼液(tobramycin eye drops)

妥布霉素滴眼液与细菌核糖体 30S 亚基结合,抑制细菌蛋白质的合成。

【适应证】

适用于外眼及附属器敏感菌株感染的局部抗感染治疗。

【用法与剂量】

每毫升滴眼液含妥布霉素 3 mg。轻度及中度感染的患者:每 4 小时滴眼 1 次,每次 1 ~ 2 滴;重度感染的患者:1 小时 1 次,每次 2 滴;妥布霉素滴眼液可与眼膏联合使用,即白天滴用滴眼液,晚上使用眼膏。

【不良反应及注意事项】

常见有眼局部的毒副作用与过敏反应,如眼睑发痒与红肿、结膜红斑,发生率低于 3%;局部应用其他氨基糖苷类抗生素也会出现这些不良反应。如果将眼用妥布霉素滴眼液与氨基糖苷类抗生素全身联合用药,应注意监测血清中总的药物浓度。

二、常用抗病毒眼药

常见的眼部病毒感染由单纯疱疹病毒(HSV)、腺病毒、巨细胞病毒引起,其中单纯疱疹性角膜炎发病率占角膜病的首位。现有抗病毒眼药主要包括:选择性抗疱疹病毒药(阿昔洛韦、更昔洛韦、膦甲酸钠)、广谱抗病毒药(利巴韦林)、干扰素(重组人干扰素 α1b)和其他类抗病毒药(羟苄唑、酞丁胺)。

不同类的抗病毒药抗病毒作用机制不同。阿昔洛韦竞争性抑制 HSV 的 DNA 聚合酶,从而抑制病毒 DNA 的合成,使病毒停止生长繁殖。其毒性较低,是目前治疗单纯疱疹性角膜炎疗效最好的药物之一。阿昔洛韦滴眼液在低温情况下易析出结晶,应将结晶温热溶解后再使用。更昔洛韦可抑制疱疹病毒的复制,对其敏感的人类病毒包括巨细胞病毒、HSV、EB 病毒、水痘 – 带状疱疹病毒、腺病毒、痘病毒以及某些逆转录病毒,对巨细胞病毒和 EB 病毒的作用明显高于阿昔洛韦,并证明对腺病毒 – 2 有不同程度的抑制作用,对微小 RNA 病毒也有抑制作用。

1. **更昔洛韦滴眼液**(ganciclovir eye drops)

更昔洛韦对疱疹病毒具有广谱抑制作用,对巨细胞病毒作用最强,对 1、2 型单纯疱疹病毒(HSV – 1、HSV – 2)、水痘 – 带状疱疹病毒(VZV)和 EB 病毒有效。更昔洛韦对 HSV – 1、HSV – 2 和 VZV 的抑制作用是由于其能被病毒编码的胸苷激酶磷酸化为更昔洛韦单磷酸,后者再通过细胞酶的催化作用形成更昔洛韦二磷酸、三磷酸。更昔洛韦三磷酸是单纯疱疹病毒 DNA 聚合酶的强抑制剂,它作为病毒 DNA 聚合酶的底物与酶结合并掺入病毒 DNA 中去,因而终止病毒 DNA 的合成。

【适应证】

用于治疗单纯疱疹性角膜炎。

【用法与剂量】

每毫升滴眼液含更昔洛韦 1 mg,每次 2 滴,每 2 小时滴眼 1 次,7 ~ 8 次/日。

【不良反应及注意事项】

可引起轻度眼睑水肿、结膜充血、疼痛和烧灼感等症状,减少用药次数后能耐受继续治疗,严禁过量用药。

【药物相互作用】

目前尚不清楚该滴眼液与其他滴眼液的相互作用;但口服或静脉使用更昔洛

韦与两性霉素 B、环孢素、丙磺舒、亚胺培南 – 西司他丁等药物有相互作用。另应避免与氨苯砜、喷他脒、氟胞嘧啶、长春碱、多柔比星、甲氧苄啶、磺胺类及核苷类药物合用,可能会增加更昔洛韦的毒性。故使用更昔洛韦滴眼液应避免与上述药物合用。

2. 利巴韦林滴眼液(ribavirin eye drops)

利巴韦林滴眼液具有抑制呼吸道合胞病毒、流感病毒、甲型肝炎病毒、腺病毒等增殖的作用。药物进入被病毒感染的细胞后迅速磷酸化,其产物作为病毒合成酶的竞争性抑制剂,抑制肌苷单磷酸脱氢酶、流感病毒 RNA 聚合酶和 mRNA 鸟苷转移酶,从而引起细胞内鸟苷三磷酸的减少,损害病毒 RNA 和蛋白质合成。

【适应证】

用于治疗单纯疱疹性角膜炎。本品不宜用于其他病毒性眼病。

【用法与剂量】

每毫升滴眼液含更昔洛韦 5 mg。每次 1~2 滴,每 1 小时滴眼 1 次,好转后每 2 小时滴眼 1 次。

【不良反应及注意事项】

偶见局部轻微刺激。若长期大量使用本品可能会产生肝功能、血象等不良反应。有严重贫血、肝功能异常者慎用。

【药物相互作用】

大量使用本品可能会产生与全身用药相似的药物相互作用,如与齐多夫定同用时有拮抗作用,因本品可抑制齐多夫定转变成活性型的磷酸齐多夫定。

3. 重组人干扰素 α1b 滴眼液(recombinant human interferon α1b eye drops)

本品具有广泛的抗病毒及免疫调节功能。

【适应证】

临床用于治疗眼部病毒性疾病,对单纯疱疹性眼病,包括眼睑单纯疱疹、单纯疱疹性结膜炎、角膜炎、单纯疱疹性虹膜睫状体炎疗效显著;对带状疱疹性眼病(如眼睑带状疱疹、带状疱疹性角膜炎、巩膜炎、虹膜睫状体炎)、腺病毒性结膜角膜炎、流行性出血性结膜炎等也有良好效果。

【用法与剂量】

每毫升滴眼液含 10 万 IU 重组人干扰素 α1b。于结膜囊滴本品 1 滴。急性炎症期,4~6 次/日,随病情好转逐渐减为 2~3 次/日,基本痊愈后改为 1 次/日,继续用药 1 周后停药。

【不良反应及注意事项】

偶见一过性轻度结膜充血、少量分泌物、黏涩感、眼部刺痛、痒感等症状,但可耐受继续用药。

4. **酞丁安滴眼液**(ftibamzone eye drops)

酞丁安滴眼液的作用机制是抑制病毒 DNA 和蛋白质的早期合成,对单纯疱疹病毒 1、2 型及水痘 – 带状疱疹病毒有抑制作用。对沙眼衣原体也有作用。用于各型沙眼。每毫升滴眼液含酞丁安 1 mg。滴眼前先振摇药瓶,使药液混匀后滴入眼内,每次 1~2滴,3~4 次/日。偶见过敏反应。

5. **盐酸羟苄唑滴眼液**(hydrobenzole hydrochloride eye drops)

本品抗微小 RNA 病毒作用机制认为是在感染细胞内抑制病毒编码的依赖 RNA 的 RNA 聚合酶,使病毒 RNA 合成受阻,从而发挥抑制病毒作用。用于急性流行性出血性结膜炎。每毫升滴眼液含盐酸羟苄唑 1 mg,每次 1~2 滴,1~2 次/时,病情严重者 3~4 次/时。有轻度刺激性。

三、常用抗真菌眼药

随着广谱抗菌药物和糖皮质激素的广泛使用,使眼部真菌感染的发生率有所增加,已检出对眼有致病性的真菌 100 余种,常见有曲霉、镰刀菌、青霉、交链孢霉、毛霉属、根霉属类酵母等。目前抗真菌药滴眼剂有多烯类抗生素(那他霉素滴眼液)和三唑类抗真菌药(氟康唑滴眼液)等。

多烯类抗生素通过与真菌细胞膜麦角固醇结合,影响细胞膜通透性,导致真菌细胞内钾离子、核苷酸、氨基酸等外漏,破坏正常代谢而导致死亡。其抗菌谱广,对假丝酵母、新隐球菌及曲霉感染可作为首选药物,但对人体组织损害性也很强。那他霉素滴眼液在角膜溃疡部位产生白色沉着并掩盖角膜病理改变,使用时应注意。三唑类抗真菌药具有广谱抗真菌作用,对深部真菌及浅表真菌感染均有效,抗真菌作用机制为抑制真菌细胞膜麦角固醇的生物合成,影响细胞膜的通透性,引起真菌细胞内容物外渗,使真菌生长停止。由于细菌的胞浆膜不含固醇,故对细菌无作用。

1. **那他霉素滴眼液**(natamycin eye drops)

那他霉素具有抗多种酵母和丝状真菌作用,包括假丝酵母、曲霉、头孢子菌和镰刀菌。其作用机制是通过药物分子与真菌细胞膜上的固醇结合,形成多烯固醇复合物,改变细胞膜的渗透性。虽然其抗真菌作用与药物剂量相关,但杀真菌作

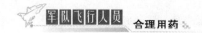

用明显。局部应用那他霉素可以在角膜基质内达到有效浓度。

【适应证】

适用于对本品敏感的真菌性睑炎、结膜炎和角膜炎，包括腐皮镰刀菌性角膜炎。

【用法与剂量】

每毫升滴眼液含那他霉素 50 mg。使用前充分摇匀。应用那他霉素滴眼液治疗真菌性角膜炎的最佳起始剂量为每次 1 滴，每 1~2 小时滴眼 1 次，滴入结膜囊内。3~4 天后改为每次 1 滴，6~8 次/日。治疗一般要持续 14~21 天，或者一直持续到活动性真菌性角膜炎消退。

【不良反应及注意事项】

偶有球结膜水肿和充血的现象，考虑为过敏所致。其他不良反应尚未明确，建议使用本品的患者至少每周检查两次。如有可疑的药物毒性反应发生，应立即停止使用。

2.氟康唑滴眼液(fluconazole eye drops)

氟康唑属三唑类广谱抗真菌药，通过高度选择性地抑制真菌 CYP450 活性，从而抑制真菌的繁殖和生长。

【适应证】

适用于对本品敏感的真菌性睑炎、结膜炎和角膜炎，包括腐皮镰刀菌性角膜炎。

【用法与剂量】

每毫升滴眼液含氟康唑 5 mg。每次 1~2 滴，4~6 次/日。

【不良反应及注意事项】

偶见轻微眼—过性刺激。如药物局部吸收过多，可能会出现胃肠道的某些不良反应，如恶心、呕吐、腹痛或腹泻等。可能会出现过敏反应，如皮疹，偶可发生严重的剥脱性皮炎、渗出性多形红斑。

四、常用抗变态反应药物

抗变态反应药物根据其作用机制分为过敏反应介质阻释药(如色甘酸钠、酮替芬、洛度沙胺、吡嘧司特钾)、组胺 H_1 受体阻断药(依美斯汀、氮䓬斯汀)、肥大细胞稳定与组胺 H_1 受体阻断双效作用药物(奥洛他定)。

变态反应的机体受抗原性物质刺激后引起组织损伤或生理功能紊乱，属于异常的或病理性的免疫反应。组胺 H_1 受体阻断药对于以组胺引发的眼部瘙痒、充血、水肿为主要症状的季节性过敏性结膜炎(柳杉花粉症)等疾病,是首选治疗药物。另一方面,过敏反应介质阻释剂可以稳定肥大细胞膜,阻止组胺、慢反应物质等过敏介质的释放,还能够抑制多种炎症细胞在组织内蓄积以及活化,从而发挥抗过敏作用,因此,与抑制已有的过敏性炎症作用相比,其预防发病的效果更加出色。但发挥药效的模式与组胺 H_1 受体阻断药不同,需要 1 周左右的时间缓慢见效,用于春季卡他性结膜炎、过敏性角结膜炎等疾病的治疗。

1. 色甘酸钠滴眼液(sodium cromoglicate eye drops)

本品系抗变态反应药物,其作用机制是稳定肥大细胞膜,阻止肥大细胞释放组胺、白三烯、5 - 羟色胺、缓激肽及慢反应物质等过敏介质,从而预防过敏反应的发生。

【适应证】

用于预防春季过敏性结膜炎。

【用法与剂量】

每毫升滴眼液含色甘酸钠 20 mg。每次 1~2 滴,4 次/日,重症可适当增加到 6 次/日。在好发季节提前 2~3 周使用。

【不良反应及注意事项】

偶有刺痛感和过敏反应,过敏体质者慎用。

2. 吡嘧司特钾滴眼液(pemirolast potassium eye drops)

吡嘧司特钾滴眼液通过以下方式抑制化学介质释放的作用:①抑制肥大细胞膜的磷脂代谢进而抑制化学介质的释放;②抑制由人肺组织、末梢血白细胞的抗原或抗 IgE 抗体刺激而产生的组胺、SRS - A 等的释放。

【适应证】

用于过敏性结膜炎、春季卡他性结膜炎的治疗。

【用法与剂量】

每毫升滴眼液含吡嘧司特钾 1 mg。每次 1 滴,2 次/日。

【不良反应及注意事项】

过敏反应有时会发生睑缘炎、眼睑皮肤炎等,一旦出现应终止给药。有时会出现结膜充血、刺激感等症状。

3. 富马酸依美斯汀滴眼液(emedastine difumarate eye drops)

富马酸依美斯汀滴眼液是一种选择性的组胺 H_1 受体阻断剂。

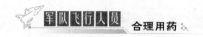

【适应证】

用于暂时缓解过敏性结膜炎。

【用法与剂量】

每毫升滴眼液含富马酸依美斯汀 0.5 mg。每次 1 滴,2 次/日,如需要可增加到 4 次/日。

【不良反应及注意事项】

最常见的是头疼,其他包括异梦、乏力、怪味、视物模糊、眼部灼热或刺痛、角膜浸润、角膜染色、皮炎、不适、眼干、异物感、充血、角膜炎、瘙痒、鼻炎、鼻窦炎和流泪等。

4. 盐酸奥洛他定滴眼液(olopatadine hydrochloride eye drops)

盐酸奥洛他定滴眼液具有肥大细胞稳定作用及选择性组胺 H_1 受体阻断作用的双效药物,能抑制 I 型速发型过敏反应。

【适应证】

用于治疗过敏性结膜炎。

【用法与剂量】

每毫升滴眼液含盐酸奥洛他定 1 mg。推荐剂量为患眼每次 1~2 滴,2 次/日,间隔 6~8 h。

【不良反应及注意事项】

头痛发生率约为 7%,其他不良反应包括乏力、视力模糊、烧灼或刺痛感、感冒综合征、眼干、异物感、充血、过敏、角膜炎、眼睑水肿、恶心、咽炎、瘙痒、鼻炎、鼻窦炎以及味觉倒错。

五、非甾体抗炎药

非甾体抗炎药物根据其化学结构分为乙酸类(如溴芬酸钠、双氯芬酸钠)、丙酸类(如普拉洛芬)和其他类(如酮咯酸氨丁三醇)。本类药物主要通过抑制环加氧酶活性,阻断前列腺素(PG)的合成。对于已经形成的前列腺素无直接的对抗作用,因此在某些情况下,例如防止白内障手术时瞳孔缩小和术后炎症等,可以在手术前使用这类药物,会获得更佳的效果。

1. 普拉洛芬滴眼液(pranoprofen eye drops)

普拉洛芬滴眼液能够抑制前列腺素的生成和稳定溶酶体,具有显著的镇痛、消炎、解热和抗风湿作用。

【适应证】

适应于外眼部以及前眼部的炎症性疾患的对症治疗(眼睑炎、结膜炎、角膜炎、巩膜炎、巩膜外层炎、眼前段葡萄膜炎、术后炎症)。

【用法与剂量】

每毫升滴眼液含普拉洛芬 1 mg。外用滴眼,每次 1～2 滴,4 次/日。根据症状可以适当调整次数。

【不良反应及注意事项】

主要有刺激感、结膜充血、瘙痒感、眼睑发红、肿胀、眼睑炎、分泌物等。本品禁用于服用阿司匹林或其他非甾体抗炎药后诱发哮喘、荨麻疹或过敏反应的患者。

2. **溴芬酸钠滴眼液**(bromfenac sodium eye drops)

溴芬酸钠滴眼液为非麻醉性外周作用镇痛剂,通过抑制前列腺素合成发挥消炎、退热和镇痛作用。

【适应证】

用于治疗外眼部和前眼部的炎症性疾病(结膜炎、巩膜炎、术后炎症)。

【用法与剂量】

每毫升滴眼液含溴芬酸钠 1 mg。每次 1～2 滴,2 次/日。

【不良反应及注意事项】

可见角膜糜烂、结膜炎(包括结膜充血、结膜滤泡)、眼睑炎、刺激感、暂时性眼痛、表层点状角膜炎、瘙痒感、角膜上皮剥离、发热等。

六、糖皮质激素类

糖皮质激素具有强大的抗炎作用,能抑制多种原因引起的炎症反应。在炎症早期,能减轻渗出、水肿,从而改善红、肿、热、痛等症状。在炎症后期,能防止粘连及瘢痕形成,减轻后遗症。但若使用不当可致感染扩散、创面愈合延迟。根据药效时程可分为:短效(如可的松、氢化可的松)、中效(如泼尼松、氢化泼尼松、强的松龙)和长效(如地塞米松、倍他米松、氟氢可的松、氟氢松等)。

1. **醋酸泼尼松龙滴眼液**(prednisolone acetate eye drops)

醋酸泼尼松龙滴眼液可减轻急性炎症反应时的组织水肿、纤维沉积,抑制毛细血管扩张和吞噬细胞游走,也可抑制毛细血管的增生、胶原的沉积及瘢痕的形成。

213

【适应证】

适用于短期治疗对皮质激素敏感的眼部炎症。

【用法与剂量】

每毫升滴眼液含醋酸泼尼松龙 10 mg。每次 1~2 滴,2~4 次/日。治疗开始的 24~48 小时,剂量可酌情增加。

【不良反应及注意事项】

可引起局部轻度疼痛和烧灼感,长期使用可引起眼内压升高和青光眼、视神经损害、视野缺损等。急性化脓性眼部感染,急性单纯疱疹病毒性角膜炎、病毒感染角结膜在未行抗感染治疗时禁止使用。

2. 氟米龙滴眼液(fluoromethalone eye drops)

氟米龙滴眼液抗炎作用强,局部外用有抗炎和收缩血管作用,可抑制机械、化学或免疫性刺激因子所致的炎症。

【适应证】

适用于外眼部和前眼部的炎症性疾病,如眼睑炎、结膜炎、角膜炎、巩膜炎、巩膜外层炎、虹膜炎、虹膜睫状体炎、葡萄膜炎、术后炎症等。

【用法与剂量】

每毫升滴眼液含氟米龙 200 μg。用前充分摇匀,一般每次 1~2 滴,2~4 次/日。

【不良反应及注意事项】

主要为眼压升高、眼刺激感或结膜充血及眼脂。严重的不良反应包括青光眼、疱疹性角膜炎、真菌性角膜炎、穿孔及后囊下白内障;其他还包括眼睑炎、延迟创伤的治愈,长期连续使用时可能抑制垂体－肾上腺皮质系统功能。

第三节　青光眼

青光眼(glaucoma)是一组以特征性视神经萎缩和视野缺损为共同特征的疾病,病理性眼压增高是其主要危险因素。原发性青光眼根据眼压升高时前房角关闭或是开放的状态,又可分为闭角型青光眼和开角型青光眼。美国空军飞行人员主要因青光眼、高眼压和视杯扩大进行特许飞行申请的人数位于所有眼部疾病的第四位,申请人数为 891 人,特许人数为 748 人。

原发性开角型青光眼治疗的目的是控制疾病的发展,维持视功能,大多数患者可通过降低眼压达到治疗目的。经过治疗达到目标眼压后,青光眼的病情将不继续进展。目标眼压可根据视神经损害的程度和个体的危险因素制定。

药物治疗可选择促进房水排出或减少房水生成的药物,包括 β 肾上腺素能受体阻滞剂、前列腺素类药物、局部碳酸酐酶抑制剂和拟胆碱作用药物。前列腺素衍生物可增加葡萄膜巩膜通道排除,是目前开角型青光眼的一线治疗药物,如一种药物不能控制眼压,可考虑换用药物或联合用药。飞行员用药特别需要关注的是安全性问题,如:拟胆碱药物毛果芸香碱会引起睫状肌痉挛和近视,属于禁用。肾上腺素能药物酒石酸溴莫尼定对于部分人群会引起疲劳感和嗜睡,需要谨慎使用。

一、β 肾上腺素能受体阻滞剂

β 肾上腺素能受体分布于大部分交感神经节后纤维所支配的效应器细胞膜上,其受体分为 β_1、β_2 和 β_3 受体。根据其作用特性不同,β 肾上腺素能受体阻滞剂分为非选择性作用于 β 受体阻断药、选择性 β_1 受体阻断药和 α、β 受体阻断药。本类药物可以减少睫状体的房水生成,降低眼压有短期脱逸及长期飘移现象,即90% 患者开始用药时作用明显,眼压下降 40% 或更多,但几天或几周后作用降低,眼压缓慢上升。用药 3 周的眼压值,可作为长期眼压控制的预期指标。10% ~20% 用药数月至 1 年后,药效降低。本类药物最好在白天用药,因晚上胆碱能神经占优势。

马来酸噻吗洛尔滴眼液(timolol maleate eye drops)

是一种非选择性 β 肾上腺素能受体阻滞剂,可以减少房水生成。

【适应证】

对原发性开角型青光眼具有良好的降低眼压疗效。对于某些继发性青光眼、高眼压症、部分原发性闭角型青光眼以及其他药物及手术无效的青光眼,加用本品滴眼可进一步增强降眼压效果。

【用法与剂量】

每毫升滴眼液含马来酸噻吗洛尔 5 mg。每次 1 滴,1 ~2 次/日,如眼压已控制,可改为 1 次/日。

【不良反应及注意事项】

可见刺激感、结膜充血、瘙痒感、眼睑发红、肿胀、眼睑炎、分泌物等。本品禁用于服用阿司匹林或其他非甾体抗炎药后诱发哮喘、荨麻疹或过敏反应的患者。

二、前列腺素类药物

前列腺素类药物可以通过增加房水经过葡萄膜、巩膜、外流通道而排出,但是不减少房水的生成。前列腺素类药物白天和夜晚都能降低眼压,全身耐受性好,但晚上使用后在次日早晨生理眼压高峰时可发挥最佳的降眼压效果。目前临床应用的前列腺素衍生物有拉坦前列素、曲伏前列素和贝美前列素等。

1. 曲伏前列素滴眼液(travoprost eye drops)

曲伏前列素滴眼液为前列腺素 F2α 类似物,可高选择性激动前列腺素受体,通过增加经由小梁网和葡萄膜巩膜通路的房水外流的机制降低眼压。用药后 2 h 开始降低眼压,并在12 h后达到最大效果。单次用药可达到超过 24 h 眼压持续显著降低。

【适应证】

用于降低开角型青光眼或高眼压症患者升高的眼压。

【用法与剂量】

2.5 ml 滴眼液中含0.1 mg 曲伏前列素。每晚 1 次,每次 1 滴,因频繁使用会降低药物的降眼压效应,剂量不超过 1 次/日。可和其他药物一起降眼压,但合用时,每种药物的滴用时间至少间隔 5 min。

【不良反应及注意事项】

最常见的是眼部或结膜充血,还可见点状角膜炎、眼痛、畏光、眼部不适、干眼、眼部瘙痒等。活动性内眼炎症患者慎用。

2. 拉坦前列素滴眼液(latanoprost eye drops)

拉坦前列素滴眼液为前列腺素 F2α 的类似物,是一种选择性前列腺素 FP 受体激动剂,能通过增加房水流出而降低眼压。

【适应证】

用于降低开角型青光眼和高眼压症患者升高的眼压。

【用法与剂量】

每毫升滴眼液含拉坦前列素 50 μg。晚间使用效果好,每次 1 滴,1 次/日。若与其他眼用药物合用,至少应间隔 5 分钟。

【不良反应及注意事项】

常见有虹膜色素沉着、轻至中度结膜充血、眼刺激、睫毛和毳毛变化。此外，还可出现暂时性点状上皮糜烂、睑炎、眼痛、畏光。偶见眼睑水肿、干眼、角膜炎、视物模糊和结膜炎，对驾驶及操作机器的能力有影响。

第四节　角结膜干燥症

角结膜干燥症是指各种原因导致的泪液质与量异常或动力学异常引起的泪膜稳定性下降，并伴有眼部不适，以眼表组织病变为特征的多种疾病的总称，又称干眼症。随着工作、学习、生活方式的改变，电子设备的使用，视频终端综合征（VDT）引起的眼干、视力疲劳、短暂视物模糊常见；睑板腺功能障碍（MGD）在油性皮肤及年老者中十分常见，是导致蒸发过强型干眼的主要原因，但近年来发现MGD在中青年甚至少年患者中发病率也有增高，与空气环境、工作生活压力等均相关。目前干眼已经成为十分常见的眼表疾病，世界范围内干眼发病率约 5.5% ~ 33.7%，我国干眼症发病率较高，约21% ~ 30%。目前我国关于飞行员干眼流行病学调查显示，发病率约 4.1% ~ 6.44%。飞行员在飞行过程中用眼高度集中，眼睑瞬目减少、光线刺激等可引起眼表泪膜尤其脂质层异常。飞行学员、飞行员在理论学习及飞行实践的过程中，均需接触较多的电子设备，尤其使用视频终端或各类仪表时需要集中注意力，这就导致眼睛瞬目减少、眼表面积暴露增大、泪液蒸发加速，容易形成视频终端综合征。

干眼的治疗主要是针对不同眼表疾病类型及程度选择不同的方法，消除病因、缓解症状和保护视功能。人工泪液为目前治疗干眼症最常用的治疗药物，是一种模仿人体泪液。其渗透压和 pH 值与泪液基本相同，可提高眼表湿度和具有润滑作用，消除眼部不适，改善干眼症的症状，按成分及作用不同分为三类：①润滑作用类人工泪液，主要成分是高分子聚合材料如玻璃酸钠、羟丙甲纤维素、羧甲纤维素钠、卡波姆、聚乙烯醇、聚乙二醇等，这些成分黏度高，保湿性好。其中玻璃酸钠能够保持眼表水分，促进角膜上皮细胞伸展。②牛血清提取物人工泪液，有小牛血去蛋白提取物、小牛血清去蛋白等，可促进细胞能量代谢，改善组织营养，刺激细胞再生和加速组织修复。③细胞因子人工泪液，有碱性成纤维细胞生长因子、表皮生长因子、表皮生长因子衍生物，促进角膜上皮细胞的再生，缩短受损角膜愈合时间。每一种人工泪液都有其特点,有的黏度高,保湿性能好,有的能促进角膜上皮的修复等。含牛血清提取物人工泪液及含细胞因子人工泪液对角膜有一定的修复作用,但不能用于感染初期的角膜炎,因为此类药物以眼用凝胶剂为多,当凝胶涂在有感染性创面时,有利于微生物繁殖,更不利于抗菌药物吸收,将会失去最佳治疗时间。故此仅用于感染性角膜炎后期用药。另外,滴用人工泪液并不是滴的次数越多越好,因为过频滴用眼药会将正常的泪膜完全冲走,加快泪液的蒸发,一般最好不超过6次/日。

1. 玻璃酸钠滴眼液(sodium hyaluronate eye drops)

又名透明质酸钠,是由 N – 乙酰葡萄糖醛酸反复交替而形成的一种高分子多糖,可与纤连蛋白结合,促进上皮细胞的连接和伸展。此外,由于其分子内可保有大量的水分子,因而具有良好的保水作用。

【适应证】

适用于伴随干燥综合征、史 – 约综合征、干眼综合征、手术后、药物性、外伤、配戴隐形眼镜等的角结膜上皮损伤。

【用法与剂量】

每毫升滴眼液含玻璃酸钠1 mg,一般每次1滴,5~6次/日,可根据症状适当增减。一般使用0.1%浓度的玻璃酸钠滴眼液,重症患者以及效果不明显时使用0.3%玻璃酸钠滴眼液。

【不良反应及注意事项】

主要有眼睑瘙痒感、眼刺激感、结膜充血和眼睑炎。其他不良反应还包括眼睑皮肤炎、结膜炎、弥漫性表层角膜炎等角膜障碍和异物感。

2. 聚乙烯醇滴眼液(polyvinyl alcohol eye drops)

属于高分子聚合物,具有亲水性和成膜性,在适宜浓度下,具有类似人工泪液的作用。

【适应证】

可预防或治疗眼部干涩、异物感、眼疲劳等刺激症状或改善眼部的干燥症状。

【用法与剂量】

每毫升滴眼液含聚乙烯醇14 mg,每次1滴。

【不良反应及注意事项】

偶有眼部刺激症状和过敏反应。

3.羧甲基纤维素钠滴眼液(carboxymethylcellulose sodium eye drops)

通过聚合物的吸附作用附着于眼球表面,模拟泪膜黏蛋白的作用,从而改善眼部黏蛋白减少的状态,并增加泪液减少状态下在眼球的滞留时间。另外可增加角膜的润湿作用和角膜前泪膜的稳定性。

【适应证】

可预防或治疗眼部干涩、异物感、眼疲劳等刺激症状或改善眼部的干燥症状。

【用法与剂量】

每毫升滴眼液含羧甲基纤维素钠5 mg。每次1滴。

【不良反应及注意事项】

偶可出现眼部不适,如眼睛疼痛、视物模糊、持续结膜充血或出现眼睛刺激感。应用后有眼痛、视力改变、眼部持续充血或刺激感,或症状持续72 h以上,则应停止用药。

4.硫酸软骨素滴眼液(chondroitinsulfate eye drops)

是从动物组织提取、纯化制备的酸性黏多糖类物质,对维持细胞环境的相对稳定性和正常功能具有重要作用。通过促进基质的生成,为细胞的迁移提供构架,有利于角膜上皮细胞的迁移,从而促进角膜创伤的愈合。可改善血液循环,加速新陈代谢,促进渗出液的吸收及炎症的消除。

【适应证】

适用于角膜炎(干燥型、创伤型、病原型)、角膜溃疡、角膜损伤或其他化学因素所致的角膜灼伤等。

【用法与剂量】

每毫升滴眼液含硫酸软骨素30 mg。6~8次/日。

【不良反应及注意事项】

偶可出现发痒、红肿等过敏现象。

第五节　眼科疾病治疗药物的航空医学关注

一、细菌性结膜炎

细菌性结膜炎的主要症状包括红眼、黏液脓性或脓性分泌物、结膜增厚,主要病原体是金黄色葡萄球菌、肺炎链球菌和流感嗜血杆菌。临床上抗生素选择包括眼用杆菌肽/多黏菌素 B、多黏菌素/甲氧苄啶、红霉素、环丙沙星、1% 阿奇霉素。由于大多数驾驶舱的干燥空气会加重飞行员的眼部症状,导致视力进一步下降,这在临床评估中可能不明显。感染性结膜炎通常需要临时停飞,直到患者感染已经痊愈,并且所有症状均消除。治疗感染性结膜炎不需要申请特许,除非并发症导致角膜混浊、新生血管或破坏正常视觉功能(即视力下降、慢性干眼症或眼压升高)或疾病自然过程导致复发(如单纯疱疹)。

二、青光眼

青光眼造成的视觉功能损伤较为隐蔽,早期症状不明显,而视杯扩大和高眼压可能是早期青光眼的表现。眼内压升高可能会导致夜视困难,主要表现为灯光周围出现光晕和耀斑,以及对比敏感度下降等。随着病情的发展,青光眼还会导致获得性色觉改变、中央或周围视野丧失、视力丧失和失明。所有这些视觉问题都将损害飞行员的视觉性能,影响飞行任务绩效,并可能带来重大的安全隐患。因此,招飞时青光眼者直接淘汰。而飞行员患青光眼后,首先应该根据病情给予正确治疗(药物或航空医学认可的激光治疗方法),其中青光眼药物治疗,飞行员可选择促进房水排出或减少房水生成的药物,包括 β 肾上腺素能受体阻滞剂、前列腺素类药物和局部碳酸酐酶抑制剂。治疗后,眼压控制良好,双眼中心 30° 视野无缺损,且无全身及局部药物副作用者可申请特许医学鉴定。

三、角结膜干燥症

角结膜干燥症症状多种多样,最常见的有干涩感、异物感、烧灼感、畏光、视物模糊和视疲劳。驾驶舱的干燥空气会加剧飞行员角结膜干燥症的症状。角结膜干燥症的药物治疗中最常用的是人工泪液。大多数人工泪液在航空环境中都是安全的。航空医学需要关注的是,Ⅰ级角结膜干燥症很容易通过保持眼睑卫生和偶尔使用人造眼泪来控制,因此可以鉴定为飞行合格,不需要申请特许医学鉴定;Ⅱ级和Ⅲ级角结膜干燥症如果仅需要通过人工泪液或泪点栓塞来控制,则可申请特许医学鉴定;而Ⅳ级角结膜干燥症则被判定为飞行不合格。

(侯 旭 薛军辉 陈 涛 刘水冰)

参考文献

[1] 王家伟,唐细兰.眼科常用治疗药物手册.北京:人民卫生出版社,2016

[2] Tallab RT, Stone DU. Corticosteroids as a therapy for bacterial keratitis: an evidence-based review of 'who, when and why'. Br J Ophthalmol. 2016,100(6):731-735

[3] Weinreb RN, Aung T, Medeiros FA. The pathophysiology and treatment of glaucoma: are view. JAMA. 2014,311 (18):1901-1911

[4] 赵蓉,刘兵,王恩普,茹海霞,徐先荣.军事飞行员原发性青光眼的医学鉴定分析.中华航空航天医学杂志,2008,2:107-110

[5] 洪晶.解读国际泪膜与眼表协会2017年干眼专家共识中的干眼病理生理机制.中华眼科杂志,2018,54(6):415-418

[6] 李晅,詹皓,郭华等.空军飞行人员飞行疲劳状况调查与分析.人民军医,2014,57(11):1167-1169

[7] 张凌,王广云,邹志康,等.美国空军飞行人员主要疾病特许飞行统计分析.空军医学杂志,2016,32(1):41-51

第九章 耳鼻喉科疾病合理用药

第一节 概 述

一、定义和分类

耳鼻喉科疾病(neurological disease)主要指诊断治疗耳、鼻、咽、喉及其相关头颈区域的疾病。耳鼻咽喉头颈部不仅包括人体的呼吸和消化通道,而且涉及人体重要的嗅觉、味觉、听觉、前庭功能,主要有以下常见疾病:过敏性鼻炎、咽炎、耳鸣、晕动病、航空性中耳炎、慢性鼻炎、鼻出血、噪声性耳聋、外耳道炎、突发性耳聋、眩晕。

二、军队飞行人员耳鼻喉科系统疾病流行病学

美军飞行人员疾病谱荟萃分析显示,耳鼻喉科疾病排在疾病谱的前列,主要为变异性鼻炎、听力损失/不对称听力损失/助听器的使用、鼻窦炎、鼻窦组织肥大、鼻息肉、眩晕病等,其中变异性鼻炎占比大,为52.75%。美国空军特种作战司令部对2002—2012年飞行人员疾病申请特许飞行的数据进行回顾性分析,1271例申请的军队飞行人员中,有341例患有耳鼻喉科疾病,占全部病例数的26.8%。以上流行病学统计结果显示耳鼻喉科疾病在当前军事飞行人员所患疾病谱中占有重要位置,提示我们应高度重视飞行环境引发的耳鼻喉疾病防治工作。

第二节 鼻 炎

鼻炎(rhinitis)即鼻腔炎性疾病,其主要病理改变是鼻腔黏膜充血、肿胀、渗出、增生、萎缩或坏死等。引起鼻炎的因素复杂,其中病毒感染是其首要病因,或在病毒感染的基础上继发细菌感染。此外,花粉、尘土等变应原与相应的 IgE 结合而引起过敏性鼻炎,长期使用各种伤害鼻黏膜的药物导致药物鼻炎等。鼻炎的

治疗包括病因治疗,改善生活和工作环境,锻炼身体,提高机体抵抗力,慢性鼻炎首选局部使用糖皮质类激素类药物,另外拟交感神经药和抗组胺药也用于鼻炎的治疗。

一、糖皮质类激素类药物

1. 丙酸氟替卡松鼻喷雾剂(fluticasone propionate nasal spray)

丙酸氟替卡松为糖皮质激素类药,局部抗炎作用较强,其机制可能是通过抑制磷脂酶 A,影响前列腺素、白三烯等炎性介质的合成,从而发挥抗炎作用。

【适应证】

本品用于预防和治疗花粉症等季节性过敏性鼻炎和常年性过敏性鼻炎。

【用法与剂量】

喷雾剂药液浓度为 0.05%,每喷约含丙酸氟替卡松 50 μg。每个鼻孔各 2 喷,1 次/日(200 μg/d),以早晨用药为好。当症状得到控制时,维持剂量为每个鼻孔 1 喷,1 次/日。每日最大剂量为每个鼻孔不超过 4 喷。

【不良反应及注意事项】

鼻衄最为常见,其次使用后有令人不愉快的味道和气味,头痛并可引起鼻、喉部干燥、刺激等。罕见有过敏/过敏样反应、支气管痉挛、皮疹、面部或舌部水肿、鼻中隔穿孔、青光眼、眼压升高及白内障等。

【药物相互作用】

正常情况下,吸入丙酸氟替卡松给药后的血药浓度很低,出现具有临床意义的药物相互作用并不多见。

2. 丙酸氟替卡松雾化吸入用混悬液(fluticasone propionate nebuliser suspension)

【适应证】

用于治疗急性鼻咽喉部炎症(鼻炎、鼻窦炎、咽峡炎、会厌炎、喉炎、声带结节)。

【用法与剂量】

治疗鼻炎和鼻窦炎时建议使用鼻塞式的雾化器,治疗咽喉部炎症时,建议使用咬嘴式的雾化器。在治疗鼻咽喉部炎症急性发作时,建议每次使用 1 mg,2 次/日,最长可到发作后 7 天,然后应考虑降低剂量。

【不良反应及注意事项】

最常见的是口咽部念珠菌病,此外还可见声嘶、皮肤超敏反应、面部及口咽水肿等。

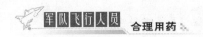

【药物相互作用】

同丙酸氟替卡松鼻喷雾剂。

3. 曲安奈德鼻喷雾剂(triamcinoione acetonide nasal spray)

本品是人工合成的含氟长效肾上腺糖皮质激素类药,其抗炎和抗变态反应作用强而持久,可抑制炎症细胞的迁移和炎症因子的释放。

【适应证】

用于治疗常年性过敏性鼻炎及季节性过敏性鼻炎。

【用法与剂量】

本品为水型鼻喷剂,与一般喷雾剂不同,喷口朝上,用前须振摇 5 次以上。推荐剂量为每鼻孔 2 撳(共 220 μg),1 次/日。症状得到控制时,可降低剂量至每鼻孔 1 撳,1 次/日。

【不良反应及注意事项】

包括咳嗽、鼻衄、咽炎、头痛和药物性鼻炎,发生率约为 2%。

【药物相互作用】

与其他皮质激素(如去炎松)合用时,可能增加对下丘脑 - 垂体 - 肾上腺系统的抑制作用。

4. 丙酸倍氯米松鼻喷雾剂(beclomethasone nasal spray)

本品为强效糖皮质激素类药,具有抗炎、抗过敏和止痒等作用,能抑制呼吸道渗出物,消除黏膜肿胀,解除支气管痉挛。

【适应证】

预防和治疗常年性及季节性过敏性鼻炎,也可用于血管舒缩性鼻炎。

【用法与剂量】

一次每鼻孔 2 撳(100 μg),2 次/日;也可每次孔 1 撳,3～4 次/日。一日总量不可超过 400 μg。

【不良反应及注意事项】

少数患者可出现鼻、咽部干燥或烧灼感,打喷嚏,味觉及嗅觉改变以及鼻出血等。偶见过敏反应如皮疹、荨麻疹、瘙痒、皮肤红斑。眼、面、唇、咽喉部水肿。罕见眼压升高、鼻中隔穿孔。

【药物相互作用】

同曲安奈德鼻喷雾剂。

5.布地奈德鼻喷雾剂(budesonide nasal spray)

本品吸入后可以抑制呼吸道或肺组织磷脂酶 A2,减少由该酶催化膜磷脂水解生成的血小板活化因子、白三烯类、前列腺素类等脂类炎症介质的产生和释放。

【适应证】

治疗季节性和常年性过敏性鼻炎,常年性非过敏性鼻炎;预防鼻息肉切除后鼻息肉的再生,对症治疗鼻息肉。

【用法与剂量】

治疗鼻炎鼻息肉时推荐起始剂量为 256 μg/d,此剂量可于早晨一次喷入或早晚分两次喷入。在获得预期的临床效果后,减少用量至控制症状所需的最小剂量。治疗季节性鼻炎最好在接触过敏原前开始使用。伴有严重的鼻充血时可能需配合使用缩血管药物。

【不良反应及注意事项】

剂量控制在 800 μg/d 以内时,一般不会出现糖皮质激素全身性不良反应。约5%的患者会发生局部刺激的不良反应,如鼻出血、鼻腔出现轻度出血性分泌物等。偶见速发或迟发的过敏反应如血管性水肿、荨麻疹、皮炎、皮疹和瘙痒等。

【药物相互作用】

酮康唑与布地奈德合用时血药浓度可增加,应避免两药合用。若无法避免合用,两药的给药间隔应尽可能长,同时应考虑减少布地奈德的用量。其他强效的 CYP3A4 抑制剂可能也会引起布地奈德血药浓度的明显升高。

6.糠酸氟替卡松鼻用喷雾剂(fluticasone furoate nasal spray)

糠酸氟替卡松可以抑制炎症因子的释放,具有持久抗炎的作用。

【适应证】

本品适用于治疗季节性和常年性过敏性鼻炎。

【用法与剂量】

建议首次用量为每次 110 μg(每侧鼻孔两喷),1 次/日。症状得到适当控制,可将剂量减至每侧鼻孔一喷以维持疗效,1 次/日。

【不良反应及注意事项】

长期使用(超过6周)时鼻衄发生率较高。此外还可见鼻腔溃疡、头痛、鼻痛、鼻部不适(包括鼻烧灼感、鼻刺激和鼻酸痛)和鼻干等不良反应。

【药物相互作用】

糠酸氟替卡松经肝脏 CYP450 3A4 代谢,绝大多数通过首过代谢而被快速清

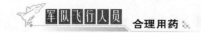

除,不建议与利托那韦等强效 CYP3A4 抑制剂合用,因为可能增加糠酸氟替卡松全身暴露的风险。

二、拟交感神经药

1. 盐酸羟甲唑啉滴剂(oxymetazoline hydrochloride drops)

羟甲唑啉是具有收缩血管作用的拟交感神经药物,直接刺激肾上腺素能 α_1 受体,具有作用迅速、疗效相对持久以及较低的反跳性倾向的特点。

【适应证】

用于急慢性鼻炎、鼻窦炎、过敏性鼻炎、肥厚性鼻炎。

【用法与剂量】

一次一侧 1~3 滴,早晚各一次,连续使用不得超过 7 天。

【不良反应及注意事项】

滴药过频易致反跳性鼻充血,久用可致药物性鼻炎。少数人有轻微的烧灼感、针刺感、鼻黏膜干燥以及头痛、头晕、心率加快等反应,罕见过敏反应。高血压、冠心病、甲状腺功能亢进、糖尿病等患者慎用。萎缩性鼻炎及鼻腔干燥者禁用。正在将接受单胺氧化酶抑制剂(如帕吉林、苯乙肼、多塞平等)治疗的患者禁用。

【药物相互作用】

使用本品时不能同时使用其他收缩血管类滴鼻剂。

2. 盐酸赛洛唑啉鼻用喷雾剂(xylometazoline hydrochloride nasal spray)

盐酸赛洛唑啉具有直接激动鼻黏膜血管肾上腺素能 α_1 受体而引起血管收缩的作用,从而减少血流量,减轻炎症所致的充血和水肿,具有起速快、作用持久、副作用小等特点。

【适应证】

用于减轻因急、慢性鼻炎,鼻窦炎,过敏性鼻炎,肥厚性鼻炎等疾病引起的鼻塞症状。

【用法与剂量】

0.05% 盐酸赛洛唑啉鼻用喷雾剂一次一侧 1 喷,不超过 4 次,连续使用不得超过 7 天。

【不良反应及注意事项】

过频使用易致反跳性鼻充血,久用可致药物性鼻炎。偶见一过性的轻微烧灼感、针刺感、鼻黏膜干燥以及头痛、头晕、心率加快等反应。前列腺肥大、嗜铬细胞瘤患者慎用。

【药物相互作用】

使用本品时不能同时使用其他收缩血管类滴鼻剂。

三、抗组胺药

1. 富马酸酮替芬鼻喷雾剂（ketotifen fumarate nasal spray）

本品具有拮抗组胺 H_1 受体和抑制过敏反应介质释放作用，不仅抗过敏作用较强，且药效持续时间较长。

【适应证】

改善患者鼻塞症状，用于治疗过敏性鼻炎。

【用法与剂量】

每次 1～2 喷（0.15～0.30 mg），1～3 次/日。

【不良反应及注意事项】

常见有嗜睡、乏力、口干、鼻腔干燥、恶心，偶见头痛、头晕、反应迟钝等不良反应。

【药物相互作用】

与镇静药、催眠药等中枢神经抑制药或酒精、抗组胺药并用，可以增强本品的镇静作用。

2. 盐酸氮䓬斯汀鼻喷雾剂（azelastine hydrochloride nasal spray）

盐酸氮䓬斯汀鼻喷雾剂具有拮抗组胺和抗过敏作用，能够抑制白三烯和组胺等物质的产生和释放。

【适应证】

用于缓解季节性过敏性鼻炎和常年性过敏性鼻炎等症状。

【用法与剂量】

每次 1 喷，早晚各 1 次，2 次/日（相当于每日 0.56 mg）。在症状消失前应坚持使用，但连续使用不超过 6 个月。

【不良反应及注意事项】

少数会有鼻刺痛和烧灼感等局部鼻黏膜刺激，若给药方法不正确时会有苦味的感觉，偶见恶心、疲乏、鼻窦炎、头痛、嗜睡、头晕、咽喉疼痛、鼻出血、咳嗽等。

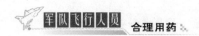

【药物相互作用】

未发现与其他药物有相互作用。

第三节　中耳炎

中耳炎是发生在中耳部位的炎症,临床表现为耳痛和听力下降等,主要由细菌和真菌感染导致。

1. 硼酸冰片滴耳液(boracic acid & borneol ear drop)

硼酸对细菌和真菌具有抑制作用弱,刺激性小的特点。冰片主要成分为龙脑和异龙脑,具有镇痛作用,且对葡萄球菌、链球菌、肺炎双球菌、大肠杆菌及部分致病性皮肤真菌等有抑制作用。

【适应证】

耳内消炎止痛药,常用于缓解外耳道炎症。

【用法与剂量】

滴耳,一次2~3滴,2~3次/日。

【不良反应及注意事项】

可见耳道疼痛、瘙痒、灼烧感,头晕、头痛等不良反应,鼓膜穿孔时慎重使用。

【药物相互作用】

尚不明确。

2. 氧氟沙星滴耳液(ofloxacin ear drop)

氧氟沙星通过作用于细菌 DNA 螺旋酶,抑制细菌 DNA 的合成和复制而导致细菌死亡,具有广谱抗菌作用,尤其对需氧革兰氏阴性杆菌的抗菌活性高。

【适应证】

适用于葡萄球菌属、链球菌属、变形杆菌属、铜绿假单胞菌、流感嗜血杆菌等敏感菌株所引起的中耳炎、外耳道炎和鼓膜炎等感染炎症。

【用法与剂量】

一次点耳6~10滴,2次/日。点耳后进行约10分钟耳浴。根据症状调整点耳次数。

【不良反应及注意事项】

不良反应可见耳痛、瘙痒感等。对喹诺酮类药物有过敏病史的患者禁用。

【药物相互作用】

本剂点耳、耳浴等局部给药时,最高血药浓度值较低,未见药物相互作用报道。

3. **盐酸洛美沙星滴耳液**(lomefloxacin hydrochloride ear drop)

洛美沙星为诺酮类药物,可抑制细菌的 DNA 螺旋酶而发挥杀菌作用,对肠杆菌科细菌抗菌活性强。

【适应证】

用于治疗敏感菌引起的中耳炎、外耳道炎、鼓膜炎。若炎症已发展至鼓室周围时,除局部治疗以外,应同时采用口服药剂的全身治疗。

【用法与剂量】

每次 6~10 滴,2 次/日,点耳后进行约 10 min 耳浴。根据症状适当调整点耳次数。疗程以 4 周为限。

【不良反应及注意事项】

偶有中耳痛及瘙痒感,对本品及氟喹诺酮类药过敏的患者禁用。

【药物相互作用】

尚不明确。

4. **盐酸环丙沙星滴耳液**(ciprofloxacin hydrochloride ear drop)

环丙沙星为第三代喹诺酮类抗菌药物,具有抗菌谱广、杀菌活性高等优点,对肠杆菌、绿脓杆菌、流感嗜血杆菌、淋球菌、链球菌、军团菌、金黄色葡萄球菌等均具有抗菌作用。

【适应证】

用于敏感菌所致的中耳炎、外耳道炎、鼓膜炎、乳突腔术后等感染。

【用法与剂量】

一次 6~10 滴,2~3 次/日。点耳后进行约 10 分钟耳浴,根据症状适当调整点耳次数。

【不良反应及注意事项】

偶有中耳痛及瘙痒感,对本品及喹诺酮类药过敏的患者禁用。

【药物相互作用】

长期大量使用经局部吸收后,可产生与全身用药相同的药物相互作用,如可使茶碱类、环孢素、丙磺舒等药物的血药浓度升高,增强华法林的抗凝作用,干扰咖啡因的代谢等。

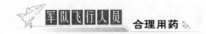

5. 氯霉素滴耳液（chloramphenicol ear drop）

氯霉素作用于细菌核糖核蛋白体的 50S 亚基,抑制肽酰基转移酶,阻挠蛋白质的合成,对革兰氏阳性、阴性细菌均有抑制作用,属抑菌性广谱抗生素。

【适应证】

用于敏感菌所致的中耳炎、外耳道炎、鼓膜炎、乳突腔术后等感染。

【用法与剂量】

滴于耳道内。一次 2～3 滴,3 次／日。

【不良反应及注意事项】

经口服的氯霉素对造血系统的毒性反应是氯霉素最严重的不良反应。有两种不同表现形式:①与剂量有关的可逆性骨髓抑制,常见于血药浓度超过25 mg/L的患者,临床表现为贫血,并可伴白细胞和血小板减少。②与剂量无关的骨髓毒性反应,常表现为严重的、不可逆性再生障碍性贫血,发生再生障碍性贫血者可有数周至数月的潜伏期,不易早期发现,其临床表现有血小板减少引起的出血倾向,如瘀点、瘀斑和鼻衄等,以及由粒细胞减少所致的感染征象,如高热、咽痛、黄疸等。局部使用的氯霉素因药物浓度有限,引发造血系统毒性反应的报道极罕见,但也需要谨慎使用。对本品过敏者禁用。

【药物相互作用】

与林可霉素类或红霉素类等大环内酯类抗生素合用可发生拮抗作用,因此不宜联合应用。

6. 盐酸林可霉素滴耳液（lincomycin hydrochloride ear drop）

林可霉素可与细菌核糖核蛋白体的 50S 亚基结合后,抑制肽酰基转移酶,阻止蛋白质肽链的合成,对各类厌氧菌有强大的抗菌活性,但抗菌谱窄。

【适应证】

用于敏感菌所致的急、慢性中耳炎。

【用法与剂量】

滴耳。一次 1～2 滴,3～5 次／日。

【不良反应及注意事项】

偶可有皮疹、瘙痒等过敏反应、中性粒细胞减低、血小板减低、念珠菌感染等,尚有耳鸣、眩晕等副作用。对林可霉素过敏者禁用。

【药物相互作用】

与大环内酯类抗生素可互相竞争结合位点,出现拮抗作用,不宜合用。

第四节　咽　炎

咽炎(pharyngitis)是人体的咽部受到病毒或者细菌感染导致的黏膜及黏膜下组织炎症。其中病毒感染主要由柯萨奇病毒、腺病毒、副流感病毒、鼻病毒及流感病毒导致,而细菌感染以链球菌、葡萄球菌和肺炎双球菌为主。此外,物理化学因素如高温、粉尘、烟雾、刺激性气体等也可导致咽炎。咽炎可分为急性咽炎和慢性咽炎,急性咽炎主要表现为咽部干燥、灼热、疼痛、吞咽疼痛、咽部充血肿胀等。慢性咽炎又可分为慢性单纯性咽炎、慢性肥厚性咽炎和萎缩性咽炎,其中慢性单纯性咽炎较多见,表现为咽部黏膜慢性充血,黏膜及黏膜下结缔组织增生,黏液腺可肥大,分泌功能亢进,黏液分泌增多。慢性咽炎易复发,较难治愈。

1.**西吡氯铵含片**(hexadecylpyridinium chloride bruccal tablet)

西吡氯铵为阳离子季铵化合物,作为表面活性剂,主要通过降低表面张力而引起抑制和杀灭细菌的作用。

【适应证】

作为局部抗菌剂可用于急性、亚急性咽炎和牙龈炎的辅助治疗。

【用法与剂量】

每次1片,每3 h服用一次,3~4次/日,在口中慢慢溶解。

【不良反应及注意事项】

可能出现皮疹等过敏反应,以及口腔、喉头偶可出现刺激感等症状。

【药物相互作用】

与含有阴离子型表面活性剂的药物或产品合用时,有配伍禁忌,可能降低其杀菌效果。

2.**碘化铵含片**(ammonium iodide buccal tablet)

碘化铵含片的主要成分为碘化铵和薄荷油,碘化铵具有祛痰作用,薄荷油具有清凉润喉的功效,可减轻皮肤黏膜不适疼痛。

【适应证】

用于喉炎、咽炎、扁桃体炎等辅助治疗。

【用法与剂量】

每片含碘化铵1.51 mg,薄荷油4.4 mg。当开始出现恶心、呕吐、眩晕等症状时含服。一次1片,1~6次/日,一日不超过6片。

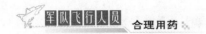

【不良反应及注意事项】

常见不良反应有迟钝、嗜睡、注意力不集中、疲乏、头晕,也可有胃肠不适。可引起碘过敏反应,对碘过敏者禁用。

【药物相互作用】

与乙醇或其他镇静助眠药合用有协同作用,应避免同时服用。能短暂地影响巴比妥类等的吸收。与对氨基水杨酸钠同用时,后者的血药浓度降低。

第五节 晕 动 病

晕动病(motion sickness)是飞机等运输工具所产生的加速运动刺激人体的前庭器官而发生的疾病。内耳前庭器是人体平衡感受器官,它包括三对半规管和前庭的椭圆囊和球囊,半规管内的壶腹嵴及椭圆囊、球囊都是前庭末梢感受器,可感受各种特定运动状态的刺激。当运动刺激使前庭椭圆囊和球囊的囊斑毛细胞产生形变放电,电信号向中枢传递并感知所产生不适反应,如上腹不适,继有恶心、面色苍白、出冷汗、眩晕、唾液分泌增多和呕吐等。由于运输工具不同,可分别称为晕车病、晕船病、晕机病(航空晕动病)以及宇宙晕动病等。药物治疗可选用抗组胺和抗胆碱类药物,如氢溴酸东莨菪碱和茶苯海明含片。

茶苯海明含片(dimenhydrinate buccal tablet)

茶苯海明是苯海拉明与8-氨茶碱的复合物,具有镇静和镇吐作用。

【适应证】

用于防治晕动病(如晕车、晕船、晕机)所致的恶心、呕吐。

【用法与剂量】

每片含茶苯海明40 mg。当开始出现恶心、呕吐、眩晕等症状时含服。一次1片,1~6次/日,一日不超过6片。

【不良反应及注意事项】

常见有迟钝、嗜睡、注意力不集中、疲乏、头晕,也可有胃肠不适。服药期间不得驾驶机、车、船,从事高空作业、机械作业及操作精密仪器。

【药物相互作用】

与乙醇或其他镇静助眠药合用有协同作用,应避免同时服用。能短暂地影响巴比妥类等的吸收。与对氨基水杨酸钠同用时,后者的血药浓度降低。

第六节　耳鼻喉科疾病治疗药物的航空医学关注

一、晕动病

晕动病包括晕机、晕船、晕车、空间晕动病等,大多数情况下,大脑能够适应这些不匹配的感觉,症状会随着适应而下降或消失。大多数飞行人员在反复暴露于飞行环境后变得无症状。据报道,超过75%的军事飞行人员在极端条件下会晕机。美国海军的研究表明,63%的飞行学员在第一次飞行时会发生晕动病,而只有15~30%的飞行学员在训练期间没有发生晕机。非飞行员机组人员在14%的航班上出现症状,6%的航班上出现呕吐。虽然大多数飞行人员能够适应不同的飞行姿态和加速等,但在反复训练适应后,有些飞行人员仍会出现症状。此外,在转换机型时,机组人员偶尔也会出现晕机,特别是在高温、低海拔、能见度有限等特殊环境下。美国空军飞行人员特许飞行指南指出,12岁以后在飞机、汽车或船艇上有晕车史,且在UPT和UNT(FCⅠ/ⅠA)申请者中有晕车史的飞行人员均需提出申请特许,只有12岁以前病史的飞行人员不需要申请特许,但任何晕车病史都需要仔细分析,排除有器质性或精神病理学的原因。

药物干预晕动病主要有东莨菪碱、异丙嗪和苯海明等,可预防和缓解晕机症状,但这些药物在治疗剂量下容易产生镇静、认知障碍和短期记忆丧失。右旋安非他明或麻黄碱与东莨菪碱或异丙嗪合用时,可减轻美军飞行学员在军事飞行训练期间的副作用,但目前只允许在三次飞行中观察其效果,且有飞行教员陪同。此外,莫达非尼、倍他司汀等药物迄今为止还没有显示出明显的疗效。因此,目前被认为可供治疗晕机的药物只允许监督情况下在美军飞行学员人群中使用,而通过培训的人员不得使用该药物。

二、变应性鼻炎

变应性鼻炎是指特异体质个体接触变应原后,导致主要由IgE介导的组胺等介质释放,并有多种免疫活性细胞和细胞因子等参与的鼻黏膜非感染性炎性疾病,其典型症状主要是阵发性喷嚏、清水样鼻涕、鼻塞和鼻痒,部分患者伴有嗅觉减退。航空航天特殊环境可以诱发并加重变应性鼻炎,国内外多项调查数据显示,变应性鼻炎在飞行人员中有很高的发病率,对飞行人员的日常活动如睡眠、记忆力、认知能力、精神情绪等造成了不同程度的影响,有的出现耳痛、耳鸣、听力下降、头痛、流泪等继发性耳/鼻气压伤表现。睡眠不足、注意力下降、情绪及认知功能的减退容易使飞行人员产生疲劳,导致飞行能力下降和判断失误,出现飞行错觉,甚至导致严重的飞行事故。也曾有因继发于变应性鼻炎的耳/鼻气压伤而导致飞行人员暂时甚至永久性停飞的报道。

空军特色医学中心徐先荣等提出了关于飞行学员或飞行人员变应性鼻炎的鉴定原则,主要包括以下方面:①飞行学员医学选拔时有明确变应性鼻炎病史不合格;②基础理论学习阶段的飞行学员患中重度变应性鼻炎治疗效果欠佳影响学习,应做停学处理;③进入飞行学习阶段的飞行学员患中重度和Ⅱ类变应性鼻炎治疗效果欠佳影响学习,应下飞行不合格结论做停学处理;④飞行人员患重度变应性鼻炎,特别是常年发作所致重度和Ⅱ类变应性鼻炎反复治疗效果欠佳,应下飞行不合格结论做停飞处理;⑤变应性鼻炎急性发作期应做暂时飞行不合格结论,症状有效控制后方可恢复飞行;⑥Ⅱ类变应性鼻炎在有效治疗后,应经低压舱检查正常者方可恢复飞行,特别是单座机和高性能战斗机飞行员应作为必查要求。此外,患变应性鼻炎的歼击机飞行员比运输机和直升机飞行员在飞行中发生急性鼻窦损伤者少,与前者在飞行过程中心理和生理更紧张所致的血管收缩更明显有关,也与歼击机飞行员患变应性鼻炎后放飞把关更严有关。

抗组胺类药物如苯海拉明、酮替芬、氮䓬斯汀等是缓解变应性鼻炎的常用药物,这些药物及其复方制剂对飞行人员的缺氧耐受力影响虽不大,但其嗜睡及眩晕对飞行安全构成了严重威胁,此外还可引起注意力不集中、抑郁、前庭功能障碍等工作能力下降的不良反应。因此,在飞行前24小时应禁用上述抗组胺药物。

(林　颖　胡　玥)

参考文献

[1]王广云,孔德文,王佳,等.中美军事飞行人员疾病谱主要疾病荟萃分析.空军医学杂志,2018,34(4):228-233

[2]张琳静,高山,孙文艳.2007-2016年我国中西部战区某院耳鼻咽喉-头颈外科空军住院病员疾病谱分析.空军医学杂志,2018,34(3):153-156

[3]单希征,李文斌,郭启煜,等.飞行人员医学选拔和医学鉴定中的前庭功能问题.中华航空航天医学杂志,1998,9(3):175-176

[4]王雪峰,詹思延.我国军事飞行员停飞疾病谱的Meta分析.空军医学杂志,2019,35(4):

293 - 296

[5]叶佳波,钟方虎,张霞,等.空军飞行人员医学停飞疾病谱调查与分析.中华航空航天医学杂志,2018,29(3):195 - 199

[6]张凌,王广云,邹志康,等. 美国空军飞行人员主要疾病特许飞行统计分析.空军医学杂志,2016,32(1):41 - 47

[7]Air Force Waiver Guide, Washington:USAF School of Aerospace Medicine, D. o. t. A. Force. Editor. 2017

[8]徐先荣,张扬,马晓莉,等.飞行人(学)员鼻科疾病诊治和医学鉴定规范.空军总医院学报,2011,27(1):37 - 40

[9]徐先荣,郭丽英.飞行人员变应性鼻炎的特点及对飞行的影响.航天医学与医学工程,2000,13(3):207 - 209

第十章 精神障碍疾病合理用药

第一节 概 述

一、定义和分类

精神障碍(psychiatric disorders)是大脑机能活动发生紊乱,导致认知、情感、行为和意志等精神活动不同程度障碍的一类疾病,主要包括:①器质性精神障碍,如阿尔兹海默病、血管性痴呆、器质性遗忘综合征、损伤和功能紊乱所致的人格和行为障碍等;②精神活性物质所致的精神障碍,如酒精、鸦片类物质、大麻类物质、可卡因、咖啡因、致幻剂等所致的精神和行为障碍等;③精神分裂症、分裂型障碍和妄想性障碍;④心境/情感障碍,包括躁狂发作、双相情感障碍、抑郁、持续性心境/情感障碍等;⑤神经症性、应激相关的及躯体形式障碍,包括焦虑障碍、强迫性障碍、重应激反应及适应障碍等;⑥伴有生理紊乱及躯体因素的行为综合征,如进食障碍、非器质性睡眠障碍等;⑦成人人格与行为障碍,如特异性人格障碍、混合型及其他人格等;⑧精神发育迟滞;⑨心理发育障碍,如语言发育障碍、特定性学校技能发育障碍、特定性运动功能发育障碍等;⑩通常起病于童年与少年期的行为与情绪障碍,包括多动性障碍、品行障碍及抽动障碍等。

二、军事飞行人员精神障碍的流行病学

飞行员,尤其是战斗机飞行员,因其职业的特殊性,其精神疾病谱和一般人群不同。我军 2010—2015 年飞行不合格疾病谱分析研究显示,抑郁症、心境不良、应激障碍、抑郁状态、恶劣心境、神经衰弱是导致停飞的主要精神疾病。随着社会发展,近年来精神疾病在飞行员疾病谱中的比重呈快速增加趋势,伴随飞行员高负荷、高强度、高压力、高风险的职业特点,应激因素导致精神疾病发生率逐渐攀升。美军 2000—2011 年因心理疾病住院的军事人员,精神障碍前 5 位为适应障碍、抑郁障碍、创伤后应激障碍、物质依赖或滥用和焦虑障碍。

美军统计的一项 2005—2016 年精神障碍患病率的研究报告显示,2005 年全

军精神障碍患病率 12.2% 升至 2012 年的 23.8%,再降至 2016 年的 20.1%。空军的精神障碍患病率从 2005 年的 12.3% 增加至 2011 年的 20.1%,再降至 2016 年的 17.5%,其中适应障碍由 2005 年的 3% 增加至 2016 年的 5.5%,酒精所致精神障碍患病率约 1%,焦虑障碍由 2005 年的 2% 增加至 2016 年的 4.75%,双相情感障碍患病率不足 0.25%,抑郁障碍的患病率波动于 2005 年的 3.25% 至 2015 年的 4.0% 之间,2016 年复降至 3.25%,失眠症的患病率由 2005 年的1.25%增长到 2016 年的 4.25%,人格障碍的患病率维持在 0.25% 左右,精神病的患病率低于 0.25%,创伤后应激障碍的患病率由 2005 年的 0.5% 上升至 2015 年的 1.25%,精神分裂症的患病率维持在低于 0.1%,物质相关及成瘾障碍患病率维持在 0.3%。以上流行病学统计数据显示,精神障碍造成了较为严重的非战斗减员,对战斗力维持造成较大危害。其中,适应障碍、失眠症、创伤后应激障碍和焦虑障碍的患病率逐年增高,抑郁障碍在军队精神人员精神障碍中占有较大比重。结合国内相关研究,精神疾病在当前中美军事飞行人员所患疾病谱中均占有重要位置,提示我们应高度重视飞行员精神障碍的防治工作。其中,适应障碍、焦虑障碍、抑郁障碍及创伤后应激障碍的预防和治疗是我们需要重点关注的疾病。

第二节　抑　郁　症

抑郁症(depression)又称抑郁障碍,以显著而持久的心境低落为主要临床特征,是心境障碍的主要类型。生物、心理与社会环境诸多方面因素参与了抑郁症的发病过程。药物治疗是中度以上抑郁发作的主要治疗措施。抗抑郁药按照作用机制的不同,主要分为三大类:单胺氧化酶抑制剂、三环类抗抑郁药和新型抗抑郁药。选择性 5 – HT 再摄取抑制药(SSRI)是新型抗抑郁药物的一类,临床常用的有氟西汀、帕罗西汀、舍曲林、氟伏沙明、西酞普兰等。本类药物镇静作用小,也不损伤精神运动功能,对心血管和自主神经系统功能影响很小。本类药物还具有抗抑郁和抗焦虑双重作用,多用于脑内 5 – HT 减少所致的抑郁症。对于飞行员而言,用药安全、不良反应小、改善认知功能及社会功能是药物选择的首要考量。

1. 舍曲林(sertraline)

舍曲林是一种选择性的 5 – HT 再摄取抑制剂。在常规剂量下,对去甲肾上腺素及多巴胺再摄取仅有微弱的影响。

【药动学】

服药 4.5 ～ 8.4 h 人体血药浓度达到峰值。$t_{1/2}$ 为 22 ～ 36 h。血浆蛋白结合率为 98%,主要通过肝脏代谢,代谢产物从粪便和尿液排泄。

【适应证】

用于重度抑郁障碍、强迫障碍、惊恐障碍、创伤后应激障碍、经前期焦虑障碍等。

【用法与剂量】

起始剂量是 50 mg/d,最大剂量为 200 mg/d。用药 1 周内可见效,完全起效需更长时间。

【不良反应及注意事项】

可见便秘、腹泻、消化不良、恶心、呕吐、头晕、头痛、失眠、嗜睡、震颤、异常射精、性欲下降。疲劳、Stevens – Johnson 综合征、低钠血症、胃肠道出血等。

【药物相互作用】

与单胺氧化酶抑制剂存在相互作用,导致高热、肌强直、肌痉挛和生命体征不稳、精神状态改变。应避免舍曲林与色氨酸、芬氟拉明、芬太尼、5 – HT 激动剂或圣约翰草联用。在糖尿病患者中,使用某种 SSRI 可能会改变血糖控制,需调整降糖药用量。与阿司匹林、非甾体抗炎药、华法林和其他抗凝药合用可能会增加出血风险。

2. 草酸艾司西酞普兰(escitalopram oxalate)

本药是一种 5 – HT 再摄取抑制剂,对 5 – HT 再摄取和 5 – HT 神经元代谢率抑制作用强。

【药动学】

口服吸收完全,不受食物影响,绝对生物利用度约为 80%,血浆蛋白结合率约为 80%,在肝脏内主要经过去甲基化和去二甲基化代谢,两种代谢产物均有药理学活性。$t_{1/2}$ 约为 30 h。药物的主要代谢产物半衰期更长,本品及其代谢产物主要经肝脏代谢和肾脏消除排泄。

【适应证】

预防血管性抑郁、广泛性焦虑障碍、重度抑郁症、强迫障碍、惊恐障碍、经前期焦虑障碍等。

【用法与剂量】

口服,1 次/日,常用剂量是 10 mg/d,最大剂量可增加至 20 mg/d。通常 2 ～ 4

周可获得最佳抗抑郁疗效。症状缓解后,应维持治疗至少 6 个月以巩固疗效。

【不良反应及注意事项】

常见有出汗、腹痛、便秘、腹泻、消化不良、恶心、呕吐、口干、眩晕、头痛、失眠、嗜睡、疲劳、出血及其他异常、抑郁症病情加重等。

【药物相互作用】

同舍曲林。

3. 安非他酮(bupropion)

安非他酮是单环氨基酮,与精神兴奋药苯丙胺类似,是一种相对弱的 DA、NE 再摄取抑制剂,无 5 - HT 再摄取抑制作用,称为 NE、DA 再摄取抑制剂。

【药动学】

口服吸收完全,蛋白结合率 85% ,$t_{1/2}$ 约为 2 ~ 3 h,在肝脏内由 CYP2D6 代谢,代谢产物羟基安非他酮有抗抑郁效应,主要从尿液排泄。

【适应证】

用于抑郁障碍、双相情感障碍、烟碱和其他成瘾物质脱瘾等。

【用法与剂量】

口服,用药开始前三天 1 次/日,每次 150 mg,第 4 ~ 7 d 改为 2 次/日,每次 150 mg。两次用药间隔时间大于 8 小时。第 8 d 开始为每次 150 mg,1 ~ 2 次/日。疗程 7 ~ 12 周或更长。本品最大推荐剂量为 300 mg/d,分两次服用。

【不良反应及注意事项】

可见快速性心律失常、皮肤瘙痒、皮疹、荨麻疹、便秘、恶心、关节痛、肌痛、意识模糊、头晕、头痛、失眠、震颤、耳鸣、咽炎、口干、心律失常、过敏反应、癫痫、闭角型青光眼、抑郁症恶化、躁狂症、精神病、自杀意念等。

【药物相互作用】

与单胺氧化酶抑制剂联用时引起高血压;和 DA 激动剂如金刚烷胺、左旋多巴或溴隐亭联用可能引起谵妄、精神病性症状和运动障碍;和锂盐同用有报道出现包括抽搐在内的 CNS 毒性反应;和氟西汀同服可能引起谵妄。

第三节　躁狂症

躁狂症(Mania)主要以情感高涨或易激惹为主要临床症状,伴随精力旺盛、言语和活动增多,严重时伴有幻觉、妄想、紧张等精神病性症状。在中国精神疾病分类与诊断标准第三版(CCMD-3)中,作为心境(情感)障碍中的一个独立单元,与双相障碍并列。躁狂症一般呈发作性病程,每次发作后进入精神状态正常的间歇缓解期,有反复发作倾向。心境稳定剂是治疗躁狂发作并预防其复发的一类药物。传统的心境稳定剂对躁狂或抗抑郁发作具有治疗和预防复发的作用,且不会引起躁狂与抑郁转相,或导致发作变频。目前认为能治疗双相情感障碍四个不同时相(躁狂发作、抑郁发作、预防躁狂发作或预防抑郁发作)中的任一时相的药物,即可称之为"心境稳定药物"。常用的心境稳定剂有以下三大类:第一类,锂盐最为经典,目前仍为常用的心境稳定剂,比如碳酸锂。第二类,抗癫痫药,这类药在神经科用于治疗癫痫,但是在精神科则是用作心境稳定剂,常用的有卡马西平、丙戊酸盐、托吡酯(妥泰)、拉莫三嗪(利必通)等。第三类,非典型抗精神病药物,包括喹硫平、奥氮平、阿立哌唑等。

1. 丙戊酸钠(sodium valproate)

丙戊酸钠稳定情绪的机制目前尚不明确,可能与增加脑内抑制性神经递质γ-氨基丁酸,以及作用于神经元突触后感受器,模拟和加强γ-氨基丁酸的抑制作用有关。

【药动学】

口服生物利用度接近100%,$t_{1/2}$为15~17 h。连续服药3~4 d后药物的血药浓度达到稳态。在体内通过葡萄糖醛酸化和β-氧化等转化后通过尿液排泄。

【适应证】

主要治疗躁狂症,对躁狂和抑郁交替发作的双相情感障碍有很好的治疗和预防复发的作用。

【用法与剂量】

双相情感障碍:起始剂量通常为每日10~15 mg/kg,推荐的起始剂量为500 mg/d,分2次服用,早晚各1次,应尽可能快地增加剂量,第3天达到1000 mg/d,第1周末达到1500 mg/d,此后可根据病情及血药浓度调整剂量,维持剂量在1000~2000 mg/d,最大剂量不超过3000 mg/d,治疗血药浓度在50~125 μg/ml范围内。

【不良反应及注意事项】

常见耳聋,恶心、呕吐、牙龈异常(主要是牙龈增生)、口腔炎、上腹痛、腹泻等。可见贫血、血小板减少、震颤、锥体外系不良反应、昏迷、嗜睡、抽搐、记忆障碍、头痛、眼球震颤、头晕等。

【药物相互作用】

饮酒可加重镇静作用;与抗凝药如华法林或肝素等合用,将增加出血的危险性;与阿司匹林合用,可延长出血时间;与氟哌啶醇、洛沙平、马普替林、单胺氧化酶抑制药和三环类抗抑郁药合用,可以增加对中枢神经系统的抑制作用,须及时调整用量以控制发作。

2. 锂盐(lithium)

本品以锂离子的形式发挥作用,其抗躁狂发作的机制是抑制神经末梢 Ca^{2+} 依赖性的去甲肾上腺素及多巴胺释放,刺进神经细胞对突触间隙中去甲肾上腺素的再摄取,增加其转化及灭活,从而降低去甲肾上腺素浓度。与此同时,锂离子能够促进 5 – HT 的合成和释放,有助于稳定情绪。

【药动学】

口服吸收快而完全,生物利用度 100%,表观分布容积 0.8 L/kg,血浆清除率 0.35 ml/(min·kg),单次服药后经 0.5 h 血药浓度达峰值。按照常规给药约 5 ~ 7 d 达稳态浓度。$t_{1/2}$ 约为 12 ~ 24 h,在体内不降解,无代谢产物,绝大部分经肾脏排出,80% 可经肾小管重吸收。

【适应证】

主要治疗躁狂症,对躁狂和抑郁交替发作的双相情感障碍有很好的治疗和预防复发的作用,对反复发作的抑郁症也有预防发作的作用,也用于治疗分裂情感性障碍。

【用法与剂量】

成人用量按照体重 20 ~ 25 mg/kg 计算,躁狂症的治疗剂量为 600 ~ 2000 mg/d,分 2 ~ 3 次服用,宜饭后服用,以减少对胃的刺激,剂量应该逐渐增加并参照血锂浓度调整。维持剂量 500 ~ 1000 mg/d。

【不良反应及注意事项】

可见口干、烦渴多饮、多尿、便秘、腹泻、恶心、呕吐、上腹痛、双手细震颤、萎靡、无力、嗜睡、视物模糊、腱反射亢进,可引起白细胞增高。上述不良反应可能是中毒的先兆,应密切观察。

【药物相互作用】

与氨茶碱、咖啡因或碳酸氢钠合用,可增加本品的尿排出量,降低血药浓度和疗效。与氯丙嗪及其他吩噻嗪衍生物合用时,可使氯丙嗪的血药浓度降低。与碘化物合用,可促发甲状腺功能低下。与去甲肾上腺素合用,后者的升压效应降低。与肌松药(如琥珀胆碱等)合用,肌松作用增强,作用时间延长。与吡罗昔康合用,可导致锂浓度过高而中毒。

3. 拉莫三嗪(lamotrigine)

拉莫三嗪是一种电压门控式钠离子通道的抑制剂,通过抑制 Ⅱa 型 Na^+ 通道,稳定细胞膜,抑制神经元的异常放电;抑制电压门控性 Ca^{2+} 通道。也能够稳定突触前膜,抑制兴奋性神经递质尤其是谷氨酸的释放,从而抑制谷氨酸诱导的动作电位爆发。

【药动学】

口服后吸收迅速完全,约 2.5 h 达到血浆峰浓度。血浆蛋白结合率约为 55%,$t_{1/2}$ 约为 24~35 h。主要代谢为葡萄糖醛酸结合物,然后经尿液排泄。

【适应证】

可延长双相障碍患者躁狂相关发作(包括轻躁狂发作)的循环/复发间隔时间,用于预防和治疗双相障碍。

【用法与剂量】

双相 I 型障碍时,合用丙戊酸的患者:治疗的前 4 周 25 mg/d,第 5 周 50 mg/d,第 6 周增加至目标剂量 100 mg/d。不与酶诱导剂及丙戊酸联用的患者:治疗的前 2 周 25 mg/d,之后 2 周 50 mg/d,第 5 周 100 mg/d,第 6 周增加至目标剂量 200 mg/d。与酶诱导剂(不加丙戊酸)联用:治疗的前 2 周 50 mg/d,之后 2 周 100 mg/d,第 5 周 200 mg/d,第 6 周 300 mg/d,第 7 周增加至目标剂量 400 mg/d。剂量 ≥100 mg/d 时分两次服用。

【不良反应及注意事项】

可见皮疹、攻击行为、易激惹、头痛、嗜睡、失眠、头晕、震颤、恶心、呕吐、腹泻、疲劳等。

第四节　精神活性物质依赖

精神活性物质(psychoactive substance)是指一大类能够影响人的情绪、心境、行为或者能够调节人的精神、情绪和行为反应,并具有致躯体依赖和精神依赖作用的物质。人们使用这些物质之后能获得或保持某种特殊的生理和心理状态,因此这些物质在临床上常被作为治疗疾病的药物。绝大多数精神活性物质都具有独特的中枢药理作用,如果使用和管理得当,就能用作药物在临床上发挥重要作用,如抗抑郁、抗焦虑、镇痛、镇静、麻醉、催眠等。然而使用不当就有可能被当成毒品滥用,这样就极有可能带来极大的个人及社会危害。目前精神活性物质主要分为以下几类:①中枢神经系统抑制药(depressants),能抑制中枢神经系统,如巴比妥类、苯二氮䓬类、酒精等;②中枢神经系统兴奋剂(stimulants),能兴奋中枢神经系统,如咖啡因、苯丙胺、可卡因等;③麻醉性和非麻醉性镇痛药,麻醉性镇痛剂主要是指阿片类(opiates),包括天然、人工合成或半合成的阿片类物质,如海洛因、吗啡、阿片、美沙酮、二氢埃托啡、哌替啶、丁丙诺啡等;④致幻剂(hallucinogen),能改变意识状态或感知觉,如麦角酸二乙酰胺(LSD)、仙人掌毒素(mescaline)、大麻(cannabis、marijuana)等;⑤除上述主要的精神活性物质外,其他某些化学物质在一定程度上具有致精神和(或)躯体依赖潜能,例如烟草、酒精以及丙酮、苯环己哌啶(PCP)等。

近年来,精神活性物质的滥用和成瘾已经成为严重困扰许多国家和地区的重大问题;它不仅危害用药个人身心健康和家庭幸福,而且还严重影响社会的稳定。然而到目前为止,针对精神活性物质依赖还没有可靠的医学生物学干预手段,许多药物可用于精神活性物质滥用的治疗,但没有一个能令人完全满意。药物治疗都必须联合心理社会治疗,单用药物治疗的长期成功率低,因此积极寻找有效安全的抗精神活性物质依赖的药物势在必行。

1. 纳曲酮(naltrexone)

纳曲酮为阿片受体拮抗剂,属于羟吗啡酮的同类化合物,不具备阿片受体的激动作用,不产生耐受性和依赖性,但可诱发阿片类依赖者出现戒断综合征。对脑内的阿片受体有很强的亲和力,可阻断阿片类药物作用于这些受体。当阿片类药物依赖者经过脱毒治疗消除躯体依赖性后,给予纳曲酮治疗,使之与阿片受体结合,此时如再用阿片类药物,因阿片类受体被阻,便产生不了快感,阿片类药物便失去了强化剂的作用;也可在使用药物后不致产生躯体依赖,减弱负性强化作用;复吸的可能性由此减少,纳曲酮服用者不再有强烈的求药行为。另外,使用纳曲酮可以有助于稽延性戒断症状的消退。

【药动学】

口服后吸收迅速而完全,1 h可达血药峰值,但广泛在肝内首过代谢,仅5%进入血液循环。蛋白结合率为20%,稳态分布容积为16.1 L/kg,总清除率约为94 L/h。主要代谢产物6-β-纳曲醇(6-β-naltrexol)具有轻微的拮抗作用。原药和代谢产物主要随尿排出,未见蓄积现象。

【适应证】

阻断对阿片类药物的依赖性,帮助阿片类药物成瘾患者后期康复。辅助治疗乙醇依赖者。

【用法与剂量】

开始治疗时应缓慢加药,第1天剂量为2.5~5 mg,视患者对药物的反应第2

天开始加量,第 5 天加至治疗量 40~50 mg/d,治疗期药物剂量相对固定在 40~50 mg/d,根据患者的耐受情况再适当下调用药剂量,但不得低于 30 mg/d,疗程越长越好,至少 6 个月以上。

【不良反应及注意事项】

可出现无力、疲乏、不安、焦虑、失眠、食欲不振等,这些症状应注意与残留的稽延性戒断症状以及使用阿片类受体激动剂中断后的某些症状反跳相鉴别。使用大剂量的纳曲酮可出现中毒性肝损害,出现转氨酶升高等。

【药物相互作用】

盐酸纳曲酮片能干扰含有阿片类药物的治疗作用,凡使用阿片类镇痛药应避免与这类药物同时使用。

2. 美沙酮(methadone)

美沙酮对 μ 和 δ 阿片受体有激动效应,对 NMDA 谷氨酸受体有拮抗作用,后者与氯胺酮相似。其药理性质与吗啡相似,但镇痛和欣快感稍轻,其他副作用相似。临床上所用的美沙酮是其消旋体,通常认为其治疗效应和不良反应主要是由于其 R - 对映体的作用。两个对映体都与 NMDA 受体结合,而 R - 对映体主要与 μ 阿片受体结合。

【药动学】

口服后几乎可被胃肠道完全吸收,与血浆蛋白的结合率 60%~90%,生物利用度 41%~99%。口服后 45 min 起效,1~5 h 达峰浓度,作用持续时间 24~36 h,$t_{1/2}$ 为 15~18 h。主要在肝脏代谢,由肾脏及胆汁排泄,反复给药有组织蓄积作用。

【适应证】

用于阿片类依赖的脱毒治疗,以及用于创伤、术后、癌症引起的重度疼痛的镇痛治疗。

【用法与剂量】

(1)引入期 可采用两种方法,第一种是逐日递增法:首日量 30 mg,以后每日递增 5~10 mg,直到患者的戒断症状得到完全控制,主观感觉良好为止,一般需要 4~7 d。对于使用海洛因时间较长,近 2 周日使用海洛因 0.5 g 以上的患者,可按公斤体重法计算美沙酮用量:首次量(mg) = 患者体重(kg) × 1 mg/kg 计算给予。按此法给药后一般可以控制戒断症状达 10 h 以上,次日出现戒断症状第 2 次用药时,若间隔小于 24 h,则可按原剂量(因为体内有残存量)或加 5 mg 给予;若间隔大于 24 h,则可按原剂量(因为体内有残存量)或减去 5 mg 给予。第 2 次给药后,控制戒断症状的时间若在 24 h 以上,则此时的剂量基本可作为维持剂量。引入期的第二种方法:按临床经验,上午给 30 mg,让患者出现戒断症状时或晚上(约 12 h 后)复诊,依据美沙酮的半衰期(约 12 h)推算能维持到次日(约 12 h 后)的美沙酮量第 2 次给予。次日可将前两次的剂量相加,在加 5~10 mg 后一次给予,此剂量基本接近维持剂量。

(2)维持期 维持治疗是一个长期的治疗过程,维持剂量通常在 60~120 mg/d,1 次/日。理想的维持剂量标准:戒断症状控制完全,有效抑制渴求感,不影响意识活动和职业功能,无明显毒副作用,有研究认为高剂量维持治疗疗效较好。

(3)美沙酮维持治疗的减量和停药 维持治疗一段时间后,随着患者的躯体状况、职业功能、家庭功能和社会功能等逐渐得到改善和趋于稳定,只要患者尿检阴性和没有使用成瘾药品,可以考虑逐渐减量、低剂量维持或缓慢停药,减量过程应缓慢,每周递减 3%,4~6 个月停药,但患者仍应保留在治疗程序中继续接受其他方面的治疗。

【不良反应及注意事项】

与吗啡类似,但相对较轻,主要有头痛、眩晕、恶心、出汗、嗜睡、欣快(过量时)、便秘、直立性低血压。具有成瘾性,长期使用应注意组织蓄积产生的过量中毒以及导致的药物依赖(主要为身体依赖),美沙酮导致的药物依赖属中度至重度,表现为突然停药后出现阿片戒断症状。美沙酮过量可导致呼吸抑制,呼吸抑制主要表现为昏迷、呼吸变浅变慢、瞳孔缩小呈针尖状(严重呼吸抑制可因脑缺氧而散大)、血压下降甚至休克,严重者可因呼吸抑制而死亡。

【药物相互作用】

(1)增强美沙酮作用的药物 ①药动学因素:甲氰咪胍可能抑制代谢酶、故能协同美沙酮,增强美沙酮作用;②药效学因素:吩噻嗪类、三环类抗抑郁药、苯二氮䓬类、麻醉性镇痛药可协同美沙酮的中枢抑制作用,严重者可致呼吸抑制、血压下降、过度镇静、昏迷甚至死亡,故美沙酮与这些药物合用时必须减少剂量。美沙酮本身具有轻度降血压作用,当病人血容量下降或服用吩噻嗪类药时,可导致严重低血压反应;降压药中的美加明、肌乙啶和利尿药可加重直立性低血压反应。

(2)降低美沙酮作用的药物 ①药动学因素:巴比妥类药物、苯妥英钠可增强肝细胞微粒体酶活性,加速美沙酮在体内的生物转化,加速美沙酮及衍生物经胆汁排泄,结果降低美沙酮止痛及抑制戒断症状的疗效。抗结核药利福平除增强微粒体酶活性加速生物转化外,能加强肝脏的首过效应、降低美沙酮的生物利用度,引起戒断症状。降低尿液 pH 值的药物氯化铵可加速美沙酮从尿排泄,降低血药浓度,诱发戒断症状。②药效学因素:阿片受体拮抗剂纳洛酮、纳曲酮可诱发严重的戒断症状。

(3)与其他药物的相互作用　①与苯丙胺类合用,可能引起迟发性运动障碍。②与女性避孕药合用,可出现乏力、困倦等反应。③与酒精合用,可造成意外伤亡,故使用美沙酮治疗时原则上应该禁酒。

第五节　精神障碍疾病治疗药物的航空医学关注

在临床上,以 SSRIs 为主要代表的抗抑郁药是飞行员常用精神科药物。Paul等人的一项研究结果显示,舍曲林对罹患抑郁症的机组人员的逻辑推理、连续减法运算和多重任务(模拟飞行操作时的信息处理特征)能力均无不良影响。加拿大军队批准患抑郁症的机组人员使用舍曲林及安非他酮,一项在志愿者中进行的研究结果显示,西酞普兰及艾司西酞普兰均未对选择反应时、逻辑推理、连续减法运算、多重任务能力及视觉警觉性等功能带来不利影响。但抗抑郁药的撤药反应对于功能及病情有明显影响,Hindmarch 等人的一项研究结果显示,87 名分别接受氟西汀、舍曲林、帕罗西汀及西酞普兰维持治疗的抑郁症患者,停药 4~7 d 后,仅帕罗西汀组出现了认知功能损害、睡眠质量下降及抑郁症状加重,其他药物均无明显撤药反应。即便如此,帕罗西汀对于驾驶及精神运动功能仅有轻微的影响。与安慰剂相比,单次服用 30 mg 米氮平后,被试人员的驾驶能力下降,计算机跟踪操作误差增大,主观警觉性降低,连续用药上述指标恢复正常;单次及短期应用艾司西酞普兰对上述功能无不良影响。镇静性抗抑郁剂(如阿米替林、丙咪嗪、多虑平及米安色林)会损害驾驶能力,多数药物在服药 1 周后对驾驶能力的影响逐渐恢复正常,夜间用药对次日的驾驶能力无残留影响。非镇静性抗抑郁剂(如氟西汀、帕罗西汀、文拉法辛)一般对驾驶能力无明显不良影响,但这些药物与苯二氮䓬类联用会严重损害驾驶能力。抗抑郁药物在航空领域的应用已有诸多证据,一项纳入 962 人的研究证实,抗抑郁药对空难发生率无显著性影响。因此,在航空医学领域抗抑郁药使用的有关规定可考虑适当放宽,在专业精神科医师的评估下,一些恢复飞行能力、病情明显好转的飞行员可在用药期间特许飞行。

其他精神科药物在临床上有一定应用,其疗效及安全性得到了证实,一些研究显示,精神活性药物在缓解飞行员及航天员的疲劳,减轻情感应激反应方面发挥一定效应,同时,神经刺激剂及抗焦虑药能够提高其效能及可靠性。精神活性药物可用于对抗飞行员的疲劳,保障飞行安全。尼古丁和多奈哌齐显著增强了飞行员的整体飞行表现及持久性视觉注意。然而,目前有关飞行员及航天员精神科药物使用的数据尚不充分,抗精神病药物、抗抑郁药物、心境稳定剂及精神活性物质对飞行效能的影响有待进一步研究。值得肯定的是,飞行员的情绪问题、精神问题、睡眠问题及疲劳问题均需要得到有效的纠治,即使对健康飞行员,一些促觉醒药物如莫达非尼、哌甲酯等也具有一定的军事应用价值。

美军飞行员在药物治疗阶段,可以申请特许飞行的药物有舍曲林、艾司西酞普兰、西酞普兰和安非他酮。对于镇静催眠药物如唑吡坦、佐匹克隆、扎莱普隆、三唑仑、羟基安定等,建议可以短期使用,但对于服用药物后放飞具有严格的规定。中枢兴奋药物如莫达非尼、右苯丙胺、咖啡因、哌甲酯均有用于飞行员抗疲劳的临床使用报道。但是我国尚未批准相关药物用于飞行员。因此,在使用精神类药物治疗时,临床医务工作者除了坚持早期、足量、足疗程、个体化和逐渐加量的原则,还应关注一下问题:①药物是否在未来存在使飞行员突然失去飞行能力的风险;②药物不能损伤飞行员认知能力,特别是高级认知能力,必须满足飞行员执行飞行任务的基本要求;③不能影响飞行员对飞行环境的耐受力;④药物不能导致飞行员其他身体损伤,且不会对飞行员自己和他人的安全带来风险;⑤要考虑到药物是否满足长航程或执行特殊飞行任务的要求。

（齐建林　王　进　吴　静　刘高华　马　雪）

参考文献

[1]于东睿,王学娟,王广云,等. 2010 – 2015 年飞行不合格飞行人员疾病谱分析. 空军医学杂志,2016,32(5):292 – 294

[2]齐建林,刘佳佳,董燕,等. 2001 – 2012 年住院飞行人员精神障碍疾病谱分析. 中华航空航天医学杂志,2015,26(3):181 – 184

[3]Paul MA, Gray G, Lange M. The impact of sertraline on psychomotor performance. Aviat Space Environ Med,2002,73(10):964 – 970

[4]Paul MA, Gray GW, Love RJ, et al. SSRI effects on pyschomotor performance: assessment of citalopram and escitalopram on normal subjects. Aviat Space Environ Med,2007,78(7):693 – 697

[5]Hindmarch I, Kimber S, Cockle SM. Abrupt and brief discontinuation of antidepressant treatment: effects on cognitive function and psychomotor performance. Int ClinPsychopharmacol, 2000,15(6):305 – 318

[6]Robbe HW, O'Hanlon JF. Acute and subchronic effects of paroxetine 20 and 40 mg on actual

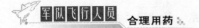

driving, psychomotor performance and subjective assessments in healthy volunteers. Eur Neuro-
psychopharmacol,1995,5(1): 35 –42

[7]Vasil′ev PV, Glod GD. Psychopharmacology in aviation and astronautics. Kosm Biol Aviakosm
Med,1977,11(3): 3 –11

[8]Caldwell JA, Mallis MM, Caldwell JL,*et al*. Fatigue countermeasures in aviation. Aviat Space
Environ Med. 2009,80(1): 29 –59

[9]Mumenthaler MS, Yesavage JA, Taylor JL,*et al*. Psychoactive drugs and pilot performance: a
comparison of nicotine, donepezil, and alcohol effects. Neuropsychopharmacology,2003,28(7):
1366 –1373

第十一章　抗菌药物合理用药

第一节　概　述

一、抗菌药物分类和作用机制

感染性疾病（infectious diseases）是指由各种病原体侵入机体引起的疾病,其病原体包括微生物和寄生虫两大类,其中微生物包括细菌、衣原体、支原体、螺旋体、立克次体、病毒和真菌等,而寄生虫包括原虫和蠕虫等。根据感染是否具有传染性,又可分为非传染性疾病如普通感冒、扁桃体炎等,以及传染病如艾滋病、病毒性肝炎、流行性出血热、肺结核等。感染性疾病属于临床常见病和多发病,疾病涉及范围广,可影响全身各个器官和系统,已成为严重危害人类健康甚至威胁生命的重大卫生问题。尤其是细菌的多重耐药性和病毒隐匿变异的不断出现,更是给感染性疾病的控制和治疗带来了巨大挑战。抗感染药物是指用于治疗病原体所致感染的各种药物,包括抗细菌药、抗真菌药、抗病毒药和抗寄生虫药。其中抗菌药物根据化学结构和来源的不同,主要分为:β-内酰胺类、大环内酯类及多肽类、氨基糖苷类、四环素类、人工合成的氟喹诺酮类和磺胺类。另外,还有抗结核杆菌药物和抗真菌药物等。

由于抗菌药物种类不同,抗菌机制也差异较大,主要的抗菌机制如下:β-内酰胺类抗生素主要通过与细菌胞浆膜上的青霉素结合蛋白结合,抑制转肽反应,阻碍肽聚糖的合成,导致细菌细胞壁缺损,使菌体失去渗透屏障而发生膨胀、裂解;同时触发细菌自溶酶的活性,使细菌溶解而产生抗菌作用,是临床治疗细菌感染性疾病的重要常用药物。氨基糖苷类抗生素对 G^- 杆菌有较强作用,如伤寒沙门菌、副伤寒沙门菌、大肠埃希菌、痢疾志贺菌等,但对铜绿假单胞菌无效,对 G^+ 杆菌、螺旋体的抗菌作用不及青霉素 G,对粪链球菌优于青霉素 G。其抗菌作用机制包括两方面:一方面可特异性与核糖体 30S 亚基结合,影响细菌蛋白质合成全过程,继而发挥抑菌作用;另一方面通过与细菌细胞膜相互作用增加其通透性,继而导致细菌胞内重要物质外漏产生杀菌作用。大环内酯类、林可霉素类以及氯霉素类抗生素作用机制相似,均能透过细菌胞膜,与核糖体 50S 亚基结合,抑制蛋白质的合成,但因为这三者与核糖体 50S 亚基的结合位点相同或相近,若联合应用可能会产生拮抗作用,故在临床应避免这三类药物的联合使用。四环素类抗生素属于快效广谱抑菌药,对于大多 G⁺菌、G⁻菌、厌氧菌、立克次体、螺旋体、支原体、衣原体以及某些原虫都有抗菌作用。主要通过与核糖体 30S 亚基在 A 位上特异性结合,从而抑制肽链延长和细菌蛋白质合成。喹诺酮类是指结构中含有 4 - 喹诺酮母核的一类药物,这类药物属于广谱杀菌药,可通过抑制细菌 DNA 拓扑异构酶,阻碍 DNA 的复制而发挥抗菌作用。磺胺类药物主要通过抑制二氢蝶酸合成酶,干扰叶酸的代谢过程继而影响细菌的生长繁殖。抗结核药物异烟肼的作用机制仍不十分清楚,有以下几种观点:一是抑制结核杆菌细胞壁重要组分分枝菌酸的合成;二是抑制结核杆菌 DNA 的合成;三是与分枝杆菌中的一种酶结合,导致结核杆菌代谢紊乱而死亡。利福平抗菌作用机制是通过与依赖 DNA 的 RNA 多聚酶的 β 亚单位牢固结合,抑制细菌 RNA 的合成,最终使 DNA 和蛋白的合成停止。抗真菌药物咪康唑、伊曲康唑等通过抑制 CYP450 酶的活性,从而抑制真菌细胞膜上类固醇和麦角固醇的合成,进而改变细胞膜的通透性,达到抑制真菌或导致真菌细胞膜破损而死亡。

二、军事飞行人员细菌感染性疾病流行病学

近几年,飞行员的劳动负荷与压力不断加大,飞行疲劳较为普遍,飞行员经常往返于温差较大区域,导致飞行员易患感染性疾病。2015 年在南方航空股份有限公司空勤门诊就医的 979 例确诊疾病的飞行员病例资料统计显示,导致飞行员临时停飞前三位的疾病分别是急性上呼吸道感染、航空性中耳炎和急性胃肠炎。值得注意的是,消化系统疾病尤其容易在夏季发生,这可能是因为飞行员饮食不规律,航线南北往来,冷热变化幅度大,高温或高湿度可减少胃液的分泌,降低胃内及十二指肠内的酸度,使被致病菌污染的食物有机会进入肠道。

综合各种研究结果,我国飞行员停飞疾病谱中细菌感染性疾病广泛分布于呼吸系统、消化系统和泌尿系统,常见有感冒、结核病、腹泻、痢疾、肝脓肿、细菌性前列腺炎等。细菌感染性疾病虽然不是我军飞行员停飞的主要疾病,但已经成为导致临时停飞的重要原因。

三、军事飞行人员抗菌药物合理用药基本原则

对于飞行人员,细菌感染性疾病的急性感染期通常合并有发烧或某些急性症

状,并不适合飞行,疾病完全治愈后,无后遗症和并发症,功能正常,通常可合格。对于某些慢性疾病如慢性支气管炎、慢性鼻窦炎、慢性结膜炎、慢性胃炎、慢性前列腺炎等,如果症状较轻,对飞行能力没有影响,服用的抗菌药物对飞行能力也无明显影响,通常可合格。飞行人员服用抗菌药物比较常见,合理用药对保障飞行安全具有重要意义。由于飞行人员缺乏药品安全使用知识,建议进一步在飞行人员中普及药物知识,特别是药物毒副作用对飞行工作影响。加强飞行人员对相关规定的学习,引导飞行人员提高自我保护意识,杜绝自行用药行为。

目前可供临床选用的各类抗菌药物约有300余种,基本上可以满足治疗各种细菌感染性疾病的需要。然而,抗菌药物在发挥治疗作用的同时,由于不合理应用导致的不良反应、细菌耐药性、治疗失败等情况也非常普遍。抗菌药物的不合理应用的表现如无指征的预防和治疗用药,使用错误的抗菌药物品种或剂量等。世界各国政府对抗菌药物的合理使用均进行了系统研究并颁布了相关的使用原则,我国政府也于2014年制订了《抗菌药物临床应用指导原则》,并不断进行了修订。在进行抗菌药物治疗时,主要应注意以下方面:①根据细菌种类及细菌药物敏感试验结果选用抗菌药物;②严格掌握各类抗菌药物的适应证、不良反应和体内过程特点;③根据感染部位和严重程度设计具体的给药途径、给药次数和剂量;④抗菌药物的联合应用要有明确指征,当单一药物可有效治疗感染时,不需联合用药;⑤预防用药应尽量不用或少用。此外,在对飞行人员进行抗菌药物治疗时,除了上述基本的应用原则以外,还需要密切观察细菌感染性疾病本身以及抗菌药物使用后的不良反应对飞行任务的执行所带来的影响,如 β - 内酰胺类抗生素容易引起过敏反应;阿莫西林、氨苄西林/舒巴克坦、萘普生、西诺沙星等可能引起冠状动脉痉挛;阿莫西林和哌拉西林等可扩张血管,诱发药物性低血压。因此,抗菌药物在用药时应提高警惕,避免其不良反应的发生。

第二节　常用抗菌药物

细菌感染性疾病是由细菌引起的一类疾病,感染部位比较广泛,可以是局部或全身感染。局部感染局限于一个部位或一个脏器,如金黄色葡萄球菌引起疖、痈、伤口感染等多种感染;全身感染如败血症、菌血症、脓毒血症等。细菌可分为致病菌和正常菌群,但当正常菌群与宿主之间的微生态平衡被破坏后,正常菌群亦能够成为机会致病菌而导致感染。常见的致病菌有链球菌、葡萄球菌、变形杆菌、大肠埃希菌、肺炎克雷伯菌、铜绿假单胞菌等,另外沙门氏菌、肉毒杆菌、副溶血性弧菌等在食物中也常见。抗生素和人工合成抗菌药物是治疗细菌感染性疾病的主要药物,本章根据抗菌药物的不同种类,主要介绍临床常用的部分代表性药物。

一、青霉素

根据来源不同,青霉素类包括天然青霉素及人工半合成青霉素,后者包括耐酸青霉素如青霉素 V、耐酶青霉素如苯唑西林和双氯西林、广谱青霉素如阿莫西林和氨苄西林、抗铜绿假单胞菌青霉素如羧苄西林和哌拉西林、抗革兰氏阴性杆菌青霉素如美西林和替莫西林。

1. 青霉素 G(penicillin G)

青霉素 G 具有活性高、价格低、产量高及毒性小的优点,临床主要用其钠盐、钾盐,其冻干粉稳定,但水溶液极不稳定,容易分解失效且生成具有抗原性的降解产物,故须临用现配。青霉素钠盐、钾盐为短效制剂;另有难溶性制剂普鲁卡因青霉素和苄星青霉素,肌内注射后缓慢溶解吸收,可作为青霉素长效制剂供临床使用。根据美国官方批准的空军飞行人员用药清单,青霉素 G 在治疗急性感染时,不需要提出特许申请。

【药动学】

本品不耐酸,口服吸收少且不规则,故不宜口服,常作肌内注射,吸收迅速且完全。因脂溶性差,主要分布于细胞外液,血浆蛋白结合率为 45% ~ 65%,几乎全部以原形经尿迅速排泄,约 10% 经肾小球滤过,90% 经肾小管分泌排出,$t_{1/2}$ 约为 0.5 h。

【适应证】

适用于敏感菌(G^+ 球菌和杆菌、G^- 球菌和螺旋体)所致的急性感染,例如溶血性链球菌所引起的猩红热、丹毒、肺炎、脓胸、扁桃体炎、咽炎、中耳炎、蜂窝组织炎;肺炎球菌引起的大叶性肺炎、支气管肺炎等;金黄色葡萄球菌引起的疖、痈、急性乳腺炎、脓毒血症、骨髓炎等;脑膜炎奈瑟菌引起的流行性脑膜炎(流脑);对钩端螺旋体、梅毒螺旋体以及回归热也有较好的疗效。另外,也可以用于创伤感染、气性坏疽、炭疽、淋病、放线菌病等。治疗破伤风和白喉时应与相应的抗毒素血清联用。

【用法与剂量】

每天肌注 80 万~320 万 IU,或静滴 240 万~2000 万 IU。肌注青霉素钾盐可导致注射局部疼痛,一般用 0.25% 利卡因注射液作为溶剂。普鲁卡因青霉素仅供肌注,1 次量 40 万~80 万 IU,1 次/日。苄星青霉素仅供肌注,1 次量60 万 IU,10~14 日 1 次;1 次 120 万 IU,14~21 日 1 次。

【不良反应及注意事项】

过敏反应最常见的有荨麻疹、哮喘、鼻炎、血管和喉水肿等,严重者可引起过敏性休克,一旦发生应立即皮下或肌内注射肾上腺素 0.5~1.0 mg,严重者应稀释后缓慢滴注,必要时加入糖皮质激素和抗组胺药,同时联合其他急救措施。肌内注射可产生局部疼痛、红肿或硬结;剂量过大或静脉滴注速度过快时,可对大脑皮质产生直接刺激作用(青霉素脑病);鞘内注射可引起脑膜或神经刺激症状,故不宜鞘内给药;普鲁卡因青霉素偶可致病人出现焦虑、发热、呼吸急促、高血压、心率快、幻觉、抽搐、昏迷等症状。

【药物相互作用】

与丙磺舒、阿司匹林、吲哚美辛、保泰松和磺胺类药物合用,可抑制青霉素类药物从肾小管的分泌,使青霉素类血药浓度升高,抗菌作用增强,作用时间延长。与氨基糖苷类抗生素不能混合后应用或注射于同一部位,因青霉素类药物可与氨基糖苷类抗生素发生化学反应,使后者灭活,故应采用青霉素静脉滴注,氨基糖苷类肌内注射给药的方法。与四环素类、红霉素、氯霉素和磺胺类等抑菌药合用可产生拮抗作用,因为 β-内酰胺类抗生素为繁殖期杀菌剂,抑菌药抑制细菌生长繁殖,故可降低 β-内酰胺类抗生素的抗菌作用。与华法林合用,可加强华法林的抗凝血作用。与头孢噻吩、林可霉素、四环素、万古霉素、琥乙红霉素、两性霉素B、去甲肾上腺素、间羟胺、苯妥英钠、盐酸羟嗪、丙氯拉嗪、异丙嗪、维生素 B 族、维生素 C 等混合后将出现混浊。故不宜与这些药物同瓶滴注。

2. **氨苄西林**(ampicillin)

氨苄西林属于半合成广谱青霉素类,临床常用的剂型包括:钾盐、钠盐注射用无菌粉末、胶囊剂、片剂和颗粒剂。根据美军批准的空军飞行人员用药清单,氨苄西林用于治疗急性感染时,不需要提出特许申请;用于治疗慢性或复发性前列腺炎、膀胱炎时,对Ⅰ、Ⅱ及Ⅲ级飞行均需提出特许申请。

【药动学】

氨苄西林可通过口服、肌内注射及静脉注射给药。在体内分布广泛,可透过胎盘屏障,较少透过血脑屏障,但在脑膜炎时药物浓度明显增加。蛋白结合率为20%~25%,$t_{1/2}$为 1~1.5 h,约80%以原形自尿中排出。

【适应证】

本品对 G⁻杆菌有较强作用,如伤寒沙门菌、副伤寒沙门菌、大肠埃希菌、痢疾

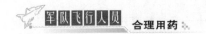

志贺菌等。适用于敏感致病菌所致的呼吸道感染、泌尿系统感染、消化道感染、耳鼻喉感染、皮肤、软组织感染、脑膜炎及心内膜炎等。

【用法与剂量】

口服，一次 0.25～0.75 g，4 次／日；肌内注射 2～4 g/d，分 4 次给药；静脉滴注或注射剂量为 4～8 g/d，分 2～4 次给药；重症感染患者一日剂量可以增加至 12 g，一日最高剂量为 14 g。

【不良反应及注意事项】

不良反应与青霉素相似，以过敏反应较为多见，如皮疹、间质性肾炎，多发生于用药后 5 天；偶见过敏性休克，急救措施同青霉素。此外，还会引发粒细胞和血小板减少。大剂量静脉给药可发生抽搐等神经系统毒性症状。与青霉素类药物存在交叉过敏，有青霉素类药物过敏史或青霉素皮肤试验阳性患者禁用。使用前需详细询问药物过敏史并进行青霉素皮试。

【药物相互作用】

与丙磺舒合用会延长本品的半衰期。宜单独滴注，不可与下列药物同瓶滴注：氨基糖苷类药物、磷酸克林霉素、盐酸林可霉素、多黏菌素 B、琥珀氯霉素、红霉素、肾上腺素、间羟胺、多巴胺、阿托品、葡萄糖酸钙、维生素 B 族、维生素 C、含有氨基酸的营养注射剂和琥珀酸氢化可的松等。别嘌醇可使氨苄西林皮疹反应发生率增加，尤其多见于高尿酸血症。

3. 阿莫西林(amoxicillin)

阿莫西林也属于半合成广谱青霉素类抗菌药物，临床常用的剂型包括：片剂、胶囊剂、注射剂和干糖浆。根据美军批准的空军飞行人员用药清单，氨苄西林用于治疗急性感染时，不需要提出特许申请。

【药动学】

口服吸收迅速且完全，在多数组织和体液中分布良好，可通过胎盘，血浆蛋白结合率为 17%～20%，$t_{1/2}$ 为 1～1.3 h，大部分以原形药自尿中排泄，少部分经胆道排泄。

【适应证】

本品抗菌谱、抗菌活性与氨苄西林相似，但对沙门菌属、肠球菌、肺炎球菌和幽门螺杆菌的作用更优。主要适用于不产 β－内酰胺酶的敏感菌所致的感染性疾病，包括中耳炎、鼻窦炎、咽炎、扁桃体炎、泌尿生殖道感染、皮肤软组织感染、急性支气管炎、肺炎、伤寒及钩端螺旋体病等，也可与克拉霉素、兰索拉唑三联用药根除胃、十二指肠幽门螺杆菌,降低消化道溃疡复发率。

【用法与剂量】

口服一次 0.5 g,每 6~8 小时服用 1 次,一日剂量不超过 4 g;肌内注射或稀释后静脉滴注给药成人一次 0.5 g,每 6~8 小时服用 1 次。

【不良反应及注意事项】

本品与青霉素存在交叉过敏及交叉耐药性,常见不良反应为恶心、呕吐、腹泻及假膜性肠炎等胃肠道反应以及皮疹、药物热和哮喘等过敏反应。偶有患者出现贫血、血小板减少、嗜酸性粒细胞增多、血清氨基转移酶增高、二重感染等。

【药物相互作用】

与青霉素、氨苄西林类似。

二、头孢菌素类

头孢菌素类抗生素抗菌谱广,抗菌作用增强,对 β - 内酰胺酶的稳定性提高、过敏反应少,目前可分为第一代头孢菌素如头孢唑林和头孢噻吩等、第二代头孢菌素如头孢呋辛和头孢孟多等、第三代头孢菌素如头孢哌酮和头孢他啶等、第四代头孢菌素如头孢匹罗和头孢吡肟等、第五代头孢菌素如头孢洛林和头孢吡普等。

1. 头孢氨苄(cefalexin)

头孢氨苄是第一代半合成头孢菌素,耐酸可口服,临床常用的剂型包括片剂、胶囊、颗粒剂及头孢氨苄干混悬剂。根据美军批准的空军飞行人员用药清单,头孢氨苄用于治疗急性感染时,不需要提出特许申请。

【药动学】

口服吸收良好,体内广泛分布,可通过胎盘屏障,血浆蛋白结合率为 10% ~ 15% ,$t_{1/2}$ 为 0.6~1.0 h。体内不代谢,主要经肾脏排泄。

【适应证】

对 G^+ 菌(除肠球菌属、耐甲氧西林金黄色葡萄球菌外)作用强,对 G^- 菌(大肠埃希菌、奇异变形杆菌、肺炎克雷白菌、沙门菌属)作用差,对其他肠杆菌属细菌、不动杆菌属和铜绿假单胞菌以及脆弱拟杆菌等无效,且对 β - 内酰胺酶不稳定。主要适用于敏感菌所致的急性扁桃体炎、咽峡炎、中耳炎、鼻窦炎、支气管炎、肺炎等疾病。

【用法与剂量】

口服,一次 0.25~0.5 g,4 次/日,最高剂量 4 g/d。单纯性膀胱炎、皮肤软组

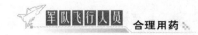

织感染及链球菌咽峡炎患者每 12 h 服用 0.5 g。

【不良反应及注意事项】

主要为恶心、呕吐、腹泻和腹部不适等,皮疹等过敏反应少见;偶可发生头晕、复视、耳鸣、抽搐等神经系统反应。对头孢菌素过敏者及有青霉素过敏性休克史者禁用。

【药物相互作用】

与考来烯胺合用,可使本品平均血药浓度降低。与丙磺舒合用,可延迟本品的肾排泄,延长作用时间。

2. 头孢克洛(cefaclor)

头孢克洛为第二代口服头孢菌素,临床常用的剂型包括胶囊、分散片、缓释片、颗粒剂及干混悬剂。

【药动学】

口服吸收良好,血浆蛋白结合率为 22% ~ 26%。体内分布广泛,在中耳脓液中可达到足够的浓度,在唾液和泪液中浓度高。$t_{1/2}$ 为 0.5 ~ 1 h,主要通过肾小球过滤和肾小管分泌,随尿液以原形排出。

【适应证】

对 G^+ 菌不如第一代,对 G^- 菌(大肠埃希菌、奇异变形杆菌、克雷伯菌属、伤寒沙门菌属、志贺菌属、脑膜炎球菌、淋球菌)作用增强,对厌氧菌有一定作用。主要适用于敏感菌引起的中耳炎、呼吸道感染、皮肤软组织感染以及尿道感染(包括肾盂肾炎和膀胱炎)。

【用法与剂量】

口服常用剂量是 0.25 g,每 8 h 一次。较重的感染(如肺炎)或敏感性稍差的细菌引起的感染、剂量可加倍。治疗急性淋球菌尿道炎,可一次给予 3 g,与丙磺舒 1 g 联合使用。

【不良反应及注意事项】

主要有荨麻疹样皮疹等过敏反应以及恶心、呕吐、腹泻等胃肠道反应,偶有伪膜性结肠炎综合征、血小板减少、间质性肾炎、血清转氨酶升高以及血清肌酐水平稍微升高。禁用于已知对头孢菌素类抗生素过敏的病人。

【药物相互作用】

与其他 β 内酰胺类抗生素相似,头孢克洛经肾排泄受到丙磺舒的抑制。

3. 头孢他啶(ceftazidime)

头孢他啶是第三代头孢菌素,临床常用剂型为注射用粉针剂。

【药动学】

口服不吸收,静脉或肌内注射吸收迅速,体内广泛分布,易透过胎盘屏障但不能通过血脑屏障,脑膜炎时可进入脑脊液中。血浆蛋白结合率为 10% ~ 17%。$t_{1/2}$ 为 2 h,体内不代谢,主要以原形随尿液排泄。

【适应证】

对 G^+ 菌不如第一、二代,对 G^- 菌(肠杆菌类、铜绿假单胞菌)作用增强,对厌氧菌有效,对 β - 内酰胺酶具有较高的稳定性。主要适用于敏感菌引起的单一或多重感染,包括全身性重度感染如败血症、腹膜炎、免疫抑制患者的感染和重症监护患者的感染(如烧伤感染)、下呼吸道感染、耳鼻喉感染、尿路感染、皮肤和软组织感染、骨和关节感染、胃肠道、胆道和腹部感染、中枢神经系统感染(包括脑膜炎);也可以预防围手术期的尿路感染。

【用法与剂量】

剂量范围是每天 1 ~ 6 g,每 8 h 或每 12 h 给予静脉注射或肌内注射。

【不良反应及注意事项】

以荨麻疹、腹泻、酸粒细胞增多、血小板增多、因静脉给药引起的静脉炎或血栓性静脉炎为常见,尚可发生念珠菌病引起的二重感染,包括阴道炎和口腔鹅口疮,偶见白细胞减少、中性粒细胞减少和血小板减少、头痛、眩晕。禁用于对头孢菌素类抗生素过敏的病人。

【药物相互作用】

与口服避孕药合并可影响后者疗效;氯霉素与头孢他啶及其他头孢菌素有拮抗作用。

三、氨基糖苷类抗生素

氨基糖苷类抗生素属于静止期杀菌药,其抗菌作用的特点有:①抗菌谱广,对铜绿假单胞菌和不动杆菌属在内的多种 G^- 杆菌,包括耐甲氧西林金黄色葡萄球菌在内的多种 G^+ 球菌均具有良好的抗菌活性;②属于浓度依赖性抗生素,即浓度越高,杀菌速率越快,杀菌时程也越长;③具有明显的抗生素后效应和首次接触效应。目前临床上可将氨基糖苷类抗生素分为三代,下文以第一代链霉素和第三代阿米卡星为代表作重点介绍。

1. 链霉素(streptomycin)

链霉素是一线抗结核病的药物,临床常用制剂为注射用硫酸链霉素。

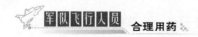

【药动学】

口服不吸收,肌内注射后吸收良好,主要分布于细胞外液,容易渗入胆汁、胸腔积液、腹腔积液、结核性脓肿和干酪样组织,不易透过血脑屏障。血浆蛋白结合率为35%,$t_{1/2}$为5~6 h,本品体内不代谢,90%经肾小球滤过而排出体外。

【适应证】

主要与其他抗结核药联合用于结核分枝杆菌所致各种结核病的初治病例,或其他敏感分枝杆菌感染;与四环素类联合应用成为治疗鼠疫、土拉菌病的首选方案;与青霉素或氨苄西林联合治疗草绿色链球菌或肠球菌所致的心内膜炎。

【用法与剂量】

肌内注射常规用量一次0.5~1 g,每12小时注射1次。

【不良反应及注意事项】

变态反应较为常见,如皮疹、发热、瘙痒、血管神经性水肿,也可发生过敏性休克,因此对链霉素或其他氨基糖苷类过敏的患者禁用。最常见的毒性反应为耳毒性,包括前庭功能障碍和耳蜗神经损伤。前庭功能障碍表现为步履不稳、眩晕等;听神经损伤可出现听力减退、耳鸣、耳部饱满感。其次是发生神经肌肉阻滞作用,表现为心肌抑制、血压下降、软弱无力、呼吸困难等;也可引起血尿、排尿次数减少或尿量减少等肾毒性。

【药物相互作用】

与其他氨基糖苷类合用,可增加其耳、肾毒性以及神经肌肉阻滞作用。与卷曲霉素、顺铂、依他尼酸、呋塞米、万古霉素等合用,可增加耳、肾毒性。与神经肌肉阻断药合用,可加重神经肌肉阻滞作用。与头孢噻吩或头孢唑林局部或全身合用,可能增加肾毒性。与多黏菌素类合用,可增加肾毒性和神经肌肉阻滞作用。

2. 阿米卡星(amikacin)

是首个半合成的第三代氨基糖苷类药物,对第一代和第二代氨基糖苷类药物耐药的菌株有效,且肾毒性、耳毒性降低。临床常用的剂型包括阿米卡星洗液、硫酸阿米卡星注射液和阿米卡星滴眼液。

【药动学】

肌内注射后迅速被吸收,主要分布于细胞外液,蛋白结合率低于3.5%,$t_{1/2}$为2~2.5 h,在体内不代谢,主要经肾小球滤过排出。

【适应证】

适用于铜绿假单胞菌及部分其他假单胞菌、大肠埃希菌、变形杆菌属、沙雷菌属、克雷伯菌属、肠杆菌属、不动杆菌属等敏感 G⁻ 杆菌与葡萄球菌属所致严重感染,如脓毒血症、细菌性心内膜炎、下呼吸道感染、骨关节感染、胆道感染、复杂性尿路感染、腹腔感染、皮肤软组织感染等;也可用于敏感菌所致结膜炎、角膜炎以及外伤感染等。由于本品对多数氨基糖苷类钝化酶稳定,故尤其适用于治疗对卡那霉素、庆大霉素或妥布霉素耐药的 G⁻ 杆菌菌株所致的严重感染。

【用法与剂量】

肌内注射或稀释后静脉滴注,一次 0.1 ~ 0.2 g,1 ~ 2 次/日。

【不良反应及注意事项】

以耳蜗毒性常见,表现为听力减退甚至耳聋、耳鸣和耳部饱胀感等症状;也可损害近端肾小管,可出现蛋白尿、管型尿等肾毒性;软弱无力、嗜睡、呼吸困难等神经肌肉阻滞作用少见;偶可发生过敏反应,如少数患者用药后可发生过敏性休克、皮疹、荨麻疹、药物热等。

【药物相互作用】

同链霉素。

四、大环内酯类、林可霉素类及氯霉素类抗生素

这三类抗生素均属于抑菌药,但其抗菌谱、作用特点以及不良反应均不相同。大环内酯类抗生素代表药物有红霉素、罗红霉素、阿奇霉素、螺旋霉素和麦迪霉素等。林可霉素类抗生素包括林可霉素和克林霉素,二者作用相似,但后者药动学参数、抗菌活性及不良反应均优于林可霉素,临床更为常用。氯霉素类尽管具有诱发再生障碍性贫血的严重毒性,但仍可用于治疗重度伤寒和立克次体感染。

1. 红霉素(erythromycin)

红霉素属于快效抑菌药,其抗菌谱与青霉素相似而略广。临床常用的制剂包括肠溶片剂、琥珀酸乙酯片剂及胶囊、注射用无菌粉末、眼膏剂。根据美军批准的空军飞行人员用药清单,红霉素可局部使用治疗痤疮、粉刺;用于治疗急性感染时,不需要提出特许申请,但若全身应用治疗痤疮则对Ⅰ、Ⅱ级及Ⅲ级飞行均需要提出特许申请。

【药动学】

口服吸收少,临床常用其肠衣片或酯化产物。广泛分布于各组织和体液中,不易透过血脑屏障,血浆蛋白结合率为 70% ~ 90%,游离红霉素在肝脏内代谢,$t_{1/2}$ 约为 1.4 ~ 2.0 h,主要从胆汁和粪便中排出。

【适应证】

主要适用于敏感菌导致的上呼吸道感染,如溶血性链球菌、肺炎链球菌等所致的急性扁桃体炎、急性咽炎、鼻窦炎;下呼吸道感染如支原体肺炎、衣原体肺炎、军团菌肺炎;泌尿生殖系感染等。

【用法与剂量】

口服,一日 0.75~2 g,分 3~4 次;治疗军团菌病,一次 0.5~1.0 g,4 次/日;用于风湿热复发的预防时,一次 0.25 g,2 次/日;用于感染性心内膜炎的预防时,术前 1 h 口服 1 g,术后 6 h 再服用 0.5 g。

【不良反应及注意事项】

以腹泻、恶心、呕吐、中上腹痛、食欲减退等胃肠道症状较为多见,其发生率与剂量有关;也可出现乏力、黄疸及肝功能异常等肝毒性。过敏反应发生率约 0.5%~1%,表现为药物热、皮疹、嗜酸粒细胞增多等。偶有心律失常、二重感染如口腔或阴道念珠菌感染的发生。

【药物相互作用】

可竞争性抑制卡马西平的代谢,后者可通过诱导肝微粒体氧化酶,降低大环内酯类抗生素的作用。可抑制肝细胞色素 P450 酶,增加茶碱、华法林、环孢菌素、芬太尼、甲泼尼龙的血药浓度。与阿司咪唑或特非那定等抗组胺药合用可增加心脏毒性。与氯霉素和林可霉素类有拮抗作用。可干扰青霉素的杀菌效能,故两者不宜联合用药。

2. 阿奇霉素(azithromycin)

阿奇霉素能抑制多种 G⁺球菌、支原体、衣原体及嗜肺军团菌,尤其是对一些重要的 G⁻杆菌如流感嗜血杆菌等具有良好的抗菌活性。临床常用剂型包括片剂、胶囊剂、颗粒剂、注射剂。根据美军批准的空军飞行人员用药清单,阿奇霉素用于治疗急性感染时,不需要提出特许申请。

【药动学】

口服。吸收迅速,生物利用度约 37%。体内分布广泛,$t_{1/2}$ 约 35~48 h,主要以原形经胆道排出,少部分以原形从尿中排泄。

【适应证】

主要用于敏感菌引起的急性咽炎、急性扁桃体炎、鼻窦炎、急性中耳炎、急性支气管炎、慢性支气管炎急性发作以及皮肤软组织感染;也可用于肺炎链球菌、流感嗜血杆菌以及肺炎支原体所致的肺炎、沙眼衣原体及非多重耐药淋病奈瑟菌所致的尿道炎和宫颈炎。

【用法与剂量】

口服。治疗沙眼衣原体或敏感淋病奈瑟菌所致性传播疾病,单次口服 1.0 g。对其他感染的治疗,首日 0.5 g 顿服,第 2~5 日,一日 0.25 g 顿服;或 0.5 g/d。进食可能影响阿奇霉素的吸收,故需在饭前 1 小时或饭后 2 小时口服。

【不良反应及注意事项】

不良反应少且轻微,常见胃肠道反应如腹泻、恶心、腹痛、皮疹和瘙痒等过敏反应;偶可见味觉异常以及头痛、嗜睡等中枢神经系统反应。对阿奇霉素、红霉素或其他任何一种大环内酯类药物过敏者禁用。

【药物相互作用】

与抗酸剂合用时,阿奇霉素峰浓度降低,故不应同时服用。

3. 克林霉素(clindamycin)

克林霉素又称为氯林可霉素,抗菌作用特点是对厌氧菌、需氧的 G⁺ 菌有强效,对 G⁻ 杆菌、肠球菌及肺炎支原体不敏感。临床常用的剂型包括盐酸克林霉素注射液、克林霉素磷酸酯片、盐酸克林霉素凝胶、克林霉素磷酸酯凝胶、克林霉素甲硝唑搽剂等。根据美军批准的空军飞行人员用药清单,克林霉素可外用治疗痤疮和粉刺。

【药动学】

口服吸收迅速,体内分布广泛,尤其是在骨组织浓度较高,可通过胎盘屏障,但不能透过血脑屏障。血浆蛋白结合率约为 92%~94%,主要在肝脏代谢,$t_{1/2}$ 约 3 h,并经胆汁和粪便排泄,少部分药物经肾脏排泄。

【适应证】

主要适用于 G⁺ 菌和厌氧菌(包括脆弱拟杆菌、产气荚膜杆菌、放线菌等)引起的感染,包括呼吸道感染、骨关节感染、软组织感染、腹腔内感染、盆腔内感染、耳鼻喉感染以及严重的全身感染。可首选用于治疗金黄色葡萄球菌引起的骨髓炎。

【用法与剂量】

肌内注射或静脉滴注给药时,成人 0.6~1.2 g/d,分 2~4 次应用;严重感染可加倍,但需要注意肌内注射的用量 1 次不能超过 600 mg,超过此剂量应改为静脉给药。静脉给药速度不宜过快。

【不良反应及注意事项】

常见的不良反应为恶心、呕吐、腹痛、腹泻等胃肠道症状;严重时发生腹绞痛、腹部压痛、严重腹泻、假膜性肠炎。也可引起过敏反应如皮疹、瘙痒等；对造血系统亦有影响如发生白细胞减少、中性粒细胞减少和血小板减少等。少数患者用药后肝、肾功能异常，如血清氨基转移酶升高、黄疸等。有胃肠道疾病或有既往史者，特别是患溃疡性结肠炎、局限性肠炎或抗生素相关肠炎、肝功能减退、对本品过敏的患者应该谨慎使用。

【药物相互作用】

可增强神经肌肉阻断药的作用，两者应避免合用；与抗肌无力药合用时将导致后者对骨骼肌的效果减弱，在合用时剂量应予以调整。与氯霉素或红霉素合用具有拮抗作用。与阿片类镇痛药合用时，由于中枢呼吸抑制作用增强，导致呼吸抑制延长或引起呼吸麻痹的可能，故必须对病人进行密切观察或监护。

4. 氯霉素(chloramphenicol)

氯霉素属于广谱强效抗生素，因再生障碍性贫血和灰婴综合征等严重不良反应而被限制全身使用，目前多为局部应用，全身应用时仅用于严重危及生命而又无药可用的疾病治疗。临床常用的剂型包括片剂、滴眼液、凝胶以及注射剂。

【药动学】

口服吸收迅速且完全，肌内注射吸收慢，一般不宜肌内注射。体内分布广泛，可透过胎盘屏障、血脑屏障和血眼屏障，血浆蛋白结合率约为50%～60%，在肝脏大约90%氯霉素与葡萄糖醛酸结合形成无活性产物，$t_{1/2}$为1.5～3.5 h，经肾小管分泌排泄，约5%～10%以原形的形式由肾小球滤过排泄。

【适应证】

本品多为局部滴眼应用，适用于由大肠埃希菌、流感嗜血杆菌、克雷伯菌属、金黄色葡萄球菌、溶血性链球菌和其他敏感菌所致的沙眼、结膜炎、角膜炎、眼睑缘炎等。当全身使用时应权衡利弊，用于以下情况：伤寒和其他沙门菌属感染、耐氨苄西林的B型流感嗜血杆菌脑膜炎；脑脓肿，尤其耳源性，常为需氧菌和厌氧菌混合感染；严重厌氧菌感染如脆弱拟杆菌所致感染；立克次体感染，可用于Q热、落基山斑点热、地方性斑疹伤寒等的治疗。

【用法与剂量】

滴于眼睑内，一次1～2滴，3～5次/日；静脉滴注，2～3 g/d，分2次给予。口服，1.5～3 g/d，分3～4次服用。

【不良反应及注意事项】

最严重的不良反应为造血系统的毒性反应，如再生障碍性贫血、溶血性贫血等。此外可见周围神经炎和视神经炎,消化道反应如腹泻、恶心、呕吐等,过敏反应如皮疹、血管神经性水肿。肝、肾功能损害患者宜避免使用本品,如必须使用时须减量应用,进行血药浓度监测,使其峰浓度在 25 mg/L 以下,谷浓度在 5 mg/L 以下。如血药浓度超过此范围,则会发生骨髓抑制的风险。

【药物相互作用】

与林可霉素类或红霉素类合用可发生拮抗作用。本品为肝药酶抑制剂,可以阻断华法林、苯妥英钠等的代谢,故联合使用时应调整后者剂量以免发生中毒。与口服降糖药甲苯磺丁脲和氯磺丙脲合用时,由于蛋白结合部位被替代,可增强其降糖作用,故需调整后者的剂量。与苯巴比妥、利福平等肝药酶诱导剂同用时,可增强氯霉素代谢使血药浓度降低。与维生素 B_6 合用时,由于氯霉素具有维生素 B_6 拮抗剂的作用或使后者经肾排泄量增加,可导致贫血或周围神经炎的发生,故需要增加维生素 B_6 的给药剂量。

五、四环素类及多肽类抗生素

四环素类包括天然来源的抗生素如四环素、土霉素以及人工半合成四环素如多西环素、米诺环素等,其中米诺环素由于前庭反应的发生率高,禁用于飞行员。多肽类抗生素是指具有多肽结构特征的一类抗生素。包括多黏菌素类(如多黏菌素 B、E 等)、万古霉素和杆菌肽类,作用机理不同,但均为杀菌药。

1. 多西环素(doxycycline)

多西环素目前已取代四环素成为各种适应证的首选药物。临床常用的剂型包括片剂、肠溶胶囊剂、注射剂、软胶囊和分散片。根据美军批准的空军飞行人员用药清单,多西环素可外用治疗痤疮、粉刺,也可用于疟疾或腹泻的预防,或作为二线药物用于吸入性炭疽的预防。在用于治疗急性感染、急性轻度腹泻时无须提出特许申请;但用于治疗慢性或复发性前列腺炎、膀胱炎时,对Ⅰ、Ⅱ及Ⅲ级飞行均需提出特许申请。

【药动学】

口服吸收完全,口服和注射给药的血药浓度几乎相同,对组织的穿透力强,可广泛分布于各组织和体液,蛋白结合率为 80% ~95% ,$t_{1/2}$ 为 12 ~22 h,大部分药物随胆汁进入肠腔排泄,存在肝肠循环,药物在肠道内多以无活性形式存在,故很少引起二重感染。主要在肝脏代谢,经肾小球滤过随尿液排泄。

【适应证】

适用于立克次体感染如流行性斑疹伤寒、洛矶山热、恙虫病和 Q 热等,支原体和衣原体感染包括鹦鹉热、性病、淋巴肉芽肿、非特异性尿道炎、输卵管炎、宫颈炎及沙眼等。本品尚可用于对青霉素类过敏患者的破伤风、气性坏疽、雅司病、梅毒、淋病和钩端螺旋体病以及放线菌属、李斯特菌感染,亦可用于中、重度痤疮的辅助治疗。

【用法与剂量】

用于抗菌及抗寄生虫感染首日 100 mg,每 12 小时应用 1 次,继以 100～200 mg,1 次/日;淋病奈瑟菌性尿道炎和宫颈炎,一次 100 mg,每 12 小时应用 1 次,连续 7 日;由沙眼衣原体引起的非淋病奈瑟菌性尿道炎、单纯性尿道炎、宫颈炎或直肠感染,均为一次 100 mg,2 次/日,疗程 7 日;梅毒一次 150 mg,每 12 小时应用 1 次,疗程 10 日。

【不良反应及注意事项】

口服可引起恶心、呕吐、腹痛、腹泻等胃肠道反应,偶可致食管炎和食管溃疡;也可导致肝毒性、胰腺炎。过敏反应如斑丘疹和红斑等,血液系统反应如溶血性贫血、血小板减少等,中枢神经系统反应如颅内压增高。长期应用本品可能诱发二重感染;有些患者服药期间日晒可能有光敏现象;长期用药时应定期检查血常规以及肝功能。

【药物相互作用】

可抑制血浆凝血酶原的活性,合用抗凝药时需要调整抗凝药的剂量。与巴比妥类、苯妥英或卡马西平合用时,可诱导肝药酶活性,导致多西环素的血药浓度降低,故须调整其剂量。

2. **万古霉素**(vancomycin)

万古霉素仅对 G^+ 菌,尤其是对耐甲氧西林金黄色葡萄球菌和耐甲氧西林的表皮葡萄球菌有强大的杀菌作用,对 G^- 杆菌及厌氧菌无效。可与细胞壁前体肽聚糖五肽末端 D－丙氨酰－D－丙氨酸结合,抑制肽聚糖的延长和交联,继而影响细菌细胞壁结构的完整性,导致细菌破裂死亡。临床常用为注射用盐酸万古霉素。

【药动学】

口服吸收不完全,肌注后局部有剧痛,通常多用静滴。进入体内后可广泛分布于组织体液,不易进入脑组织中,但脑膜炎时脑脊液中可达到有效浓度。血浆蛋白结合率 55%,$t_{1/2}$ 为 6 h,体内几乎不代谢,90% 药物经肾脏排泄。

【适应证】

适用于敏感细菌或耐甲氧西林金黄色葡萄球菌所致的感染,包括败血症、感染性心内膜炎、骨髓炎、关节炎、灼伤、手术创伤等浅表性继发感染、肺炎、肺脓肿、脓胸、腹膜炎、脑膜炎。

【用法与剂量】

一般采用静滴给药,常规 2 g/d,可分 2 次给药,每次静滴在 60 分钟以上。

【不良反应及注意事项】

主要有过敏反应、红人综合征、肾功能衰竭、肝功能损害、耳毒性、药热、多种血细胞减少等。因此,对本品及糖肽类抗生素过敏患者禁用,对氨基糖苷类抗生素有既往过敏史者、肾功能损害患者、肝功能损害患者应谨慎使用。

【药物相互作用】

与全麻药合用时,因二者均具有释放组胺的作用,可致过敏反应(如皮肤红斑等症状),应在全麻药使用前 1 h 停止使用本品;与具有耳毒性和肾毒性的药物合用时,增加肾功能及听神经损伤的风险,应避免联合应用。

六、人工合成抗菌药

人工合成抗菌药主要包括喹诺酮类和磺胺类。喹诺酮类除了对常见的 G^+ 菌和 G^- 菌有效外,对分枝杆菌、军团菌、支原体及衣原体、铜绿假单胞菌、厌氧菌均有效,并且具有口服吸收好,不易和其他抗生素交叉耐药的优点。根据研发和临床应用的先后顺序,可将本类药物分为四代,其中含有氟原子的第三、四代氟喹诺酮类在临床上应用比较广泛,如第三代环丙沙星、左氧氟沙星以及第四代莫西沙星等。磺胺类是最早应用于临床的抗菌药物,其基本结构为对氨基苯磺酰胺。磺胺类药物属于广谱抑菌药,临床上将本类药物分为全身用磺胺类如磺胺嘧啶、磺胺甲噁唑;外用磺胺类如磺胺嘧啶银和磺胺醋酰;肠道用磺胺类如柳氮磺吡啶。

除喹诺酮类和磺胺类之外,人工合成抗菌药物还包括磺胺增效剂甲氧苄啶、硝基呋喃类如呋喃妥因、硝基咪唑类药物甲硝唑等。

1. 环丙沙星(ciprofloxacin)

环丙沙星属于第三代氟喹诺酮类药物,对 G^- 杆菌的抗菌作用最强,对葡萄球菌、肠球菌、肺炎球菌、军团菌、链球菌、淋病奈瑟菌及流感杆菌的作用也很强。临床常用的剂型包括:片剂、缓释及控释片、胶囊剂、滴耳液及滴眼液、乳膏剂、注射剂、泡腾片、栓剂。根据美军批准的空军飞行人员用药清单,环丙沙星由于具有中枢兴奋毒性,仅被允许用于炭疽暴露后的治疗或吸入性炭疽的预防,无须提出特许申请。

【药动学】

口服吸收较快但不完全,生物利用度为 38% ~60% ,必要时需要静脉滴注给药以提高血药浓度。体内广泛分布,血浆蛋白结合率为 40% , $t_{1/2}$ 为 3.3 ~ 4.9 h,药物以原形自尿中排出的比例与给药途径相关,口服给药约 29% ~44% ,静脉滴注为 45% ~ 60% 。

【适应证】

适用于敏感菌引起的泌尿生殖道感染,包括单纯性、复杂性尿路感染、细菌性前列腺炎、淋病奈瑟菌尿道炎或宫颈炎;也可用于敏感菌引起的胃肠道感染和呼吸道感染、骨和关节感染、中耳感染、鼻窦炎、眼部感染、腹腔感染、皮肤软组织感染等。

【用法与剂量】

口服常用量为 0.5 ~ 1.5 g/d,分 2 ~ 3 次。静脉滴注给药时,一般用量每次 0.1 ~ 0.2 g,每 12 小时静脉滴注 1 次,每 0.2 g 滴注时间至少在 30 分钟以上,严重感染或铜绿假单胞菌感染可加大剂量至一次 0.4 g,2 ~ 3 次/日。疗程视感染程度而定,通常治疗持续 7 ~ 14 天,一般在感染症状消失后还应继续使用至少 2 天。

【不良反应及注意事项】

主要为胃肠道反应如恶心、腹泻、呕吐、消化不良等,中枢神经系症状如头晕、头痛等,过敏反应如皮疹、搔痒、颜面或皮肤潮红,结膜充血等,光敏反应如皮肤红斑等,心血管系统如 Q - T 间期延长、尖端扭转型室性心动过速、室性心律失常等。偶可导致中毒性精神病、癫痫发作、间质性肾炎、急性肾功能不全或肾衰竭、暴发性肝衰竭及肝炎、再生障碍性贫血、艰难梭菌相关性腹泻。特别需要注意的是,环丙沙星同其他氟喹诺酮类相似,可引发其他具有致残或潜在的不可逆转的严重不良反应,包括肌腱炎、肌腱断裂、关节痛、肌痛、周围神经病变和中枢神经系统反应(幻觉、焦虑、抑郁、失眠、严重头痛和错乱),重症肌无力加剧。

【药物相互作用】

与抗酸药合用可减少环丙沙星的口服吸收,应避免同时服用。与咖啡因、茶碱类、环孢素或华法林合用,可干扰后者的代谢,导致其血药浓度升高,可产生中毒反应。与丙磺舒合用可减少本品自肾小管分泌,提高本品血药浓度增加而产生毒性。

2. 磺胺嘧啶(sulfadiazine, SD)

磺胺嘧啶属于中效类磺胺药,虽然临床耐药菌株很多,但目前依然是预防流行性脑脊髓膜炎的首选药物。临床常用的剂型包括片剂、注射剂、乳膏剂/软膏剂/硬膏剂和混悬剂。

【药动学】

口服易吸收,进入体内后广泛分布于全身组织,容易透过血脑屏障和胎盘屏障,血浆蛋白结合率为45%,主要在肝脏经过乙酰化代谢失活,$t_{1/2}$约为 10 h,经肾小球滤过排泄。

【适应证】

适用于敏感脑膜炎球菌所致的流行性脑脊髓膜炎的治疗和预防;与甲氧苄啶合用可治疗对其敏感的流感嗜血杆菌、肺炎链球菌和其他链球菌所致的中耳炎及皮肤软组织等感染;也可用于对氯喹耐药的恶性疟疾(辅助用药)、沙眼衣原体所致宫颈炎和尿道炎(次选)、沙眼衣原体所致的新生儿包涵体结膜炎(次选)、星形奴卡菌病。

【用法与剂量】

口服常用量一次 1 g,2 次/日,首次剂量加倍。用于预防流行性脑脊髓膜炎时,口服常用量一次 1 g,2 次/日,疗程 2 日。

【不良反应及注意事项】

过敏反应较为常见,可表现为药疹,严重者可发生渗出性多形红斑、剥脱性皮炎等;也可发生肝脏毒性如黄疸、肝功能减退等;肾脏损害如结晶尿、血尿和管型尿;造血系统反应如中性粒细胞减少症、血小板减少症、再生障碍性贫血、溶血性贫血及血红蛋白尿;偶见中枢神经系统毒性如精神错乱、定向力障碍、幻觉、欣快感等。体内缺乏葡萄糖 – 6 – 磷酸脱氢酶患者慎用本品;对磺胺药、呋塞米、砜类、噻嗪类利尿药、磺脲类、碳酸酐酶抑制药过敏者慎用。

【药物相互作用】

与碱化尿液的药物合用可增加本品在尿中的溶解度,促进排泄。与口服抗凝药、口服降血糖药、保泰松、氨甲蝶呤、苯妥英钠和硫喷妥钠同用时,因本品可竞争上述药物与蛋白的结合,或干扰其代谢,故应调整后者的使用剂量。

3. 复方磺胺甲噁唑(cotrimoxazole,SMZco,复方新诺明)

复方新诺明是磺胺甲噁唑(SMZ)与甲氧苄啶(TMP)按 5∶1 的比例混合制成的复方制剂,其中 SMZ 抑制二氢叶酸合成酶,干扰合成叶酸的第一步,TMP 作用于叶酸合成代谢的第二步,选择性抑制二氢叶酸还原酶的作用,二者合用可使细菌的叶酸代谢受到双重阻断。联合用药较单药抗菌活性增强,毒性反应降低。临床常用的制剂有片剂和颗粒剂。根据美军批准的空军飞行人员用药清单,复方新诺明用于治疗急性感染,无须提出特许申请;治疗痤疮、粉刺以及用于治疗慢性或复发性前列腺炎、膀胱炎时,对Ⅰ、Ⅱ、Ⅲ级飞行均需提出特许申请。

【药动学】

组成复方新诺明的 SMZ 和 TMP 两药口服后吸收完全,均可吸收给药量的 90% 以上。SMZ 及 TMP 均主要自肾小球滤过和肾小管分泌,尿药浓度明显高于血药浓度。SMZ 和 TMP 的 $t_{1/2}$ 约为 8 ~ 10 h。

【适应证】

首选用于治疗和预防卡氏肺孢子虫肺炎;也可用于敏感菌所致的尿路感染、中耳炎、慢性支气管炎急性发作、肠道感染、志贺菌感染。

【用法与剂量】

颗粒剂口服治疗细菌感染,一次 1 袋,2 次/日;治疗寄生虫感染如卡氏肺孢子虫肺炎,一次口服磺胺甲噁唑 18.75 ~ 25 mg/kg 及甲氧苄啶 3.75 ~ 5 mg/kg,每 6 小时服用 1 次。

【不良反应及注意事项】

不良反应与磺胺类药物相似,主要包括过敏反应如皮疹、红斑、药物热甚至发生剥脱性皮炎等;消化系统症状如恶心、呕吐、下腹疼痛、便血等。剂量大时具有肝、肾毒性,也可诱发再生障碍性贫血。

【药物相互作用】

与磺胺类药物相似。

4. 甲硝唑(metronidazole)

甲硝唑是人工合成的硝基咪唑类抗菌药物,具有抗厌氧菌(如脆弱杆菌、梭形杆菌、梭状芽孢杆菌、破伤风杆菌、消化球菌属和消化链球菌属等)作用,对需氧菌或兼性需氧菌则无效。此外,甲硝唑也具有抗阿米巴原虫和抗滴虫的作用。临床常用的甲硝唑剂型包括:片剂、泡腾片、胶囊剂、注射剂、栓剂和凝胶剂。根据美军批准的空军飞行人员用药清单,甲硝唑可局部使用治疗红斑痤疮、酒渣鼻,但局部使用治疗阴道炎,需提出特许申请。

【药动学】

口服吸收良好,在体内分布广泛,$t_{1/2}$ 约为 8 h。在体内经侧链氧化或与葡萄糖醛酸结合而代谢,20% 药物则不代谢。甲硝唑及其代谢产物大量由尿排泄,少量由粪排出。

【适应证】

用于治疗或预防厌氧菌引起的系统或局部感染,如腹腔、消化道、女性生殖系统、下呼吸道、皮肤及软组织、骨和关节等部位的厌氧菌感染,对败血症、心内膜炎、脑膜感染也有效;也可用于治疗肠道和肠外阿米巴病(如阿米巴肝脓肿、胸膜阿米巴病等),阴道滴虫病、小袋虫病、皮肤利什曼病、麦地那龙线虫感染等。

【用法与剂量】

片剂用于治疗肠道阿米巴病,一次 0.4 ~ 0.6 g,3 次/日,疗程 7 日;肠道外阿米巴病,一次 0.6 ~ 0.8 g,3 次/日,疗程 20 日。治疗滴虫病,一次 0.2 g,4 次/日,疗程 7 日;可同时用栓剂,每晚 0.5 g 置入阴道内,连用 7 ~ 10 日。治疗厌氧菌感染,口服每日 0.6 ~ 1.2 g,分 3 次服,7 ~ 10 日为一疗程。

【不良反应及注意事项】

包括消化道反应如恶心、呕吐、食欲不振;神经系统症状如头痛、眩晕,偶有感觉异常、肢体麻木、共济失调等;少数患者发生荨麻疹、潮红、瘙痒、膀胱炎、口中有金属味及白细胞减少等,均属可逆性,停药后自行恢复。有活动性中枢神经系统疾患和血液病者禁用;本品的代谢产物可使尿液呈深红色,可对诊断造成干扰。

【药物相互作用】

本品能增强华法林等抗凝药物的作用;与土霉素合用可干扰甲硝唑清除阴道滴虫的作用。

第三节　抗结核药物

结核病是由结核杆菌引起的慢性传染病,由于结核杆菌增殖缓慢或以持留菌状态长期存活于体内,持留菌和耐药菌是导致结核病病程迁延和复发的重要原因,因此结核病的治疗需要长期规范化地使用化疗药物。一线抗结核药物包括异烟肼、利福平、乙胺丁醇、链霉素、吡嗪酰胺等,这些药物疗效好、不良反应少、患者耐受性好;二线抗结核药物包括氧氟沙星、阿米卡星、环丝氨酸、卡那霉素等,主要用于对一线药物产生耐药的结核或与其他抗结核药配伍使用。除此之外,世界卫生组织《耐药结核病治疗指南》2016 年更新版中,将利奈唑胺和氯法齐明列为抗耐药结核的治疗药物。以上药物抗菌作用特点各不相同,在治疗结核病时一般不单用,否则容易产生耐药,结核病的治疗必须遵循早期、联合、适量和全程规范用药的原则,才能全面有效地控制结核病。

1. 异烟肼(isoniazid)

异烟肼属于窄谱强效杀菌剂,对结核杆菌有极高的特异性。临床用的剂型包括片剂和注射剂。根据美军批准的空军飞行人员用药清单,异烟肼用于预防结核病,不需提出特许申请。

【药动学】

口服吸收快而完全,广泛分布于全身体液和组织,包括纤维化或干酪化的结核病灶中,也易透入细胞内。主要在肝脏代谢为乙酰异烟肼和异烟酸等,少部分以原形从肾脏排泄。

【适应证】

与其他抗结核药联合用于各类结核病及部分非结核分枝杆菌病的治疗,对于早期轻症肺结核及预防用药可单用。

【用法与剂量】

肌内注射、静脉注射或静脉滴注,用氯化钠注射液或5%葡萄糖注射液稀释后使用,0.3~0.4 g/d;急性粟粒型肺结核或结核性脑膜炎患者,一日10~15 mg/kg,每日不超过0.9 g。局部用药雾化吸入,每次0.1~0.2 g,每日2次;局部注射(胸膜腔、腹腔或椎管内),每次50~200 mg。

【不良反应及注意事项】

神经系统毒性常见为周围神经炎,表现为步态不稳、麻木针刺感、烧灼感或手脚疼痛,大剂量可出现头晕、兴奋、欣快感、失眠,严重时可发生中毒性脑病或中毒性精神病。原因是异烟肼使维生素 B_6 排泄增加,在使用过程中应同时口服维生素 B_6 50~100 mg。肝脏毒性与本品的代谢产物乙酰肼有关,尤其是快乙酰化者乙酰肼在肝脏积聚增多,容易引起肝损害,血清氨基转移酶升高、食欲不佳、异常乏力、恶心或呕吐及深色尿、眼或皮肤黄染。其他不良反应有变态反应如发热、多形性皮疹、脉管炎等;血液系统反应如粒细胞减少、血小板减少、高铁血红蛋白血症等。

【药物相互作用】

饮酒可诱发肝脏毒性,服药期间应避免酒精饮料。与肾上腺皮质激素合用时,可增加异烟肼代谢及排泄,导致血药浓度减低。本品为肝药酶抑制剂,与抗凝药合用时,使抗凝作用增强。与乙硫异烟胺、吡嗪酰胺、利福平等其他有肝毒性的抗结核药合用时,可增加肝毒性。与酮康唑或咪康唑合用,可使后两者的血药浓度降低。

2. 利福平（rifampicin）

利福平属于广谱抗菌药,对结核分枝杆菌等多种病原微生物均有抗菌活性。临床常用的剂型包括片剂、注射剂、胶囊剂、眼用制剂、丸剂、软胶囊、软膏剂/乳膏剂/硬膏剂等。

【药动学】

口服吸收迅速且完全,可广泛分布于大部分组织和体液中,能够进入到细胞、结核空洞、痰液和唾液,蛋白结合率为 80% ~ 91%,该品为肝药酶诱导剂,可加快自身在肝脏中代谢为具有抗菌活性的去乙酰利福平。主要经胆和肠道排泄,形成肝肠循环。$t_{1/2}$ 为 3 ~ 5 h,60% 的给药量经粪便排出,活性代谢产物经尿排出。

【适应证】

可与其他抗结核药联合用于各种结核病的初治与复治,包括结核性脑膜炎的治疗;也可与其他药物联合用于麻风、非结核分枝杆菌感染的治疗。

【用法与剂量】

口服抗结核治疗时,一次 0.15 g,3 ~ 4 次/日,空腹顿服,每日不超过 1.2 g;脑膜炎奈瑟菌带菌者成人按每日 5 mg/kg,每 12 小时服用 1 次,连续 2 日。

【不良反应及注意事项】

以消化道反应最为多见,如恶心、呕吐、上腹部不适、腹泻等;还可见血清氨基转移酶升高、肝肿大和黄疸;大剂量间歇疗法后偶可出现"流感样症候群",表现为畏寒、寒战、发热、不适、呼吸困难、头昏、嗜睡及肌肉疼痛等。

【药物相互作用】

氨基水杨酸盐可影响本品的吸收,合用时两者服用间隔至少 6 h。与异烟肼合用肝毒性发生率增加,尤其是对肝功能损害者和异烟肼快乙酰化者。与咪康唑或酮康唑合用,可使后两者血药浓度减低。本品为肝药酶诱导剂,与肾上腺皮质激素、抗凝药、氨茶碱、茶碱、氯霉素、氯贝丁酯、环孢素、维拉帕米、妥卡尼、普罗帕酮、甲氧苄啶、香豆素或茚满二酮衍生物、口服降血糖药、促皮质素、丙吡胺、奎尼丁等合用时,可使上述药物药效减弱。

第四节　抗真菌药物

真菌感染可分为表浅真菌感染和深部真菌感染两类,因此抗真菌药也可分为抗浅部真菌药和抗深部真菌药。表浅感染一般是由癣菌如小孢子癣菌、毛癣菌等侵犯皮肤、毛发、指(趾)甲等体表部位造成的,可用灰黄霉素、咪康唑、克霉唑、酮康唑等治疗;深部真菌感染一般是由念珠菌和隐球菌等侵犯内脏器官及深部组织造成的,可用两性霉素 B、氟胞嘧啶、氟康唑、伊曲康唑等治疗。抗真菌药按照化学结构划分,又可分为抗生素类(如两性霉素 B、唑类如咪康唑)和酮康唑、嘧啶类(如氟胞嘧啶)、丙烯胺类(如特比萘芬)等。根据美军批准的空军飞行人员用药清单,托萘酯局部用治疗足癣,特比萘芬局部使用治疗头癣以及咪康唑局部使用治疗体癣,无须提出特许申请;但使用伊曲康唑抗真菌感染时,由于伊曲康唑的负离子效应和较长的半衰期,必须停飞治疗,并且在治疗结束后必须额外再加 1 周缓冲时间以待体内药物彻底清除,在此期间不得提出特许申请。

1. 咪康唑(miconazole)

咪康唑为广谱抗真菌药,对皮肤癣菌、念珠菌、酵母菌及其他藻类、子囊菌、隐球菌等具有抑制和杀灭作用。临床常用的剂型包括乳膏剂、软胶囊、栓剂、外用洗剂及搽剂、散剂。

【药动学】

咪康唑口服吸收差,多为局部使用,$t_{1/2}$ 约为 2.1 h,血清蛋白结合率为 90%。在体内分布广泛,可渗入炎症的关节、眼球的玻璃体及腹腔中,主要以原形的形式自粪便排出。

【适应证】

硝酸咪康唑乳膏主要用于由皮真菌、酵母菌及其他真菌所致的感染;硝酸咪康唑阴道栓和硝酸咪康唑阴道软胶囊用于局部治疗念珠菌性外阴阴道炎和 G^+ 细菌引起的双重感染;硝酸咪康唑溶液和硝酸咪康唑搽剂用于体癣、股癣、手癣、足癣、花斑癣、甲沟炎以及念珠菌性外阴阴道炎,也可用于细菌性皮肤感染及外耳炎;硝酸咪康唑散用于真菌和酵母菌引起的指(趾)间癣和腹股沟癣,还可撒于鞋袜以预防足癣。

【用法与剂量】

皮肤感染外用,涂搽于洗净的患处,早晚各 1 次,症状消失后应继续用药 10 天,以防复发;指(趾)甲感染尽量剪尽患甲,将本品涂搽于患处,1 次/日,患甲松动后(约需 2~3 周)应继续用药至新甲开始生长;念珠菌阴道炎每日就寝前用涂药器将药膏(约 5 g)挤入阴道深处,连续用 2 周。

【不良反应及注意事项】

口服可引起胃肠道反应和皮疹等过敏反应;局部外用可引起皮疹、发红、水疱、烧灼感和其他皮肤刺激性。

【药物相互作用】

全身给药可抑制 CYP3A4 和 CYP2C9,但局部给药的全身吸收有限,药物相互作用较少。与其他药物如口服降血糖药或苯妥英同时使用,可增加其他药物的作用及不良反应。

2. 伊曲康唑(itraconazole)

伊曲康唑为三唑类高效广谱抗真菌药,对各种浅部真菌和深部真菌都有效,包括皮肤癣菌、念珠菌属、新生隐球菌、糠秕孢子菌属、球孢子菌属、曲霉菌属、着色真菌属、枝孢霉属、皮炎芽生菌等。临床常用的剂型包括胶囊剂、注射剂、口服液体制剂、颗粒剂和分散片。

【药动学】

本品脂溶性高,餐后立即服用生物利用度最高,血浆蛋白结合率为 99.8%,在脂肪和角蛋白组织中药物浓度高于血药浓度。主要在肝脏中代谢,生成具有相似活性的代谢产物羟基化伊曲康唑,$t_{1/2}$ 为 15~20 h,经粪便和肾脏排泄。

【适应证】

是治疗暗色孢科真菌、孢子丝菌、芽生菌、组织胞浆菌(感染危重者及病变累及脑膜者除外)的首选药物;也可用于系统性曲霉病及念珠菌病、隐球菌病(包括隐球菌性脑膜炎)或热带真菌病;尚可用于花斑癣、皮肤真菌病、真菌性角膜炎和口腔念珠菌病、外阴阴道念珠菌病。

【用法与剂量】

伊曲康唑胶囊治疗念珠菌性阴道炎,每次 200 mg,2 次/日,疗程为 1 天或每次 200 mg, 1 次/日,疗程为 3 天;治疗花斑癣,每次 200 mg,1 次/日,疗程为 7 天;皮肤真菌病、足底部癣、手掌部癣、口腔念珠菌,每次 100 mg,1 次/日,疗程为 15 天;真菌性角膜炎,每次 200 mg,1 次/日,疗程为 21 天;甲真菌病,每次 200 mg,2 次/日。

【不良反应及注意事项】

常见有胃肠道不适,如厌食、恶心、腹痛和便秘;少见的不良反应包括头痛、可逆性肝酶升高、月经紊乱、头晕、过敏反应(如瘙痒、红斑、风团和血管性水肿)、低血钾症、水肿、肝炎和脱发等症状。

【药物相互作用】

与肝药酶诱导剂如利福平和苯妥英合用,可明显降低本品的口服生物利用度。与特非那丁、阿司咪唑、西沙必利、咪达唑仑和三唑仑合用时,因本品能抑制

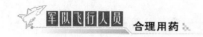

CYP3A 酶,会延缓这些药物的代谢。与质子泵抑制剂、组胺 H_2 受体阻断剂合用,因降低胃酸浓度,继而降低本品血药浓度。

第五节　抗菌药物的航空医学关注

一、胃肠道细菌感染性疾病

飞行职业密切相关的特殊因素如高空低气压、加速度、飞行劳动负荷、飞行应激反应等,以及军事飞行人员食物结构的差异,均可能对胃肠道微生物菌群产生影响。职业的特殊性和不合理使用抗生素是诱发飞行员肠道菌群失调的主要因素,大力研制适合飞行人员饮用的促进双歧杆菌生长的食品或双歧杆菌制剂,以及抗菌药物的合理规范使用,将有利于保障飞行员的身体健康,提高战斗力。

此外,消化性溃疡是飞行员的常见病多发病,其平均发病率约为 5.5%,占医学原因停飞总数的 6.37%,是严重影响飞行员的生活质量和战斗力的疾病。本类疾病在第五章中已做了相关论述,由于幽门螺杆菌感染是消化性溃疡疾病的主要原因,溃疡的愈合率与幽门螺杆菌的根除率成正比,在此就针对幽门螺杆菌感染的药物治疗进行相关讨论。目前治疗消化性溃疡病的标准方案为三联疗法,包括质子泵抑制剂(PPI),2 次/日,加上克拉霉素 500 毫克,2 次/日,阿莫西林 1 克,2 次/日,或甲硝唑 500 毫克,2 次/日,持续 7~14 天。另一个常用治疗方案为:5 天 PPI 加阿莫西林,然后 5 天 PPI 加克拉霉素和替硝唑。其他几种治疗方案被认为是二线治疗,包括非铋基四联疗法、铋基四联疗法和左氧氟沙星三联疗法。随着抗生素耐药性增加,尤其是克拉霉素的耐药率问题在消化性溃疡的治疗中备受关注。如果患者所在地区对克拉霉素的耐药率为 15%~20%,则应采用非克拉霉素的方案进行治疗。幽门螺杆菌相关溃疡患者在治疗完成 4 周或更长时间后应再次检查以确认是否已经根除幽门螺杆菌。

二、肺结核病

飞行员肺结核发病年龄一般较年轻,临床症状较轻,能得到较好的治疗,但肺结核治疗后医学停飞率较高,可能有以下两方面的原因:①飞行员肺结核最常见的临床表现为乏力、易疲劳,需要较长时间才能被确诊,而在确诊之前,常认为身体素质差,从而大大降低了飞行员的飞行信心;②飞行员肺结核病确诊后治疗需要 6 个月,治愈后需地面观察 6~12 个月,从确诊到最后做飞行结论需 12~18 个月时间,如果再加上确诊以前的时间将需要 2 年左右,如果刚毕业不久的年轻飞行员长时间中断飞行,将极大影响其飞行进度,从而导致停飞。《飞行人员体格检查标准》第二十二条规定,肺结核、结核性胸膜炎治愈后,需要经地面观察 6～12 个月,病情稳定、肺功能无明显异常、全身情况良好合格,无明显不适感觉后,才给予飞行合格结论。如果治愈后遗留后遗症,或仍有自觉症状如胸闷、气短等对飞行信心不足,经地面观察 6～12 个月甚至更长时间自觉症状不消失,结合飞行员所在部队意见,做飞行不合格结论。

目前,新型分子生物学检测技术和病理学诊断方法的发展,以及贝达喹啉、德拉马尼等抗结核新药的成功研发,明显改善了结核病尤其是耐药结核病的诊断和治疗条件。然而,肺结核病是通过呼吸道飞沫传播的传染病,而军队作为一个管理封闭、集中生活、集体行动的特殊群体,需要在结核病防治方面做到全程精准化管理,必须从管理传染源、切断传播途径、保护易感人群等环节着手,全面强化各项防控措施。

三、细菌性前列腺炎

前列腺炎是 50 岁以下男性最常见的泌尿系统疾病,也是 50 岁以上男性的第三常见疾病。急性细菌性前列腺炎(NIH Ⅰ 类)在普通人群中相对不常见,但由于在飞行职业领域男性占优势,所以在飞行员群体中的发生率较高。其临床症状包括发热、泌尿生殖系统疼痛、梗阻性排尿症状、排尿困难等,患者还可能出现不适、恶心、呕吐等症状,并可能发展为败血症。最常见的致病菌是革兰氏阴性肠杆菌科,如来自胃肠道的大肠埃希菌,以及革兰氏阳性肠球菌。对于轻中度患者的治疗一般需要口服 2～4 周的抗生素,对于严重的或口服治疗无效的患者,需要静脉注射抗生素并转诊泌尿科治疗。慢性细菌性前列腺炎(NIH Ⅱ类)通常在 40～70 岁的男性中较为多见,但也可见于年轻男性。患者通常有复发性下尿路感染的病史。细菌存在于前列腺导管和腺泡中的聚集物、生物膜中,或者细菌急性感染初期治疗不充分,这些都是发展为慢性细菌性前列腺炎的危险因素。由于治疗药物和疾病的严重程度不同,慢性细菌性前列腺炎的抗生素治疗可能需要 1～3 个月的时间。

对于 NIH Ⅰ 和 NIH Ⅱ 的治疗,选择抗生素应以细菌培养结果为基础,并且根据患者年龄、潜在病原体或耐药模式,选择最合适的抗生素,所选抗生素必须在尿液和组织中达到有效治疗浓度。一般以喹诺酮类、大环内酯类、强力霉素和甲氧苄啶磺胺甲恶唑(TMX/SMX)为主。强力霉素、TMP/SMX 和红霉素都是美国空军批准的空勤人员药物清单上列出的抗生素。对于轻、中度急性前列腺炎的治疗一般需要 2~4 周时间，如果没有不良反应事件发生且治疗后感染症状已经消除，患者就可以恢复飞行状态（RTFS）。对于慢性细菌性前列腺炎，尽管目前大多数抗菌药物指南仍然推荐氟喹诺酮作为首选药物，大环内酯类抗生素正逐渐成为治疗慢性细菌性前列腺炎的一个重要的替代选择。而且，由于喹诺酮类药物对前列腺分泌物有很好的渗透性，所以可以缩短疗程，但用药期间禁止执行飞行任务，比如环丙沙星由于中枢神经系统副作用风险高。此外，对于那些需要长期抗生素治疗且在需要光照下执行任务的患者，还需要关注多西环素等药物导致的光皮炎风险增加。

（薛小燕　李明凯　侯　征　孟静茹）

参考文献

[1]雷方,张铮铮,邓明钊,等. 民航飞行员门诊临时停飞疾病谱分析. 实用预防医学,2016,23(9):1102 – 1104

[2]张阵阵,刘书林,朱伟,等. 飞行员停飞疾病谱的研究进展.—国际儿童节海军医学杂志,2019,40(2):191 – 193

[3]丁欢,某部医学临时停飞歼击机飞行员疾病构成情况调查. 人民军医,2016,59(10):998 – 999

[4]徐先荣,肖海鹏,翟丽红,等. 直升机飞行人员停飞疾病谱分析. 军医进修学院学报,2012,33(12):1227 – 1229

[5]周平,李晓娟,司慧远,等. 1993 – 2012 年住院飞行人员传染病疾病谱及医学鉴定. 中华航空航天医学杂志,2013,1:48 – 51

[6]张燕. 自行服用 β – 内酰胺类抗生素对飞行人员的危害. 中国疗养医学,2013,22(1):112 – 113

[7]United States Air Force. Official Air Force approved aircrew medications, W. D. o. t. A. Force, Editor. 2011.

[8]Zouboulis, C. C. Acne as a chronic systemic disease. Clin Dermatol, 2014,32(3): 389 – 396

[9]Lolis, M. S. , W. P. Bowe, A. R. Shalita. Acne and systemic disease. Med Clin North Am, 2009,93(6): 1161 – 1181

[10]Air Force Waiver Guide, Washington:USAF School of Aerospace Medicine, D. o. t. A. Force. Editor. 2017.

[11] vanWeert, H. C. , E. Tellegen, *et al*. A new diagnostic index for bacterial conjunctivitis in primary care. A re – derivation study. Eur J Gen Pract, 2014,20(3): 202 – 208

[12] Bleck, T. P. , Bacterial meningitis and other nonviral infections of the nervous system. Crit Care Clin, 2013,29(4): 975 – 987

[13] Murphy, A. B. , A. Macejko, A. Taylor, *et al*. Chronic prostatitis: management strategies. Drugs, 2009,69(1): 71 – 84

[14] Millan – Rodriguez, F. , J. Palou, A. Bujons – Tur, *et al*. Acute bacterial prostatitis: two different sub – categories according to a previous manipulation of the lower urinary tract. World J Urol, 2006,24(1): 45 – 50

[15] Guerin, F. , C. Henegar, G. Spiridon, *et al*. Bacterial prostatitis due to Pseudomonas aeruginosa harbouring the blaVIM – 2 metallo – {beta} – lactamase gene from Saudi Arabia. J Antimicrob Chemother, 2005,56(3): 601 – 602

[16] Schaeffer, A. J. , S. C. Wu, A. M. Tennenberg, *et al*, Treatment of chronic bacterial prostatitis with levofloxacin and ciprofloxacin lowers serum prostate specific antigen. J Urol, 2005, 174 (1): 161 – 164

[17] 曹晋桂,马复先,苏宏,等.歼击机飞行员肠道双歧杆菌和拟杆菌在慢性腹泻中的改变及正常定值初步研究.空军医高专学报,1995,17(3):164 – 167

[18] 张海谱,李仕英,王缚鲲,等. 112 例慢性腹泻飞行员肠道菌群中产超广谱 β – 内酰胺酶菌的检测与分析.解放军医药杂志,2014,26(9):89 – 92

[19] 李海立,李晓东,王爽,等.两种短程三联方案治疗飞行员幽门螺杆菌阳性消化性溃疡疗效分析. 中国疗养医学,2003,12(2):105 – 106

[20] 曹玮民,曹彦,丹子军. 适应时代要求推进部队结核病防治精准管理.解放军预防医学杂志,2019,37(8):1 – 3

第十二章 抗病毒药物合理用药

第一节 概 述

病毒感染性疾病(viral infection disease)是指病毒通过多种途径侵入机体,并在易感的宿主细胞中增殖引起的一类疾病。病毒感染性疾病主要有以下常见疾病:①病毒性肝炎,包括甲、乙、丙、丁、戊型肝炎;②获得性免疫缺陷综合征(艾滋病),各种机会性感染如口腔念珠菌感染、卡氏肺孢子虫病以及巨细胞病毒感染等;③流行性感冒病毒感染,如甲型流感、乙型流感,冠状病毒感染如 SARS、MERS、COVID-19;④流行性出血热;⑤中枢神经系统病毒感染,如脊髓灰质炎、流行性乙型脑炎;⑥疱疹、麻疹、风疹病毒感染,如水痘、带状疱疹、麻疹、风疹、EB 病毒感染的传染性单核细胞增多症;⑦流行性腮腺炎;⑧狂犬病;⑨手足口病;⑩胃肠道病毒感染,如病毒感染性腹泻。

一、抗病毒药物分类及机制

(一)根据抗病毒机制以及药物类型分类

将常见抗病毒药物主要分为以下类型:

(1)穿入和脱壳抑制剂 如金刚烷胺、金刚乙胺等。该类药物通过阻碍病毒穿入和脱壳,抑制病毒脱壳和病毒核酸到宿主胞质的转移进而发挥作用。金刚乙胺作用于病毒四聚体的 M2 离子通道,阻碍 H^+ 内渗,从而不能诱导酸依赖的血凝素构型改变,阻碍病毒外膜与细胞膜的融合,阻止病毒基因组进入细胞胞质。

(2)酶抑制剂 该部分主要包括 DNA 多聚酶抑制剂(阿昔洛韦、更昔洛韦、伐昔洛韦等)、逆转录酶抑制剂(齐多夫定、恩曲他滨、奈韦拉平、依非韦伦、利匹韦林等)、蛋白酶抑制剂(利托那韦、奈非那韦、沙奎那韦、茚地那韦等)以及神经氨酸酶抑制剂(奥司他韦、扎那米韦、帕拉米韦等)。核苷类抑制剂为病毒复制酶的底物衍生物,通过竞争机制抑制病毒复制,如恩替卡韦、齐多夫定等。非核苷类药物可直接与病毒酶特异性结合,使酶构象发生改变,从而导致病毒酶失活,如利匹韦林、奈韦拉平等。

(3)广谱抗病毒药 如利巴韦林、干扰素。利巴韦林本质为经过磷酸化后的产物,作为病毒合成酶的竞争性抑制剂,抑制肌苷单磷酸脱氢酶、流感病毒 RNA 多聚酶和 mRNA 鸟苷转移酶,从而引起细胞内鸟苷三磷酸的减少,进而影响病毒 RNA 和蛋白质合成,抑制病毒复制传播。干扰素为体内产生的一类抗病毒的糖蛋白质,在病毒感染的各个阶段都发挥一定作用。除此之外,还有进入抑制剂、融合抑制剂等。

(二)根据药物的药理作用或类型分类

抗病毒药物的分类如表 12 - 1 所示:

表 12 - 1　常见抗病毒药物分类

类　别		分　类	药　物
广谱抗病毒药物		/	利巴韦林 IFNs
抗肝炎病毒药物	乙肝	核苷类似物	恩替卡韦
		核苷酸类似物	替诺福韦 丙酚替诺福韦 阿德福韦
		干扰素	IFN - α
		非核苷类	双环醇
	丙肝		PEG - IFNα 联合应用利巴韦林(PR)
			泛基因型抗病毒药物　索菲布韦/维帕他韦
抗 HIV 药物		核苷反转录酶抑制剂	齐多夫定 拉米夫定 阿巴卡韦 恩曲他滨 替诺福韦 丙酚替诺福韦
		非核苷反转录酶抑制剂	奈韦拉平 依非韦伦 利匹韦林
		蛋白酶抑制剂	洛匹那韦 利托那韦 达芦那韦
		整合酶抑制剂	拉替拉韦 多替拉韦
		融合抑制剂	艾博韦泰
		CCR5 抑制剂	马拉维诺
抗疱疹病毒药物		核苷类	阿昔洛韦 更昔洛韦 泛昔洛韦 伐昔洛韦 喷昔洛韦 缬更昔洛韦溴呋啶 阿糖腺苷 西多福韦
		焦磷酸衍生物	膦甲酸
		神经氨酸酶抑制剂	奥司他韦 扎那米韦 帕拉米韦
抗流感病毒药		M2 离子通道阻断剂	金刚烷胺/金刚乙胺
		血凝素抑制剂	阿比多尔
提高机体免疫力药物		/	胸腺肽 转移因子

由于病毒缺少完整的酶系统,无法独立合成自身成分和产生能量,同时缺乏核糖体,在复制时其需要借助宿主细胞的核糖体翻译病毒的蛋白质,遵循胞内寄生特性,因此只有进入活细胞才能发挥生物活性。抗病毒药物作用于病毒的复制过程,针对病毒生物合成环节、机体免疫等方面抑制病毒复制和合成,作用机制主要包括:①竞争细胞表面受体,阻止病毒吸附,阻断结合细胞受体的病毒抗原或与病毒抗原特异性结合的细胞受体。②阻碍病毒穿入和脱壳,抑制病毒脱壳和病毒核酸到宿主胞质的转移,进而发挥作用。③阻碍病毒生物合成,病毒核酸的复制需多种酶的协同合作才能完成,通过抑制酶的活性阻断病毒复制。药物可以通过(核苷类)竞争机制和(非核苷类)非竞争机制抑制病毒复制,前者为病毒复制酶的底物衍生物;后者可直接与病毒酶特异性结合,使酶构象发生改变,从而导致病毒酶失活。④增强宿主抗病能力,如干扰素能激活宿主细胞的某些相关酶,降解病毒 RNA,抑制蛋白质合成、翻译和装配、病毒基因组的转录、病毒蛋白的合成及合成后的加工修饰。此外,在感染晚期,病毒蛋白、核酸及一些大分子物质聚集装配,形成完整的病毒体从细胞释放,某些药物可以通过抑制相关蛋白功能进而抑制病毒装配、成熟与释放。

二、军事飞行人员病毒感染性疾病流行病学

感染性疾病,尤其是病毒性感染性疾病是我军飞行人员住院或停飞的重要原因之一。二十世纪五六十年代我国的经济和医疗卫生条件较为落后,感染性疾病尤其是传染病较为流行,传染病在飞行人员疾病中占有重要比例,仅次于消化系统疾病和呼吸系统疾病,列第 3 位,在疾病构成谱占 11.82%,随着经济的发展和医疗卫生条件的改善,传染病的发病率大幅下降,飞行人员中传染病的发病率和患病率也明显降低。2018 年,王广云教授等通过检索中、美军事飞行人员疾病谱统计数据,分析我军与美军飞行人员的主要疾病分布情况,传染病方面我军飞行人员疾病分布占比 0.82%,美军飞行人员传染病占比 0.09%。

飞行人员传染病医学鉴定应该遵循以下基本原则:经过积极、正规、系统的医学诊断和治疗后,出院时的康复情况、身心健康状况是否达到飞行安全的标准或达到保证飞行安全的要求;对周围其他飞行人员的身心健康和飞行安全是否构成影响或威胁。如果符合要求或达到标准,或对他人不构成影响和威胁,经过严格、全面的医学鉴定,应该做出飞行合格的结论,否则,则应根据情况分别做出暂时飞行不合格或飞行不合格的医学结论。

三、军事飞行人员病毒感染性疾病申请特许飞行情况

目前美国空军飞行人员特许指南在病毒感染性疾病中仅对病毒性肝炎和艾滋病做出明确的特许规定。对于病毒性肝炎,尤其是急慢性肝炎相关的航空医学风险主要有乏力、倦怠、恶心等,这些症状会干扰飞行的注意力。飞行人员肝功能测试在标准参考范围内,病毒标志物为阴性且无相关疾病症状,可以在不要求特许的情况下恢复飞行状态。对于慢性病毒性肝炎感染,一般情况下不批准特许飞行。是否获得飞行豁免权取决于肝脏炎症的严重程度、肝功能和有无明显的神经精神症状:如转氨酶的值小于正常值上限的 2.5 倍,肝活检显示只有轻微的炎症,没有纤维化的表现,没有出现相关症状可考虑给予豁免。任何有复发症状(腹痛、黄疸)的慢性肝炎感染者应停飞。对于急性肝炎感染,待疾病治愈符合上述要求后可恢复飞行。指南中提出:Fc Ⅱ 类、Fc Ⅲ 类飞行人员在度过急性期和慢性状态没有后遗症的情况下可以取得有期限豁免。对 AIMWTS 在 2013 年 7 月提交的病毒性肝炎豁免申请的回顾中显示:乙型和丙型肝炎相关特许申请共提交了 67 份,其中4 名 FC Ⅰ / ⅠA类人员(2 名被取消资格)、23 名 FC Ⅱ类人员(无被取消资格者)、36 名FC Ⅲ类人员(10 名被取消资格)和 4 名 ATC/GBC 类人员(2 名被取消资格),共有 14 名飞行人员被取消资格。

根据美国空军政策,HIV 感染患者将不允许飞行,主要原因为疾病的早期阶段也有神经认知障碍的风险。除特殊任务外,指南也不建议对其进行特许(Fc Ⅰ 类飞行人员无豁免可能,Fc Ⅱ 类、Fc Ⅲ 类飞行人员豁免权仅限当局允许)。AIMWTS 在 2015 年 3 月检索出 41 例 HIV 感染的诊断病例。所有人都被要求停飞,包括 Fc Ⅱ 14 例,Fc Ⅲ 20 例,ATC/GBC 6 例,MOD 1 例。其中一例较早的 FC Ⅲ 病例最初获得特许,不到一年后,由于 CD_4 计数减少被取消资格。以上流行病学统计结果反映了病毒感染性疾病在当前中美军事飞行人员所患疾病谱中占有一定位置,仍需重视病毒感染性疾病防治工作。

第二节　广谱抗病毒药物

广谱抗病毒药物可以抑制多种病毒的生长繁殖,在病毒感染的多个阶段都发挥作用,能防止再感染和有效控制持续性病毒感染时的病毒复制,具有广谱抗病毒活性。

一、利巴韦林（Ribavirin）

对多种 RNA 和 DNA 病毒有效，包括甲型肝炎、丙型肝炎，同时还有抗腺病毒、疱疹病毒和呼吸道合胞病毒作用。药物进入被病毒感染的细胞后迅速磷酸化，其产物作为病毒合成酶的竞争性抑制剂，抑制肌苷单磷酸脱氢酶、流感病毒 RNA 多聚酶和 mRNA 鸟苷转移酶，进而抑制病毒合成。

【药动学】

口服吸收快，口服后 1.5 h 血药浓度到达峰值，生物利用度为 45% ~ 65%，少量可经气溶吸入。可透过胎盘，也能通过乳汁分泌，在肝内代谢。口服和静脉给药时 $t_{1/2}$ 为 0.5 ~ 2 h，吸入给药时为 9.5 h，主要经肾排泄。

【适应证】

适用于呼吸道合胞病毒引起的病毒性肺炎与支气管炎，皮肤疱疹病毒感染；用于慢性丙型肝炎的治疗；防治病毒性上呼吸道感染。

【用法与剂量】

口服，用于病毒性呼吸道感染：一次 150 mg，3 次/日，连用 7 d。用于皮肤疱疹病毒感染：一次 300 mg，3 ~ 4 次/日，连用 7 d。

【不良反应及注意事项】

最主要的毒性是溶血性贫血，在口服治疗后最初 1 ~ 2 周内出现血红蛋白下降，停药后即消失，用药期间应检查血红蛋白或血细胞比容。其他不良反应有疲倦、头痛、虚弱、乏力、胸痛、发热、寒战、流感症状等；神经系统症状有眩晕；消化系统症状有食欲减退、胃部不适、恶心呕吐、轻度腹泻、便秘、消化不良等；肌肉骨骼系统症状有肌肉痛、关节痛；精神系统症状有失眠、情绪化、易激惹、抑郁、注意力障碍、神经质等；呼吸系统症状有呼吸困难、鼻炎等；皮肤附件系统出现脱发、皮疹、瘙痒等；另还观察到味觉异常、听力异常等表现。

【药物相互作用】

因本品可抑制齐多夫定转变成活性型的磷酸齐多夫定，对齐多夫定有拮抗作用。

二、干扰素（interferon，IFN）

干扰素是机体细胞在病毒感染后产生的一类抗病毒糖蛋白物质。已被证明有抗病毒作用的 IFNs 有三种，即 IFN - α、β、γ。几乎所有细胞均能在病毒感染及多种刺激下产生 IFN - α、β，而 IFN - γ 的产生仅限于 T 淋巴细胞和 NK 细胞。

IFNs 为广谱抗病毒药物,对病毒入胞、脱壳、mRNA 合成、蛋白翻译后修饰、病毒颗粒组装和释放均可产生抑制作用。目前临床常用的干扰素类型包括重组人干扰素 α－2b 和聚乙二醇干扰素 α－2b。

1. **重组人干扰素 α－2b(IFN－α－2b)**

重组人干扰素 α－2b 具有广谱抗病毒、抑制细胞增殖以及提高免疫功能等作用,如增强巨噬细胞的吞噬功能,增强淋巴细胞对靶细胞的细胞毒性和天然杀伤性细胞的功能。

【药动学】

本品通过肌内或皮下注射,吸收超过 80%,血液浓度达峰时间为 3.5~8 h,$t_{1/2}$ 为 4~12 h。肾脏分解代谢为干扰素主要消除途径,而胆汁分泌与肝脏代谢的消除是重要途径。

【适应证】

用于治疗急慢性病毒性肝炎、带状疱疹、尖锐湿疣等病毒性疾病。

【用法与剂量】

本品可以肌内注射、皮下注射和病灶注射。慢性乙型肝炎:推荐剂量为每周总量 30~35 MIU;皮下注射,每天 5 MIU,连续 7 d;或每周 3 次,每次 10 MIU(隔日 1 次),共 16~24 周。急慢性丙型肝炎:单独治疗推荐剂量为 3 MIU 皮下注射,每周 3 次(隔日 1 次)。经 16 周治疗 ALT 达正常水平的病人,本品治疗应延长至 18~24 月,以提高持续应答率。经 16 周治疗后 ALT 未能达到正常水平的患者,应考虑终止本品治疗。丁型肝炎:本品初始剂量为 5 MIU/m^2,皮下注射,每周 3 次,至少 3~4 个月,亦可使用更长时间。带状疱疹:肌内注射,$1×10^6$ IU/d,连用 6 d,同时口服无环鸟苷。尖锐湿疣:可单独应用,肌内注射,$1~3×10^6$ IU/d,连用四周。也可与激光或电灼等合用,一般采用疣体基底部注射,$1×10^6$ IU/次。

【不良反应及注意事项】

少数病人可有发热、头痛、寒战、乏力、肌痛、关节痛等症状。常出现在用药的第一周,不良反应多在注射 48 h 后消失。还可出现白细胞减少、血小板减少等血象异常,停药后可恢复正常。偶见有寒战、厌食、恶心、腹泻、呕吐、脱发、高(或低)血压、神经系统紊乱等不良反应。

【药物相互作用】

干扰素可能会改变某些酶的活性,尤其可减低细胞色素酶 P450 的活性,与西咪替丁、华法林、茶碱、安定、心得安等药物合用时后者代谢可能受到影响。在与

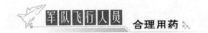

具有中枢作用的药物合并使用时,会产生相互作用。

2.聚乙二醇干扰素 α – 2b(PEG – IFNα – 2b)

聚乙二醇是一种无活性的亲水性化合物,聚乙二醇化就是将聚乙二醇连接到具有活性的蛋白质分子上,从而改变其活性,增加其分子量、延缓吸收,减少药物与蛋白酶接触的机会,使药物在血液内的浓度更稳定、延长半衰期、疗效更稳定。

【药动学】

PEG – IFNα – 2b 皮下给药之后,最大血清浓度出现在用药后 15 ~ 44 h,并可维持达 48 ~ 72 h。$t_{1/2}$ 约 40 h,表观清除率为 22 ml/(kg·h)。

【适应证】

PEG – IFNα 和利巴韦林合用于治疗慢性丙型肝炎。PEG – IFNα 也可用于治疗 HBeAg 阳性的慢性乙型肝炎。患者年龄须≥18 岁,患有代偿性肝脏疾病。

【用法与剂量】

慢性丙型肝炎,皮下注射 PEG – IFNα,每周 1 次。体重 65 kg 以下者,每次 40 μg;体重 65 kg 以上者,每次 50 μg。同时口服利巴韦林。用药 6 个月后,如病毒负荷仍高,建议停止用药。慢性乙型肝炎,推荐剂量为 1.0 μg/kg,每周 1 次,皮下注射。疗程 24 周。

【不良反应及注意事项】

主要有全身不良反应如疲劳、发热、寒战、疼痛;胃肠道不良反应如恶心、呕吐、消化不良、畏食、腹泻、腹痛;肌肉骨骼系统不良反应如肌痛和关节痛;精神神经系统不良反应如头痛、头晕、失眠、抑郁、易激惹;其他有脱发、瘙痒、注射部位反应等。

【药物相互作用】

当 CYP 1A2 底物(如茶碱)与干扰素一起使用时,其清除率降低 50%。如果患者同时被 HIV 感染并接受高效反逆转录病毒治疗(HAART),会增加乳酸中毒的可能性。

第三节 抗肝炎病毒药物

抗病毒药物主要治疗慢性乙型肝炎和慢性丙型肝炎。慢性乙肝的临床常用抗病毒药物有核苷/核苷酸类似物、非核苷类和干扰素,其中恩替卡韦、替诺福韦为目前临床一线常用药物。丙型肝炎的 HCV 基因 1b 和 2a 型在我国较为常见,其中以 1b 型为主,约占 56.8%。治疗慢性丙肝临床目前采用:PEG – IFNα 联合应用利巴韦林(PR)、泛基因型抗病毒药物方案(索菲布韦/维帕他韦)、基因特异性或多基因型抗病毒药物方案(达拉他韦联合阿舒瑞韦治疗基因 Ⅰ 型丙肝)等多种方案。

一、抗慢性乙肝病毒药物

(一)核苷/核苷酸类似物

核苷/核苷类似物的抗病毒机制主要是能够抑制病毒 DNA 多聚酶和逆转录酶的活性,或与脱氧核苷酸竞争渗入病毒 DNA 链,终止 DNA 链的延长和合成,阻断病毒复制,从而达到抑制病毒增殖,控制感染。核苷类似物包括拉米夫定、恩替卡韦、恩曲他滨等,核苷酸类似物包括阿德福韦、替诺福韦、丙酚替诺福韦等。

1.恩替卡韦(Entecavir,ETV)

恩替卡韦疗效优于 ADV、LAM,单药使用也优于 ADV 联合 LAM 用药,曾有 ADV 耐药者换用 ETV、TDF、TAF 能够明显改善患者的肝功能指标,为目前指南推荐的临床一线用药。

【药动学】

口服迅速吸收,广泛分布于各组织,0.5~1.5 h 达到峰浓度。血浆蛋白结合率为13%,广泛分布各组织,$t_{1/2}$ 约 24 h,主要以原形通过肾脏排泄。

【适应证】

适用于病毒复制活跃,血清丙氨酸氨基转移酶(ALT)持续升高或有活动性病变的慢性乙型肝炎的治疗。

【用法与剂量】

应空腹服用(餐前或餐后至少2 h),1 次/日,每次0.5 mg。

【不良反应及注意事项】

最常见的有 ALT 升高、头痛、疲劳、眩晕、恶心、腹痛、腹部不适、上腹痛、肝区不适、肌痛、失眠和风疹。

【药物相互作用】

由于恩替卡韦主要通过肾脏清除,与降低肾功能或竞争性主动通过肾小球分泌的药物的同时服用时,恩替卡韦可能增加这些药物的血药浓度。

2.替诺福韦(Tenofovir Disoproxil Fumarate,TDF)

替诺福韦酯具有抑制乙肝病毒复制和稳定病情的作用,并且在一定程度能降低转氨酶,起到保护肝脏的功效,对乙肝的疗效较好,目前替诺福韦酯作为指南推

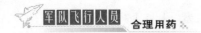

荐用药。

【药动学】

替诺福韦酯具有水溶性,可被迅速吸收并降解成活性物质替诺福韦,然后替诺福韦再转变为活性代谢产物替诺福韦双磷酸盐。给药后 1~2 h 内达血药峰值,与食物服时生物利用度可增大约 40%。$t_{1/2}$ 约为 10 h,主要经肾小球过滤和主动小管转运系统排泄。

【适应证】

适用于治疗慢性乙肝,也适用于与其他抗反转录病毒药物联用,治疗成人 HIV-1 感染。

【用法与剂量】

慢性乙肝的治疗:剂量为每次 300 mg,1 次/日,与食物同时服用。

【不良反应及注意事项】

常见有轻至中度的胃肠道不适,如腹泻、腹痛、食欲减退、恶心、呕吐和胃肠胀气、胰腺炎等。还可见肾脏毒性、脂肪蓄积和重新分布、全身无力、骨矿物质密度下降等。

【药物相互作用】

阿扎那韦、洛匹那韦和利托那韦可使替诺福韦浓度增加。当与能够导致肾功能减低或与肾小管主动清除竞争的药物合用,能够使替诺福韦的血清浓度升高,此类药物如阿德福韦酯、西多福韦、阿昔洛韦、万乃洛韦、更昔洛韦和缬更昔洛韦。

3. 丙酚替诺福韦(Tenofovir alafenamide Fumarate, TAF)

丙酚替诺福韦是替诺福韦的亚磷酰胺前体药物,能有效降低药物对机体的肾毒性。

【药动学】

空腹口服给药后 0.48 h 血浆浓度到达峰值,血浆蛋白结合率约为 80%。在肝细胞内水解成替诺福韦。主要以代谢产物替诺福韦被消除,后者由肾脏通过肾小球滤过和肾小管主动分泌的方式从体内消除。

【适应证】

适于治疗慢性乙型肝炎。

【用法与剂量】

口服,1 次/日,一次 25 mg,需随食物服用。如果漏服且已超过通常服药时间不足 18 h,应尽快补服,并恢复正常给药时间。

【不良反应及注意事项】

最常见的有胃肠道症状,如腹泻、呕吐、恶心、腹痛、腹胀、肠胃胀气等,以及疲劳、头晕、头痛、皮疹、瘙痒症、关节痛、ALT 升高等。

【药物相互作用】

丙酚替诺福韦不应与含富马酸替诺福韦酯、丙酚替诺福韦或阿德福韦酯的药品合用。马西平、奥卡西平、苯巴比妥、苯妥英、利福平、利福喷汀、利福布汀等可降低丙酚替诺福韦浓度;抗真菌类药物伊曲康唑、酮康唑可增加丙酚替诺福韦浓度。

(二)非核苷类似物

1. 双环醇(bicyclol)

双环醇为肝病辅助治疗用药,具有抑制 HBeAg、HBV DNA、HBsAg 分泌的作用。

【药动学】

口服后吸收 $t_{1/2}$ 为 0.84 h,消除 $t_{1/2}$ 为 6.26 h,药物达峰时间为 1.8 h,药峰浓度为 50 ng/ml。常用剂量多次重复给药体内药物无过量蓄积现象。主要代谢产物为 4 – 羟基双环醇。

【适应证】

可用于治疗慢性肝炎所致的氨基转移酶升高。

【用法与剂量】

口服,常用剂量一次 25 mg,必要时可增至 50 mg,3 次/日,最少服用 6 个月,应逐渐减量。

【不良反应及注意事项】

偶见头晕、皮疹、腹胀、恶心。个别患者出现头痛、血清氨基转移酶升高、睡眠障碍、胃部不适、血小板下降、一过性血糖血肌酐升高、脱发,一般无须停药,短暂停药、对症治疗即可缓解。

【药物相互作用】

尚无与其他药物相互作用的研究资料。

二、抗慢性丙肝病毒药物

1. 索菲布韦/维帕他韦(Sofosbuvir/Velpatasvir)

索菲布韦/维帕他韦为第三代泛基因型直接抗慢性丙型肝炎病毒感染的口服

复方制剂,商品名为丙通沙(Epclusa)。索菲布韦是丙肝非结构蛋白5B(NS5B)依赖性 RNA 聚合酶抑制剂,代谢产物尿苷类似物三磷酸盐,可被 NS5B 聚合酶嵌入 HCV RNA 而终止复制。维帕他韦是丙肝非结构蛋白 5A(NS5A)依赖性 RNA 聚合酶抑制剂,其作用靶标 NS5A。

【药动学】

口服后吸收迅速,给药后索菲布韦与维帕他韦的血浆药物浓度达峰时间分别为 1 h 和 3 h。索菲布韦与人血浆蛋白的结合率约为 61% ~ 65%,$t_{1/2}$ 约为 15 h。在肝脏中被广泛代谢,形成具有药理学活性的核苷类似物三磷酸盐。维帕他韦的主要消除途径是胆汁排泄。

【适应证】

本品用于治疗慢性丙型肝炎病毒感染。

【用法与剂量】

推荐剂量为 1 次/日,每次口服一片,每片含 400 mg 索菲布韦和 100 mg 维帕他韦。无肝硬化或肝硬化代偿期患者推荐疗程 12 周。

【不良反应及注意事项】

最常见的有头痛、疲劳和恶心。当索菲布韦与其他抗病毒药物联合用药,并合用药物胺碘酮时,观察到严重心动过缓和心脏传导阻滞情况。

【药物相互作用】

利福平、利福布汀、圣约翰草、莫达非尼、依非韦伦、卡马西平、奥卡西平、苯巴比妥和苯妥英可能会降低索菲布韦或维帕他韦的血浆浓度,从而降低其疗效。维帕他韦溶解度随 pH 值升高而降低,不建议质子泵抑制剂(奥美拉唑、兰索拉唑等)、制酸剂、H_2 受体拮抗剂(法莫替丁、西咪替丁、雷尼替丁)和此药同时服用。此外,与地高辛合用时能提高后者药物浓度。

第四节　抗人类免疫缺陷病毒药物

获得性免疫缺陷综合征(AIDS)通常称为艾滋病,其病原体为人类免疫缺陷病毒(HIV),主要侵犯人体的免疫系统,包括 CD4$^+$T 淋巴细胞、单核巨噬细胞和树突状细胞等,主要表现为 CD4$^+$T 淋巴细胞数量不断减少,最终导致人体细胞免疫功能缺陷,引起各种机会性感染和肿瘤的发生。目前抗反转录病毒治疗药物共有 6 大类 30 多种药物(包括复合制剂),分别为核苷类反转录酶抑制剂(NRTIs)、非核苷类反转录酶抑制剂(NNRTIs)、蛋白酶抑制剂(PIs)、整合酶抑制剂

(INSTIs)、膜融合抑制剂(FIs)及 CCR5 抑制剂。1996 年首次提出高效联合抗反转录病毒治疗(highly active antiretroviral therapy,HAART,俗称"鸡尾酒疗法",又称抗反转录病毒治疗),即通过三种或三种以上的抗病毒药物联合使用,使患者体内 HIV 病毒得到最大限度抑制、免疫系统功能得到一定程度恢复、减少耐药,大大降低 AIDS 的发病率和病死率,并一直沿用至今。INSTI 类药物、FI 类药物以及复合制剂的出现为治疗方案优化提供了更多的选择。通过抗反转录病毒治疗,降低 HIV 感染及相关疾病的发病率和病死率。随着药物研究发展、诊疗方案科学规范以及药物品种的增加,在最新诊疗指南中一些抗病毒疗效不佳和毒副作用相对较大的药物已经不再推荐使用。

一、核苷反转录酶抑制剂(nucleoside reverse transcriptase inhibitors,NRTIs)

核苷类反转录酶抑制剂能够阻断 HIV 双链 DNA 合成,抑制病毒增殖。但不良反应较多,单独使用易产生耐药。

1. 齐多夫定(Azidothymidine,AZT)

是世界上第一个获得美国 FDA 批准生产的抗艾滋病药物,因其疗效确切,成为"鸡尾酒"疗法最基本的组合成分。复合制剂为齐多夫定/拉米夫定(双汰芝)。

【药动学】

口服吸收迅速,生物利用度为 52% ~ 75%。蛋白结合率约 34% ~ 38%。主要在肝脏内葡萄糖醛酸化为非活性物 GAZT,$t_{1/2约}$为 1 h,主要以代谢产物由尿液排出。

【适应证】

与其他抗反转录病毒药物联合用于治疗 HIV 感染患者。

【用法与剂量】

口服,300 mg/次,2 次/日;齐多夫定/拉米夫定片(双汰芝):口服,1 片/次,2 次/日。

【不良反应及注意事项】

主要有骨髓抑制、严重的贫血或中性粒细胞减少症、恶心、呕吐、腹泻、CPK 和 ALT 升高、乳酸酸中毒和(或)肝脂肪变性等。

【药物相互作用】

与更昔洛韦、α-干扰素、骨髓抑制药物或细胞毒性药物合用时可增加血液毒性,联合用药时剂量应减少。与丙磺舒合用后,部分患者出现感冒样症状包括肌肉痛、全身不适、发热或皮疹。

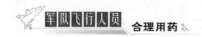

2. 拉米夫定(Lamividine, 3-TC)

商品名为贺普丁,常与其他抗反转录病毒药物联合使用。复合制剂为拉米夫定/富马酸替诺福韦二吡呋酯片。

【药动学】

口服后吸收良好,人血白蛋白结合率为16% ~ 36%。可通过血脑屏障进入脑脊液,生物利用度为80% ~ 85%。$t_{1/2}$为5~7 h,主要以药物原形经肾脏排泄。

【适应证】

与其他抗反转录病毒药物联合使用,用于治疗HIV感染。

【用法与剂量】

拉米夫定:口服,150 mg/次,2次/日,或300 mg/次,1次/日;拉米夫定/富马酸替诺福韦二吡呋酯片:口服,1次/日,每次1片。

【不良反应及注意事项】

不良反应少且较轻微,偶有头痛、恶心、腹泻等不适。联合抗反转录病毒药物治疗有可能伴发代谢异常,如高甘油三酯血症、高胆固醇血症、胰岛素抵抗、高血糖和高乳酸血症。

【药物相互作用】

当拉米夫定与扎西他滨、恩曲他滨合用时,可能抑制后者磷酸化,因此不推荐合用。

3. 阿巴卡韦(Abacavir, ABC)

为核苷类逆转录酶抑制剂,是一种选择性HIV-1和HIV-2抗病毒制剂。

【药动学】

口服后吸收迅速而充分,达峰时间约为1.5 h,绝对生物利用度约为83%。能很好地穿透至脑脊液中。$t_{1/2}$约为1.5 h,主要由肝脏代谢,约2%以原形经肾脏清除。

【适应证】

适用于HIV感染的抗反转录病毒联合疗法。

【用法与剂量】

口服,300 mg/次,2次/日。

【不良反应及注意事项】

可见恶心、呕吐、腹泻、高敏反应等。由于携带HLA-B*5701基因的患者使用阿巴卡韦时更易发生严重高敏反应,有条件时应在使用前查HLA-B*5701,

如阳性不推荐使用。

【药物相互作用】

强效肝药酶诱导剂,如利福平、苯巴比妥和苯妥英可以通过对 UDP - 葡萄糖醛酸转移酶的作用轻度降低阿巴卡韦的血浆浓度,合用时需调整剂量。

4. 恩曲他滨(Emtricitabine, FTC)

为核苷类逆转录酶抑制剂,对 HIV - 1、HIV - 2 及 HBV 均有抗病毒活性。临床常与替诺福韦或丙酚替诺福韦联合应用。复合制剂为:恩曲他滨/富马酸替诺福韦二吡呋酯片(舒发泰)和恩曲他滨/丙酚替诺福韦片(达可挥)。

【药动学】

口服给药吸收迅速,分布广泛,给药 1 ~ 2 h 后血浆药物浓度达峰值。$t_{1/2}$ 约 10 h。主要通过肾小球滤过和肾小管分泌途径排出。

【适应证】

与其他抗病毒药物合用于 HIV - 1 感染的治疗。

【用法与剂量】

恩曲他滨:口服,每次 200 mg,1 次/日。舒发泰:每片含 200 mg 恩曲他滨和 300 mg 富马酸替诺福韦二吡呋酯,口服,1 片/次,1 次/日。达可挥:口服,1 片/次,1 次/日。规格:①200 mg/10 mg(和含有激动剂的 PI 联用);②200 mg/25 mg(和 NNRTIs 或 INSTIs 联用)。

【不良反应及注意事项】

最常见的不良反应有头痛、腹泻、恶心和皮疹,程度从轻度到中等程度。皮肤色素沉着以出现于手掌和(或)足底明显,一般较轻,且不伴其他症状。

【药物相互作用】

未见相关报道。

二、非核苷反转录酶抑制剂(non-nucleoside reverse transcriptase inhibitors, NNRTIs)

非核苷类反转录酶抑制剂可与逆转录酶活性位点结合,导致其失活,减少病毒基因逆转录。具有半衰期较长、吸收好、能够通过不同屏障系统、对耐药的 HIV 毒株有杀伤作用等优点,但单用时易产生耐药。

1. 奈韦拉平(Nevirapine, NVP)

与 HIV - 1 的逆转录酶结合后导致该酶的催化端断裂,从而抑制阻断 RNA 依赖和 DNA 依赖的 DNA 聚合酶活性。复合制剂为:奈韦拉平齐多拉米双夫定片

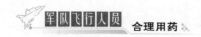

（吉唯久）。

【药动学】

具有高度亲脂性，口服达峰时间约为 24 h。静脉给药后在人体分布广泛，可轻易穿过胎盘屏障。主要通过 CYP450 代谢生成多种羟基化代谢产物，然后经肾脏由尿液排泄。

【适应证】

与其他抗反转录病毒药物合用治疗 HIV-1 感染。

【用法与剂量】

奈韦拉平：口服，200 mg/次，2 次/日。由于奈韦拉平有导入期，即在治疗的初始 14 天，需先从治疗量的一半开始（1 次/日），如果无严重的不良反应才可以增加到足量（2 次/日）。奈韦拉平齐多拉米双夫定片：每片含奈韦拉平 200 mg，齐多夫定 300 mg 和拉米夫定 150 mg。口服，每次 1 片，2 次/日，推荐用于奈韦拉平导入期后耐受良好患者。

【不良反应及注意事项】

可见皮疹和肝损害，当出现严重皮疹或重症肝功能不全时，应终身停用本药。

【药物相互作用】

可引起 PIs 药物血浓度下降；与华法林合用时，凝血时间可能延长。

2. 依非韦伦（Efavirenz, EFV）

依非韦伦是首选的一线抗 HIV 病毒药物，通过非竞争性结合并抑制 HIV-1逆转录酶活性，阻止病毒转录和复制。

【药动学】

口服给药达峰时间约为 5 h，连续给药 6~7 d 后达血浆稳态浓度。血浆蛋白结合率 99.5% ~99.75%，$t_{1/2}$ 为 52~76 h，主要经 CYP450 代谢为含羟基的代谢产物和葡萄苷酸化代谢产物。

【适应证】

与其他抗病毒药物联合治疗 HIV-1 感染。

【用法与剂量】

口服，每次 600 mg，1 次/日，睡前服用。

【不良反应及注意事项】

可见中枢神经系统毒性，如头晕、头痛、失眠、抑郁等，可产生长期神经精神作用；以及皮疹、肝损害、高脂血症和高甘油三酯血症等。

【药物相互作用】

与特非那丁、阿司咪唑、西沙必利、咪达唑仑、三唑仑、匹莫齐特、苄普地尔或麦角衍生物合用时,可竞争 CYP3A4 从而抑制这些药物的代谢;可以显著地降低伏立康唑的血浆浓度,同时伏立康唑也使依非韦伦的血浆浓度显著升高。

3. 利匹韦林(Rilpivirine,RPV)

利匹韦林是一种特异性作用 HIV－1 的二芳基嘧啶非核苷类反转录酶抑制剂,并通过非竞争性抑制 HIV－1 反转录酶而抑制 HIV－1 的复制。

【药动学】

口服后达峰时间 4～5 h,与血浆蛋白结合率约为 99.7%。主要被 CYP4503A 氧化代谢,$t_{1/2}$ 约为 50 h,大多以代谢产物形式通过粪便和尿排出体外。

【适应证】

与其他抗反转录病毒药物联合使用治疗 HIV－1 感染的初治患者,尤其是 HIV－1 RNA 低于或等于 100 000 拷贝/ml 的患者。

【用法与剂量】

口服,25 mg/次,1 次/日,随进餐服用。

【不良反应及注意事项】

常见不良反应主要为抑郁、失眠、头痛和皮疹。

【药物相互作用】

不应与以下药物同时使用:抗癫痫药如卡马西平、奥卡西平、苯巴比妥、苯妥英钠;抗分枝杆菌药如利福平、利福喷汀;质子泵抑制剂如埃索美拉唑、兰索拉唑、奥美拉唑、泮托拉唑、雷贝拉唑,其他 NNRTI 类。

三、蛋白酶抑制剂(Protease inhibitors,PIs)

此类药物能阻断 HIV 蛋白酶与底物的结合,阻碍病毒装配所需的酶和蛋白质合成及病毒增殖。

1. 洛匹那韦/利托那韦(Lopinavir/ritonavir,LPV/r)

洛匹那韦可以阻断 Gag－Pol 聚蛋白的分裂,导致产生未成熟的、无感染力的病毒颗粒;利托那韦通过抑制 HIV 蛋白酶使该酶无法处理 Gag－Pol 多聚蛋白的前体,从而无法启动新的感染周期。

【药动学】

洛匹那韦用药后达峰时间约 4 h,血浆蛋白结合率为 98%～99%,几乎由

CYP3A 异构体代谢。利托那韦是一个强效的 CYP3A 抑制剂,可抑制洛匹那韦的代谢,能够提高洛匹那韦的血浆浓度。

【适应证】

与其他抗反转录病毒药物联合治疗 HIV – 1 感染。

【用法与剂量】

口服,每次 2 片,2 次/日;每片含洛匹那韦 200 mg,利托那韦 50 mg。

【不良反应及注意事项】

主要为腹泻、恶心、血脂异常,也可出现头痛和转氨酶升高。

【药物相互作用】

洛匹那韦和利托那韦均为 CYP3A 抑制剂,不能与主要依赖 CYP3A 进行清除且其血药浓度升高会引起严重不良事件的药物同时服用。在与可诱导 QT 间期延长的药物如氯苯那敏、奎尼丁、红霉素、克拉霉素合用时要特别谨慎。利福平与本品联合用药后会显著降低洛匹那韦的血药浓度并进而影响治疗效果。

2. 达芦那韦/考比司他(Darunavir/cobicistat,DRV/c)

达芦那韦是 HIV – 1 蛋白酶二聚化和催化活性抑制剂,可选择性抑制病毒感染细胞中 HIV 编码的 Gag – Pol 多聚蛋白的裂解,从而阻断成熟感染性病毒颗粒的形成。考比司他是 CYP3A 抑制剂,对 CYP3A 介导的代谢具有抑制作用,可增加达芦那韦的全身暴露量。

【药动学】

达芦那韦口服后吸收迅速,单药的绝对口服生物利用度约为 37%。与考比司他合用时,达芦那韦达峰时间在 3 ~ 4.5 h,血浆蛋白结合率约为 95%。考比司他血浆蛋白结合率为 97% ~ 98%。达芦那韦和考比司他主要被 CYP3A 代谢,合用时 $t_{1/2}$ 约为 11 h。

【适应证】

与其他抗反转录病毒药物联合使用治疗未出现达芦那韦耐药相关突变的 HIV 感染。

【用法与剂量】

口服,随餐服用,整片吞服,每次 1 片,每片含 800 mg 达芦那韦/150 mg 考比司他,1 次/日。

【不良反应及注意事项】

常见有腹泻、恶心和皮疹,重度肝损伤患者禁用。

【药物相互作用】

由于达芦那韦和考比司他为 CYP3A 同工酶抑制剂,不应与高度依赖 CYP3A 代谢且血浆浓度升高会伴发严重不良反应的药物合并用药。本品与 CYP3A 诱导剂合用可导致达芦那韦和考比司他暴露量降低,以及潜在的达芦那韦疗效丧失,同时还可能导致耐药性。禁止将本品与以下药品联用:卡马西平、苯巴比妥、苯妥英、利福平。

四、整合酶抑制剂(integrase inhibitors, INSTIs)

INSTI 可以抑制 HIV 整合酶的活性,阻断病毒 DNA 与宿主染色体整合。临床目前常见用药包括拉替拉韦(RAL)、多替拉韦(DTG);复合制剂包括阿巴卡韦/拉米夫定/多替拉韦(ABC/3TC/DTG,多替阿巴拉米片,绥美凯)、丙酚替诺福韦/恩曲他滨/艾维雷韦/考比司他(TAF/FTC/EVG/c,艾考恩丙替片,捷扶康)。

1. 拉替拉韦(Raltegravir, RAL)

商品名为艾生特,拉替拉韦可抑制 HIV 整合酶的催化活性,可防止感染早期 HIV 基因组共价插入或整合到宿主细胞基因组,预防病毒感染的传播。拉替拉韦对包括 DNA 聚合酶 α, β 和 γ 在内的人体磷酸转移酶无明显抑制作用。

【药动学】

口服给药后迅速吸收,服用时不需要考虑食物的影响,空腹状态下达峰时间约 3 h。在 2 ~ 10 μM 的浓度范围内,与血浆蛋白结合率约为 83%。容易通过胎盘屏障,但不易通过血脑屏障。血浆半衰期约为 9 h,约 51% 和 32% 的给药量分别经粪便和尿液排泄。

【适应证】

与其他抗反转录病毒药物联合使用治疗 HIV – 1 感染。

【用法与剂量】

口服,成人 400 mg/次,2 次/日。

【不良反应及注意事项】

常见的不良反应有腹泻、恶心、头痛、发热等;少见的有腹痛、乏力、肝肾损害等。

【药物相互作用】

同时服用拉替拉韦和铝镁抗酸剂会导致拉替拉韦的血药水平降低;与利福平等尿苷二磷酸葡糖苷酸转移酶 1A1 的强诱导剂合用时,能够降低拉替拉韦的血浆

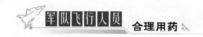

药物浓度。

2. 多替拉韦（Dolutegravir，DTG）

多替拉韦通过与整合酶活性位点结合并阻碍 HIV 复制周期中关键的逆转录病毒 DNA 整合链转移步骤而抑制 HIV 整合酶。复合制剂为阿巴卡韦/拉米夫定/多替拉韦（绥美凯）。

【药动学】

口服后被快速吸收，达峰时间为 2～3 h。药代动力学线性取决于剂量和剂型。食物可增加多替拉韦的吸收程度并减慢吸收速率。血浆蛋白结合率约99.3%，$t_{1/2}$ 约为 14 h，主要通过 UGT1A1 代谢，少量通过 CYP3A 代谢，主要以原形通过粪便排泄。

【适应证】

联合其他抗反转录病毒药物治疗 HIV 感染。

【用法与剂量】

多替拉韦：口服，50 mg/次，1 次/日。绥美凯：每天 1 片/天（规格：每片含多替拉韦 50 mg、阿巴卡韦 600 mg 和拉米夫定 300 mg）。

【不良反应及注意事项】

常见有失眠、头痛、头晕、异常做梦、抑郁等精神和神经系统症状，以及恶心、腹泻、呕吐、皮疹、瘙痒、疲乏等，少见的有超敏反应，包括皮疹、全身症状及器官功能损伤、肾小管分泌肌酐减少。

【药物相互作用】

多替拉韦不应当与含多价阳离子的抗酸剂同时给药。多替拉韦可增加二甲双胍的浓度，需要调整二甲双胍的剂量，禁止与多非利特或吡西卡尼联合使用。

3. 丙酚替诺福韦/恩曲他滨/艾维雷韦/考比司他（TAF/FTC/EVG/c）

商品名为捷扶康。艾维雷韦是一种整合酶抑制剂，阻止 HIV 与靶基因的整合，考比司他是一种增效剂，可以提高艾维雷韦的药物浓度，从而在艾维雷韦较小剂量下发挥更好的抗 HIV 作用。

【药动学】

随食物口服后，艾维雷韦达峰时间约 4 h，考比司他和恩曲他滨达峰时间约3 h，丙酚替诺福韦达峰时间约 1 h。艾维雷韦和考比司他主要通过 CYP3A 进行氧化代谢，丙酚替诺福韦在细胞内水解生成替诺福韦，随后通过肾小球滤过和肾小管主动分泌排泄。

【适应证】

适用于治疗 HIV-1 感染且无任何与整合酶抑制剂类药物、恩曲他滨或替诺福韦耐药性相关的已知突变的患者。

【用法与剂量】

口服,每次 1 片,1 次/日,随食物服用(每片含 150 mg 艾维雷韦,150 mg 考比司他,200 mg 恩曲他滨和 10 mg 丙酚替诺福韦)。

【不良反应及注意事项】

可见腹泻、恶心、头痛等不良反应。

【药物相互作用】

不应与其他抗反转录病毒药物合用。由于可能会出现严重不良反应、失去病毒学应答以及可能对艾考恩丙替片产生耐药性,禁止与以下药品合用:阿夫唑嗪、胺碘酮、奎尼丁、卡马西平、苯巴比妥、苯妥英、利福平、双氢麦角胺、麦角新碱、麦角胺、西沙必利、圣约翰草、洛伐他汀、辛伐他汀、鲁拉西酮、匹莫齐特、西地那非、咪达唑仑、三唑仑。

五、融合抑制剂(Fusion inhibitors, FIs)

此类药物通过阻止 HIV 与靶细胞接触融合,干扰病毒进入细胞。与其他类药物联用,可减少患者血液中病毒载量,保持免疫系统功能正常,对已产生耐药性的病毒仍具有抑制作用。

1. 艾博韦泰(Albuvirtide)

商品名为艾可宁,是 2018 年我国自主研发成功获批上市的抗艾滋病新药,为全球第一个长效 HIV 融合抑制剂,具有安全性高、药效强、治疗方便等多方面的优势。

【药动学】

临床数据暂无,动物实验结果显示静脉给药后 $t_{1/2}$ 约为 25.8 h。

【适应证】

与其他抗反转录病毒药物联合治疗经抗病毒药物治疗仍有病毒复制的 HIV-1 感染者。

【用法与剂量】

160 mg/针,1 周静脉滴注 1 次,1 次 2 针(320 mg)。

【不良反应及注意事项】

不良反应包括血甘油三酯、胆固醇升高,腹泻等。对艾博韦泰过敏者禁用。

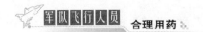

【药物相互作用】

不经 CYPP450 酶代谢,与其他药物相互作用小。

第五节　抗疱疹病毒药物

人疱疹病毒依据病毒的生物学特性和基因结构分为 α、β 和 γ 三种亚科:①α 亚科,以单纯疱疹病毒为代表,DNA 分子量较小,复制较快;②β 亚科,以人巨细胞病毒为代表,DNA 分子量较大,复制较慢;③γ 亚科,以爱泼斯坦－巴尔氏(EB)病毒为代表,以感染淋巴细胞为特征。单纯疱疹病毒有两个血清型,即 1 型(HSV－1、HHV－1)和 2 型(HSV－2、HHV－2)。疱疹病毒所引起的感染性疾病主要包括:单纯口腔或生殖器疱疹感染、水痘、带状疱疹、传染性单核细胞增多症以及巨细胞病毒感染相关炎症等。其中 EBV 感染可能会引起非霍奇金和霍奇金淋巴瘤、淋巴组织增生、鼻咽癌等疾病。目前临床上治疗疱疹病毒感染疾病的药物主要是病毒聚合酶抑制剂类药物,其中绝大多数为核苷类似物,此外还有焦磷酸衍生物。除了反义硫代磷酸酯寡核苷酸福米韦生仅限于眼内注射治疗HIV/AIDS患者 HCMV 视网膜炎外,其余治疗疱疹病毒感染的药物均以病毒 DNA聚合酶为靶点。

一、核苷类似物

目前常见的临床用药包括:阿昔洛韦、伐昔洛韦、喷昔洛韦、泛昔洛韦、更昔洛韦、缬更昔洛韦、溴呋啶、阿糖腺苷、西多福韦等,前 6 种为鸟苷类似物。伐昔洛韦、泛昔洛韦和缬更昔洛韦分别是阿昔洛韦、喷昔洛韦和更昔洛韦的前体药,通过将缬氨酰酯或乙酸酯基团裂解来释放母体化合物。

1. 阿昔洛韦(Acyclovir, ACV)

是抗疱疹病毒和带状疱疹病毒的选择性抑制剂,在疱疹病毒感染的细胞内,由病毒胸苷激酶磷酸化成单磷酸型,再由细胞激酶转变成三磷酸化合物,竞争性抑制病毒编码的胸苷激酶和 DNA 聚合酶,从而抑制感染细胞中 DNA 的合成。阿昔洛韦有眼膏、口服混悬剂、霜剂、片剂、输液剂等剂型。

【药动学】

口服吸收差,约15% ~30% 由胃肠道吸收。广泛分布至各组织与体液中,可通过胎盘屏障。在肝内代谢,$t_{1/2}$ 约为 2.5 h,主要由肾小球滤过和肾小管分泌而排泄。

【适应证】

用于单纯生殖器疱疹病毒感染初发和复发病例,以及用于带状疱疹和水痘的治疗。

【用法与剂量】

生殖器疱疹初治和免疫缺陷者皮肤黏膜单纯疱疹,口服 200 mg,5 次/日,共10 d;或口服 400 mg,3 次/日,共 5 d。带状疱疹:常用量每次 800 mg,5 次/日,共7 ~ 10 d。局部用药,每 3 h 一次,6 次/日,共 7 d。滴眼,每次 1 ~ 2 滴,3 ~ 5 次/日,愈后再用 3 d。

【不良反应及注意事项】

偶有头晕、头痛、关节痛、恶心、呕吐、腹泻、胃部不适、食欲减退、口渴、白细胞下降、蛋白尿及尿素氮轻度升高、皮肤瘙痒等不良反应,长程给药偶见痤疮、失眠、月经紊乱。静脉滴注时,药液漏出血管可引起局部炎症反应。

【药物相互作用】

静脉给药时与干扰素或氨甲蝶呤(鞘内)合用,可能引起精神异常,应慎用。与齐多夫定、氨基糖苷类合用可增加肾毒性。与丙磺舒竞争性抑制有机酸分泌,丙磺舒可使该品的排泄减慢,半衰期延长,体内药物量蓄积。

2. **伐昔洛韦**(Valaciclovir, VCV)

是阿昔洛韦的前体药物,抗病毒机制与阿昔洛韦相似,但更易磷酸化。对水痘 – 带状疱疹病毒、单纯疱疹病毒、EB 病毒以及巨细胞病毒均具有较强的抑制作用。

【药动学】

口服吸收迅速,广泛分布于全身组织,生物利用度为 65% ,血浆蛋白结合率为13.5% ~ 17.9% ,可由乳汁分泌。$t_{1/2}$小于 30 min,代谢产物主要从尿液中排除。

【适应证】

用于病毒性感染的疾病,如单纯疱疹、水痘、带状疱疹、初发及复发的生殖器疱疹、肝炎、病毒性脑膜炎等。

【用法与剂量】

带状疱疹治疗:口服 500 mg,3 次/日,疗程 7 d。单纯疱疹治疗:口服 500 mg,2 次/日。首次发病者病情可能较重,疗程需要延长到 10 d。

【不良反应及注意事项】

可见轻微头疼、恶心以及偶有过敏,长期大剂量服用(8 g/d)可导致溶血性贫

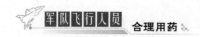

血、血小板减少、肾功能减弱。

【药物相互作用】

西咪替丁和丙磺舒能降低肾脏的清除率,使阿昔洛韦的血药浓度－时间曲线下面积增加。

3. 泛昔洛韦(Famciclovir, FCV)

泛昔洛韦是喷昔洛韦的前药,具有口服吸收快的特点。

【药动学】

泛昔洛韦口服后迅速吸收,生物利用度77%,在肠壁吸收后迅速去乙酰化和氧化为有活性的喷昔洛韦,$t_{1/2}$约为 2 h,约60% ~65%经肾排出。

【适应证】

用于治疗带状疱疹和原发性生殖器疱疹。

【用法与剂量】

口服,治疗带状疱疹,每次250 mg,3 次/日,连服7 d,发疹48 h 内用药效果较好;治疗原发性单纯疱疹,每次250 mg, 3 次/日,连服5 d。

【不良反应及注意事项】

神经系统不良反应有头痛、头晕、失眠、嗜睡、感觉异常等;消化系统不良反应有恶心、腹泻、腹痛、消化不良、厌食、呕吐、便秘、胀气等;全身反应有疲劳、疼痛、发热、寒战等;以及皮疹、皮肤瘙痒、鼻窦炎、咽炎等其他反应。

【药物相互作用】

与丙磺舒或其他由肾小管主动排泄的药物合用时,可导致血浆中喷昔洛韦浓度升高。与其他由醛类氧化酶催化代谢的药物合用可发生相互作用。

4. 缬更昔洛韦(Valganciclovir, VGCV)

缬更昔洛韦为更昔洛韦的前药,抗病毒机制与更昔洛韦相同。

【药动学】

口服吸收生物利用度为60%,且很快水解成更昔洛韦。食物可以提高更昔洛韦的浓度,通过肾小球滤过和肾小管分泌而消除。

【适应证】

适用于治疗 AIDS 患者的 CMV 视网膜炎以及预防存在 CMV 感染风险的感染。

【用法与剂量】

口服,每次 900 mg,2 次/日,一般于 3 周后改为 1 次/日维持。

【不良反应及注意事项】

胃肠道反应有腹泻、恶心、呕吐和腹痛;血液系统反应有中性粒细胞减少和贫血、血小板减少、骨髓抑制;中枢神经系统反应有发热、头痛、失眠、外周神经障碍、感觉异常、癫痫、精神病、幻觉;其他不良反应有视网膜脱离、肾功能减退等。更昔洛韦的诱变作用可严重影响精子生成和生育能力。

【药物相互作用】

与齐多夫定、麦角酚酸酯或硫唑嘌呤合用,可使中性粒细胞减少和贫血等不良反应增加。丙磺舒和其他肾排泄药物能降低更昔洛韦的清除率。与其他细胞毒药物合用会增大骨髓抑制、消化道和皮肤不良反应的危险。

5. 溴夫定(Brivudin)

溴夫定是胸苷类似物,由 VZV 胸苷激酶单磷酸化后被宿主细胞激酶转化。可抑制 VZV、HSV-1 和 EBV,但对 HSV-2 或 CMV 无效。

【药动学】

口服后吸收迅速,生物利用度为 30%,血药达峰时间约为 1 h。广泛分布全身各组织。血浆蛋白结合率大于 95%。$t_{1/2}$ 为 16 h,主要以醋酸尿嘧啶和尿素类似物形式从尿中清除。

【适应证】

用于免疫功能正常的急性带状疱疹患者的早期治疗。

【用法与剂量】

口服,1 次/日,每次 125 mg,连续 7 d。应于出现皮疹等皮肤表现 72 h 内或水疱出现 48 h 内尽早使用。

【不良反应及注意事项】

不良反应与同类药物相似,轻微且可逆,常见有恶心。禁用于妊娠和哺乳期妇女。

【药物相互作用】

与 5-氟尿嘧啶或其他 5-氟嘧啶类药物(卡培他滨、氟尿苷、替加氟)合用可增加后者的毒性,先后用药间隔时间不得少于 4 周。

6. 阿糖腺苷(Vidarabine, Ara-A)

阿糖腺苷是嘌呤核苷的同系物,进入细胞后经磷酸化生成具有生物活性的 Ara-ATP,与脱氧 ATP 竞争性地与 DNA 多聚酶结合,从而抑制病毒的复制。阿糖腺苷对单纯疱疹病毒 1、2 型,带状疱疹病毒的作用最为显著,对 EB 病毒、巨细胞病毒、乙肝病毒等亦有抑制作用。

【药动学】

口服、肌注或皮下注射吸收均差。静脉给药后,在肾、肝、脾浓度高,$t_{1/2}$ 为

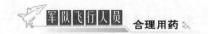

3.3 h,主要以次黄嘌呤核苷的形式自肾脏排出。

【适应证】

用于单纯疱疹性脑炎、新生儿单纯疱疹感染(如皮肤黏膜感染、局限性中枢神经系统感染和播散性单纯疱疹感染)和带状疱疹。局部用于单纯疱疹病毒性角膜炎。

【用法与剂量】

单纯疱疹性脑炎,每日静滴 15 mg/kg,疗程 10 天。带状疱疹,每日 10 mg/kg,疗程 5 d。

【不良反应及注意事项】

最常见为恶心、呕吐、腹泻、食欲减退、体重减轻、暂时性丙氨酸氨基转移酶增高。也有出现静滴处疼痛、血栓性静脉炎、瘙痒和皮疹等反应。局部眼科用药时,常引起暂时性烧灼、痒等轻度刺激感,也可出现流泪、异物感、结膜充血、表浅点状角膜炎、疼痛、怕光等反应。大剂量可引起骨髓抑制。

【药物相互作用】

不可与含钙的输液配伍。与干扰素合用可加重不良反应。与氨茶碱联用时可使后者的血药浓度升高。与喷司他丁合用时,两者不良反应的发生率增加。别嘌醇和茶碱能抑制黄嘌呤氧化酶,合用时使阿拉伯糖次黄嘌呤的消除减慢而蓄积,可致较严重的神经系统毒性反应。

7. 西多福韦(Cidofovir, CDV)

西多福韦对各型疱疹病毒均有效,尤其对 EB 病毒、带状疱疹病毒和巨细胞病毒敏感。作用机制为细胞内胞苷单磷酸激酶使西多福韦转化为单磷酸形式,再被细胞激酶酸化为二磷酸形式,作用于病毒 DNA 多聚酶,竞争性抑制和终止病毒 DNA 的合成。

【药动学】

静脉给药后 $t_{1/2}$ 约为 2.5 h,其活性代谢产物西多福韦二磷酸盐的 $t_{1/2}$ 约为 17 h。很少经肝脏或其他系统代谢,主要经肾排泄以原形从尿中排出。

【适应证】

用于治疗 HIV 感染患者的巨细胞病毒视网膜炎,以及广泛用于治疗其他病毒(疱疹病毒、乳头瘤病毒、腺病毒、多瘤病毒和痘病毒等)的感染。

【用法与剂量】

静脉滴注治疗 HIV 感染患者的巨细胞病毒视网膜炎:推荐剂量是 5 mg/kg,1 次/周,治疗 2 周(诱导期),然后每隔一周给予一次直至视网膜炎好转。

【不良反应及注意事项】

主要为中毒性肾损害,其他不良反应有中性粒细胞减少、外周神经病、代谢性酸中毒等。肾功能不全者慎用。对本药、丙磺舒或磺胺类药物过敏者禁用。

【药物相互作用】

西多福韦与氨基糖苷类药(如阿米卡星、地贝卡星、新霉素、庆大霉素、卡那霉素、奈替米星、链霉素、妥布霉素等),以及其他肾毒性药物(如膦甲酸、喷他脒)合用,可显著增加中毒性肾损害风险。

二、焦磷酸衍生物

膦甲酸(foscarnet,FOS)

是焦磷酸盐类似物,可以干扰二磷酸盐与病毒 DNA 聚合酶结合,常作为二线药物使用。

【药动学】

给药后在体内不代谢,可浓集于骨和软骨组织中。蛋白结合率为 14% ~ 17%。$t_{1/2}$ 为 3.3 ~ 6.8 h,主要经肾小球过滤和肾小管分泌排泄。

【适应证】

用于 HIV 感染患者巨细胞病毒性视网膜炎,以及免疫功能损害患者耐阿昔洛韦单纯疱疹病毒性皮肤黏膜感染。

【用法与剂量】

静脉滴注,治疗 HIV 感染患者巨细胞病毒性视网膜炎时,推荐初始剂量为 60 mg/kg,每 8 小时一次,不得少于 1 h,根据疗效连用 2 ~ 3 周。维持剂量为一日 90 ~ 120 mg/kg,不得少于 2 小时。

【不良反应及注意事项】

主要为肾功能损害,停止用药 1 ~ 10 周内血清肌酐值能恢复至治疗前水平或正常。患者使用本品出现可逆性低钙血症,呈量效关系,静脉滴注速度不得大于每分钟 1 mg/kg。避免与皮肤、眼接触。

【药物相互作用】

不能与其他药物混合静脉滴注,仅能使用 5% 葡萄糖或生理盐水稀释。不能与其他肾毒性药物如氨基糖苷类抗生素、两性霉素 B 或万古霉素等同时使用。不能与静注喷他脒联合使用,以免发生低钙血症。与利托那韦和/或沙奎那韦合用可引起肾功能损害。

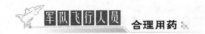

第六节　抗流感病毒药物

流行性感冒（以下简称流感）是流感病毒引起的一种急性呼吸道传染病。甲、乙型流感病毒通过细胞内吞作用进入宿主细胞,病毒基因组在细胞核内进行转录和复制,复制出大量新的子代病毒并感染其他细胞。目前除甲、乙型流感病毒外,冠状病毒导致的上呼吸道感染、病毒性肺炎（如 SARS、MERS、COVID－19）呈现出大流行趋势。常见的抗病毒药物大致分为三类:神经氨酸酶抑制剂、M2 离子通道阻断剂和血凝素抑制剂。

一、神经氨酸酶抑制剂

为目前临床治疗流感的一线用药,能选择性抑制神经氨酸酶的活性,阻止病毒由被感染细胞释放和入侵邻近细胞,减少病毒在体内的复制,对甲、乙型流感均有抑制作用。

1. 奥司他韦（Oseltamivir）

商品名为达菲,WHO 新甲型 H1N1 流感药物治疗指南中,对于初始表现为重症或病情开始恶化的患者,推荐尽早开始奥司他韦治疗。

【药动学】

口服给药后在胃肠道迅速吸收,生物利用度高,经肝脏和肠壁酯酶迅速转化为活性代谢产物奥司他韦羧酸,血药浓度达峰时间为 $3 \sim 4$ h, $t_{1/2}$ 约为 7.7 h。少量在尿液中以奥司他韦羧酸的形式被重吸收。

【适应证】

用于甲型和乙型流感治疗或预防,治疗时应在首次出现症状 48 h 以内使用,用于预防时应在密切接触后 48 h 内开始用药。

【用法与剂量】

治疗剂量每次 75 mg,2 次/日;在与流感患者密切接触后进行流感预防时的推荐口服剂量为 75 mg,1 次/日。

【不良反应及注意事项】

较常见的包括恶心、呕吐、腹泻、支气管炎、腹痛、头晕、头痛、咳嗽、失眠、眩晕、疲乏等。偶见脸部肿胀、变态反应、体温过低、皮疹、肝功能异常等。

【药物相互作用】

一般情况在使用减毒活流感疫苗两周内不应服用磷酸奥司他韦,或在服用磷酸奥司他韦后 48 小时内不应使用减毒活流感疫苗。

2. 扎那米韦(Zanamivir)

扎那米韦可高选择性地抑制神经氨酸酶活性,WHO 指南推荐在没有奥司他韦或不能使用奥司他韦时,重症或疾病进展流感患者给予扎那米韦治疗。

【药动学】

鼻内或经口吸入给药后平均有 10% ~ 20% 被吸收,血浆药物浓度达峰时间为 1 ~ 2 h,生物利用度平均为 2% ,$t_{1/2}$约为 3 h,约 90% 以原形经尿液排泄。

【适应证】

用于甲型和乙型流感治疗,应尽早开始,且不应晚于感染初始症状出现后 48 小时。

【用法与剂量】

经口吸入肺部给药,每次 10 mg,2 次/日,疗程 5 天。

【不良反应及注意事项】

常见有头痛、腹泻、恶心、呕吐、支气管炎、咳嗽、头晕,偶见疲倦、发热、腹痛、肌痛、关节痛、荨麻疹等。

【药物相互作用】

同奥司他韦。

3. 帕拉米韦(Peramivir)

帕拉米韦抗病毒机制与奥司他韦相同,我国国家食品药品监督管理总局批准帕拉米韦可用于治疗甲型和乙型流感。

【药动学】

口服吸收迅速,血浆药物浓度达峰时间为 2 ~ 4 h,$t_{1/2}$约为 7.7 ~ 20.8 h,主要以原形药从肾脏清除。

【适应证】

主要用于流感病毒引起的普通流行性感冒、甲型流行性感冒,也可以用于奥司他韦不能控制的重症型流感。

【用法与剂量】

静脉滴注给药,在出现流感症状的 48 h 内开始治疗。一般用量为 300 mg,滴注时间不少于 30 分钟。

【不良反应及注意事项】

主要为腹泻、嗜中性粒细胞减少、蛋白尿等。

【药物相互作用】

同奥司他韦。

二、血凝素抑制剂

阿比朵尔(Arbidol)

阿比朵尔是一种广谱抗病毒药物,通过抑制病毒复制早期膜融合发挥抗病毒作用,对包括甲型流感病毒在内的多种病毒有抑制作用。

【药动学】

口服后约 1.63 h 血浆药物浓度达峰值,主要经肝脏和小肠代谢,CYP2A4 是其主要的代谢酶。

【适应证】

适用于甲型流感、乙型流感、急性病毒性呼吸道感染、严重的急性呼吸道疾病综合征,包括并发支气管炎和肺炎的预防和治疗。

【用法与剂量】

口服,一次 200 mg,3 次/日,疗程 5～10 天。

【不良反应及注意事项】

主要表现为恶心、腹泻、头昏和血清转氨酶增高。

【药物相互作用】

与 CYP3A4 抑制剂和诱导剂合用时存在相互作用。

三、M2 离子通道阻断剂

金刚烷胺/金刚乙胺(Amantadine/Rimantadine)

金刚烷胺/金刚乙胺通过阻断流感病毒 M2 离子通道,从而抑制病毒复制。其中金刚乙胺抗甲型流感病毒的作用比强,且抗病毒谱广。

【药动学】

口服吸收良好,给药后肺、肾、肝中浓度高,$t_{1/2}$ 约为 36.5 h,被代谢为羟基化代谢产物后经尿液排出。

【适应证】

用于预防 A 型流感病毒株引起的感染。

【用法与剂量】

口服,一次 200 mg,1 次/日或一次 100 mg,2 次/日。

【不良反应及注意事项】

可见眩晕、失眠、恶心、呕吐、厌食、口干、便秘、无力等不良反应。偶见抑郁、焦虑、幻觉、精神错乱、共济失调、头痛、白细胞或中性粒细胞减少。

【药物相互作用】

与乙醇合用使中枢抑制作用加强；与抗帕金森病药、抗胆碱药、抗组胺药、吩噻嗪类或三环类抗抑郁药合用，可使抗胆碱反应加强；与中枢神经兴奋药合用，可加强中枢神经的兴奋反应，严重者可引起惊厥或心律失常。

第七节　抗病毒药物的航空医学关注

一、病毒性肝炎的航空医学关注

病毒性肝炎的治疗根据不同病原、不同临床类型及组织学损害区别对待。对于急性肝炎一般为自限性，多可完全康复，主要以一般治疗及对症支持治疗为主，不采用抗病毒治疗。因急性丙型肝炎易转为慢性，早期应用抗病毒治疗可降低转慢率。常用药物为干扰素加利巴韦林治疗。慢性肝炎除一般治疗外，应积极调整机体免疫，抗病毒、抗纤维化治疗。美国空军飞行人员特许指南也明确说明目前针对病毒性肝炎的治疗主要集中在慢性乙型肝炎和慢性丙型肝炎，患有肝炎的飞行员由于可能出现相应症状而不适合飞行，应该接受评估和合理的药物治疗。AFMSA/SG3PF批准了恩替卡韦可用于治疗慢性活动性肝炎的豁免权。但在相关常规和生化指标升高时，如ALT、AST等，需要首先排除其他疾病的可能，病因明确后再考虑或进行抗病毒治疗。此外，药物治疗期间的豁免规定一般以护肝、降酶及对症治疗为主，包括休息、营养、辅以适当药物治疗。避免饮酒、过度劳累和使用影响肝功能的药物。

目前针对慢性乙型肝炎的治疗主要是抗病毒药物，如拉米夫定、阿德福韦、恩替卡韦、替比夫定、替诺福韦以及干扰素等的应用。对于拉米夫定或恩替卡韦耐药患者，不建议继续使用恩替卡韦抗病毒治疗，建议直接换用替诺福韦或丙酚替诺福韦继续抗病毒治疗；对于阿德福韦耐药患者可换用恩替卡韦继续抗病毒治疗。阿德福韦、恩替卡韦、替诺福韦等抗病毒药物在指南中明确其不良反应，如头痛、恶心、呕吐、头晕、失眠、关节痛等，均可能会影响飞行人员的操作和判断能力。在服用替诺福韦时，密切关注血磷等肾功能指标，避免药物性肾损伤的发生。服药期间除常规生化等指标外，也应注意相关不良反应，使用抗病毒药物治疗的风险必须与对疾病治疗效果进行权衡。指南中明确提出飞行人员使用干扰素过程中应注意的不良反应有头痛、发烧、乏力、血小板减少、食欲减退、失眠、缺乏动力、抑郁、偏执、糖尿病、视神经炎、癫痫发作、心脏毒性等。PEG－INFα 治疗期间也会出现疲劳感、嗜睡或意识障碍,飞行人员应慎用干扰素或联合干扰素的药物治疗,若处于用药期间,飞行人员应避免驾驶或进行操作。在服用抗丙肝病毒药物索磷布韦维帕他韦(丙通沙)期间,除常见的头痛、疲劳和恶心外,飞行人员在合用药物胺碘酮时,应注意可能发生的严重心动过缓和心脏传导阻滞等不良反应。值得注意的是,在慢性丙型肝炎的情况下,病毒株的基因型会影响治疗效果,在考虑治疗方案时应予以考虑。同时,感染丙型肝炎病毒的飞行员在经过抗病毒治疗出院后仍需地面观察 3～6 个月,在此期间定期复查肝功能及病原学指标。对于肝功能在标准参考范围内、病毒标志物为阴性、无相关症状及全身情况良好的飞行人员,可以恢复飞行状态。特许飞行的批准必须仔细考虑病毒标志物的时间进程,一般可能需要几周到几个月的时间。对怀疑为慢性携带者的飞行员的评估应与慢性病毒性肝炎的评估类似,还应额外考虑慢性携带者的血液和体液暴露相关的可能因素。

二、HIV 感染的航空医学关注

HIV 感染最常见的神经并发症是神经认知障碍,高达 25% 的 HIV 感染者会出现感染引起的严重或轻度神经认知障碍。对于飞行人员,任何损害日常生活能力的精神障碍都会严重影响飞行任务的完成。此外,飞行中遇到的某些条件,特别是环境氧压降低,可能将暴露出潜在的认知缺陷。在对 HIV 脑病的早期研究中,在缺氧的压力下,约 50% 的患者突然出现痴呆症。在实际航空条件下,认知功能将面临巨大的风险,其他潜在的航空医学问题包括飞行员对艾滋病毒诊断的情绪反应等都必须引起足够的重视。

由于 HIV 感染患者早期阶段就存在认知障碍风险,美军空军政策特许指南明确规定 HIV 感染患者不允许飞行。除特殊任务,指南也不建议对其进行特许。根据卫生与公众服务部艾滋病治疗指南、2014 年国际抗病毒学会美国分会推荐以及《中国艾滋病诊疗指南》(2018 年版),无论 CD4$^+$T 淋巴细胞水平高低,一旦确诊 HIV 感染,均建议立即开始 HAART 抗病毒治疗。在开始 HAART 前,飞行人员需要积极配合治疗,保持良好的服药依从性;如患者存在严重的机会性感染和既往慢性疾病急性发作期,应及时治疗机会性感染,病情稳定后开始 HAART 治疗。启动 HAART 后,需终身治疗。

目前成年人初始 HAART 方案推荐方案为 2 种 NRTIs 类骨干药物联合第三类

药物治疗。第三类药物可以为 NNRTIs、增强型 PIs(含利托那韦或考比司他)或 INSTIs;尽可能选用复合单片制剂,如艾考恩丙替片、多替阿巴拉米片。此外,ABC 用于 HLA – B * 5701 阴性者,对于基线 CD4$^+$T 淋巴细胞 >250 个/μl 或合并丙型肝炎病毒感染的患者要尽量避免使用含 NVP 的治疗方案;RPV 仅用于病毒载量 <10^{5}拷贝/ml 和 CD4$^+$T 淋巴细胞 >200 个/μl 的患者。

　　在使用抗 HIV 病毒药物治疗的过程中,病毒的耐药性和药物的不良反应及毒副作用有可能导致治疗中断或调整。因此,在抗病毒治疗过程中要定期进行临床评估和实验室检测,评价治疗的效果,及时发现抗病毒药物的不良反应,以及是否产生病毒耐药性等,必要时更换药物以保证抗病毒治疗的成功。此外,在治疗方案的设计时可考虑以下情况:①NRTIs 类药物:齐多夫定若引起贫血、乳酸酸中毒或肝脂肪变性引起的肝脏肿大等不良反应可用阿巴卡韦或替诺福韦替代,或减少剂量;患者若不能耐受替诺福韦肾毒性可换用其他 NRTIs 类药物;HLA – B * 5701 阳性不能使用阿巴卡韦的患者可用齐多夫定或替诺福韦替代。②NNRTIs 类药物:患者若因服用依非韦伦出现中枢神经系统不良反应(头晕、失眠、多梦、焦虑、抑郁或精神错乱),可尝试晚上服药并减少剂量为 400 mg/d,如减少剂量无效可用 LPV/r 替代;服用依非韦伦出现皮疹等不良反应或无法耐受其肝脏毒性,可考虑洛匹那韦/利托那韦,也可以选择 INSTI 类药物,飞行人员应考虑选择不易产生耐药、不良反应更少的 INSTI 类药物;服用奈韦拉平如出现轻度肝损伤可选用依非韦伦替代,如重度肝损伤或超敏反应则选用其他种类药物(PIs 类或 INSTI 类药物)。③PIs 类药物:既往存在心脏传导系统疾病者以及有胰腺炎、血脂异常、腹泻等症状的患者应慎用洛匹那韦/利托那韦。④INSTI 类药物:不能耐受多替拉韦者可改用拉替拉韦或 PIs 类药物;拉替拉韦不良反应严重者应使用其他类别抗 HIV 药物替代,如 PIs 类药物。对于治疗失败的患者,需要调整治疗方案,原则是更换至少 2 种,最好使用 3 种具有抗病毒活性的药物,其中可以包括之前使用的具有抗病毒活性的药物;任何治疗方案都应包括至少一个具有完全抗病毒活性的增强 PIs 和一种未曾使用过的药物。常见抗病毒治疗药物因为其药物代谢途径、毒副作用等特点,与很多其他种类药物产生药物相互作用。临床中要密切关注患者合并用药情况,并参考其他相关指南或药物说明书及时调整药物方案或调整药物剂量。

　　对于合并 HBV 感染的人员,不论 CD4$^+$T 淋巴细胞水平如何,只要无抗 HIV 暂缓治疗的指征,均建议尽早启动 HAART。HIV/HBV 合并感染者应同时治疗两种病毒感染,包括两种抗 HBV 活性的药物,HAART 方案核苷类药物选择推荐替诺福韦或丙酚替诺福韦加用拉米夫定或恩曲他滨。不建议选择仅含有 1 种对

HBV 有活性的核苷类药物的方案治疗乙型肝炎,以避免诱导 HIV 对核苷类药物耐药性的产生。不能使用替诺福韦或丙酚替诺福韦时,在 HAART 方案的基础上应加用恩替卡韦。治疗过程中需对 HBV 相关指标,如 HBV－DNA、肝生化指标、肝脏影像学等进行监测。对于合并 HCV 感染的飞行人员,HAART 药物宜选择肝脏毒性较小的药物,可考虑首选含有 INSTIs 类药物的 HAART 方案。CD4$^+$T 淋巴细胞数 < 200 个/μl 时,推荐先启动 HAART,待免疫功能得到一定程度恢复后再适时开始抗 HCV 治疗,应用抗病毒药物时注意与 HAART 药物间的相互作用。

三、流感的航空医学关注

根据《流行性感冒抗病毒药物治疗与预防应用中国专家共识》,流感患者除一般支持对症治疗外,重症或有重症流感高危因素的患者,应尽早给予经验性抗流感病毒治疗,不必等待病毒检测结果。发病 48 h 内进行抗病毒治疗可减少并发症、降低病死率、缩短住院时间;发病时间超过 48 h 的重症患者依然可从抗病毒治疗中获益。非重症且无重症流感高危因素的患者,在发病 48 h 内,充分评价风险和收益后,再考虑是否给予抗病毒治疗。目前临床推荐使用的抗流感病毒药物为神经氨酸酶抑制剂,奥司他韦为一线推荐,扎那米韦和帕拉米韦可以作为替代选择。WHO 新甲型 H1N1 流感药物治疗指南中,对于初始表现为重症或病情开始恶化的患者,推荐尽早开始奥司他韦治疗,在没有奥司他韦或不能使用奥司他韦时,重症或疾病进展患者给予扎那米韦吸入治疗。我国国家食品药品监督管理总局批准帕拉米韦用于治疗甲型和乙型流感,并指出其为流感重症患者、无法接受吸入或口服神经氨酸酶抑制剂的患者和对其他神经氨酸酶抑制剂疗效不佳或产生耐药的患者提供了新的治疗选择。

抗流感病毒药物的常见不良反应主要包括头痛、头晕、恶心、呕吐、腹泻,部分患者有关节痛、疲乏以及精神症状等,上述不良反应可明显影响飞行员驾驶操作、飞行耐力和飞行判断力。服用药物期间,严格遵循相应剂量及疗程,重症患者疗程可适当延长,需密切观察疗效和不良反应。慢性呼吸系统疾病患者使用扎那米韦后发生支气管痉挛的风险较高,飞行人员应进行合理评估后谨慎使用。美国空军飞行人员特许指南未对该部分疾病作出相应规定。金刚烷胺与其他抗帕金森病药、抗胆碱药、抗组胺药、吩噻嗪类、三环类抗抑郁药以及中枢神经兴奋药合用,可加强抗胆碱反应和中枢神经兴奋性,严重者可引起惊厥或心律失常。此外,目前流感病毒对金刚烷胺类药物产生耐药,飞行人员应谨慎使用该类药物,WHO 和美国疾病预防与控制中心推荐神经氨酸酶抑制剂作为流感抗病毒药物的一线治疗。冠状病毒如 SRAS、COVID-19等,引起的上呼吸道感染、病毒性肺炎,指南针对 SARS 建议可试用蛋白酶抑制剂类药物如洛匹那韦、利托那韦等。根据《新型冠状病毒肺炎诊疗方案》(试行第七版)建议,对于 COVID-19 可试用 INF-α、洛匹那韦/利托那韦、利巴韦林、磷酸氯喹、阿比多尔等相关抗病毒药物治疗。指南中明确提出注意上述药物的不良反应、禁忌证以及与其他药物的相互作用等问题。指南不建议同时应用 3 种及以上抗病毒药物,出现不可耐受的毒副作用时应停止使用相关药物。该治疗方案还在不断更新中,建议采用最新版本。

抗病毒药物是接种疫苗预防流感的有效辅助措施,其预防流感的有效率为 70%～90%,但不能代替疫苗。为了减少抗病毒药物耐药病毒株的出现,不推荐大范围或常规应用抗病毒药物预防流感,不鼓励由于公共场合的潜在暴露而对健康人群使用抗病毒药物进行预防。但以下人群在流感流行期间或与流感患者接触后可考虑抗病毒药物预防流感:接种疫苗后尚未建立稳定免疫力(接种后 2 周内)的高危人群;因禁忌证未接种疫苗或接种疫苗后难以获得有效免疫力(如各种原因所致的严重免疫缺陷、所接种疫苗株与此次流行毒株抗原差距性较大)的高合并症风险人群;与流感并发症高危人群密切接触的医护或卫生保健人员。另外,在确诊、可能或疑似患有流感或季节性流感传染期内,在未采取保护措施的情况下明确与流感患者发生过近距离接触,可以考虑采用奥司他韦或扎那米韦进行暴露后抗病毒药物预防。预防应选择对流行株敏感的抗病毒药物,疗程一般 1～2 周。为保证预防效果,美国疾病预防与控制中心建议在暴露或潜在暴露期间每日应用抗病毒药物,疗程持续至最后一次暴露后第 7 天。对于接种流感灭活疫苗者,建议抗病毒药物预防疗程延续至接种后产生免疫力时(成人接种疫苗后需要约 2 周时间产生抗体)。暴露后超过 48 h 者不建议进行抗病毒药物预防。

四、疱疹病毒感染的航空医学关注

疱疹病毒感染具有潜伏性,当人体处于正常免疫状态时,疱疹病毒感染一般只引起口腔和生殖器疱疹、水痘和带状疱疹、皮疹和传染性单核细胞增多症等,而不会造成危及生命的疾病;但当人体免疫系统不成熟或受损时(如感染 HIV 或进行器官移植后),疱疹病毒就可能会引起发育障碍、视力和听力丧失以及危及生命的癌症、肺炎、脑炎等疾病。目前,治疗疱疹病毒感染的方法主要是抗病毒药物治疗。

疱疹病毒感染引起的疾病,根据病源种类及感染的部位不同,产生的疾病症状也有所差异。针对 α 亚科相关的 HSV 以及 VZV 感染,指南和相关研究均推荐使用阿昔洛韦、伐昔洛韦、喷昔洛韦等一线药物。此外,不同部位和类型的感染,治疗疗程不同。口唇单纯疱疹和生殖器单纯疱疹可口服阿昔洛韦或泛昔洛韦;重型黏膜单纯疱疹可用阿昔洛韦,待黏膜损伤开始愈合后改用阿昔洛韦,伤口完全愈合后停药;阿昔洛韦耐药的单纯疱疹可选用膦甲酸钠;局部皮肤带状疱疹建议口服泛昔洛韦;严重的皮肤黏膜病变可静脉滴注阿昔洛韦,病情稳定后改口服伐昔洛韦;急性视网膜坏死可静脉滴注阿昔洛韦,病情稳定后口服伐昔洛韦。飞行人员用药时需注意药物的不良反应及长期应用导致耐药性的风险。针对 β 亚科的 MCV、HHV-6 以及 HHV-7 感染,更昔洛韦、缬更昔洛韦、膦甲酸以及西多福韦在临床已广泛推广。值得注意的是,CMV 感染是 HIV 感染患者最常见的疱疹病毒感染,可分为 CMV 血症和器官受累的 CMV 病。CMV 可侵犯患者多个器官系统,包括眼睛、肺、消化系统、中枢神经系统等,其中 CMV 视网膜脉络膜炎是 HIV 感染患者最常见的 CMV 感染。针对 CMV 视网膜脉络膜炎治疗可用更昔洛韦静脉滴注,也可使用膦甲酸钠,但静脉应用需水化,病情危重或单一药物治疗无效时可二者联用;CMV 视网膜脉络膜炎可球后注射更昔洛韦;CMV 肺炎治疗建议静脉使用更昔洛韦、膦甲酸钠或联合治疗;CMV 食管炎或者肠炎治疗药物同 CMV 视网膜脉络膜炎,疗程 3~4 周或症状体征消失后维持用药;CMV 脑炎治疗上采用更昔洛韦联合膦甲酸钠治疗 3~6 周,剂量同 CMV 视网膜脉络膜炎的治疗剂量,维持治疗直至脑脊液 CMV 定量转阴,具体应个体化治疗。γ 亚科的肿瘤相关疱疹病毒 EBV 及 KSHV 能引起肿瘤及增生疾病的发生,除一般支持治疗及常规抗病毒治疗(更昔洛韦、膦甲酸、阿昔洛韦等)外,在其病症治疗过程中通常还需要使用放疗、抗病毒化疗、免疫调节治疗、病毒依赖性杀伤细胞,甚至联合用药等治疗手段。

(孟繁平　刘利敏　何婷婷　潘仕达　翟东昇)

参考文献

[1]王雪峰,詹思延.我国军事飞行员停飞疾病谱的 Meta 分析.空军医学杂志,2019,35(4):293-296

[2]张阵阵,刘书林,朱伟,等.飞行员停飞疾病谱的研究进展.海军医学杂志,2019,40(2):191-193

[3]董燕,周克亮,马金鹏,等.某医院住院飞行人员疾病调查与分析.解放军预防医学杂志,2013,31(5):436-437

[4]何东东,曹建英,彭德明,等.中国东北地区军事飞行人员疾病构成及常见病疾病谱变化

趋势(1950~1995).中华航空航天医学杂志,1998,9(1):56-59

[5]周平,李晓娟,司慧远,等.90例飞行人员传染病住院患者调查分析.传染病信息,2008,1:53-54

[6]周平,李晓娟,司慧远,等.1993-2012年住院飞行人员传染病疾病谱及医学鉴定.中华航空航天医学杂志,2013,1:48-51

[7]王广云,孔德文,王佳,等.中美军事飞行人员疾病谱主要疾病荟萃分析.空军医学杂志,2018,34(4):228-233

[8]Force DotA:Air Force waiver guide. Washington:USAF School of Aerospace Medicine 2017

[9]刘书林,姚永杰,刘秋红.病毒性肝炎特许飞行的中外军医学允准概况.实用医药杂志,2017,34(7):590-591

[10]邓志宏.空军某部107名歼击机飞行员医学停飞分析.航空航天医学杂志,2011,22(5):549-550

[11]中国艾滋病诊疗指南(2018年版).中华内科杂志,2018,57(12):867-884

[12]魏文秀,荆兰兰,刘新泳,等.抗疱疹病毒药物化学研究新进展.药学学报,2020,55(4):575-584

[13]徐慧玲,陈军刚,何灿辉.人疱疹病毒感染及抗疱疹病毒感染药物研究进展.中国感染与化疗杂志,2017,17(6):719-724

[14]Hagemeier SR, Dickerson SJ, Meng Q,et al. Sumoylation of the Epstein-Barr virus BZLF1 protein inhibits its transcriptional activity and is regulated by the virus-encoded protein kinase. J Virol 2010,84(9):4383-4394

[15]流行性感冒抗病毒药物治疗与预防应用中国专家共识.中华医学杂志,2016,96(2):85-90

[16]李敬,刘新泳,展鹏.人巨细胞病毒抑制剂研究进展.药学学报,2020,55(4):585-596